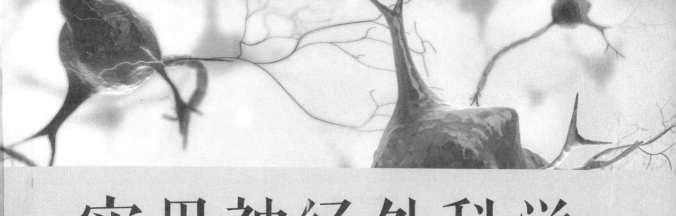

实用神经外科学

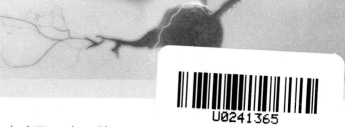

李晓飞 主 编

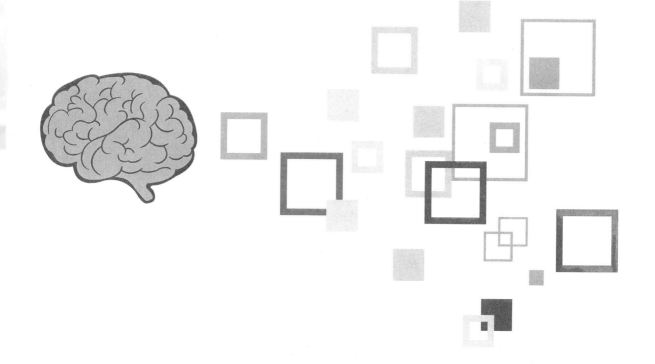

中国纺织出版社有限公司

图书在版编目（CIP）数据

实用神经外科学 / 李晓飞主编. -- 北京：中国纺织出版社有限公司, 2022.8
　　ISBN 978-7-5180-9674-9

　　Ⅰ.①实… Ⅱ.①李… Ⅲ.①神经外科学 Ⅳ.
①R651

中国版本图书馆CIP数据核字（2022）第120386号

责任编辑：樊雅莉　高文雅　责任校对：高　涵　责任印制：王艳丽

中国纺织出版社有限公司出版发行
地址：北京市朝阳区百子湾东里A407号楼　邮政编码：100124
销售电话：010—67004422　传真：010—87155801
http://www.c-textilep.com
中国纺织出版社天猫旗舰店
官方微博 http://weibo.com/2119887771
三河市宏盛印务有限公司印刷　各地新华书店经销
2022年8月第1版第1次印刷
开本：787×1092　1/16　印张：11.5
字数：265千字　定价：78.00元

编 委 会

前　言

　　神经外科学是以手术为主要治疗手段，研究脑、脊髓和周围神经系统疾病发病机制，探索新的诊断和治疗方法的一门学科。随着科学技术的不断发展和人们对神经系统疾病的深入研究，神经外科的发展日新月异。新设备、新技术的应用，诊断水平的提高，使该学科许多疾病的治疗取得了令人瞩目的成就。临床医师必须不断学习，与时俱进，才能更好地为患者提供高质量的医疗服务。

　　本书首先介绍神经系统检查方法，然后系统阐述神经外科常见疾病的诊疗，包括颅脑损伤、颅内肿瘤、脑血管畸形、中枢神经系统感染性疾病、功能神经外科疾病、脊髓疾病。全书资料新颖，图文并茂，简明扼要，科学实用，适于各级医院的神经外科医护工作者及医学院校师生学习参考。

　　由于编者较多，加上编写时间和篇幅有限，难免有疏漏和不足之处，望广大读者见谅，并予以批评指正，以便再版时修正。

编　者

2022 年 5 月

目　录

第一章

神经系统检查

第一节　神经系统体格检查

体格检查指医师对患者的客观检查。实际上，医师在询问病史时已经做了初步的客观检查，如患者的精神状态、体位、姿势、表情、发音、言语、反应能力等。

神经系统体格检查的核心要求是检查者必须应用熟练、精确的基本功来获取正确的能反映患者本来现象的临床资料。这种信息的可靠性如何，直接关系到对疾病的正确诊断，因此，必须重视和熟练地掌握这一最重要的基本功。除此之外，还需要医师耐心细致地取得患者的信任和配合，这也是取得正确结果的重要一步。

检查前需准备一些必要的工具。普通用具：叩诊锤、棉絮、大头针、音叉、双规仪、试管（测温度用）、电筒、压舌板、带尺、皮肤铅笔、听诊器、视力表、检验镜、视野计。特殊用具：嗅觉试验瓶（薄荷水、樟脑油、香水、汽油）、味觉试验瓶（糖、盐、奎宁、醋酸）、失语症试验箱（梳子、牙刷、火柴、笔、刀、钥匙、各种颜色、各式木块、图画本等）。

神经系统检查顺序一般为先查精神和认知，然后是头部和脑神经（包括头皮触诊、叩诊和听诊）、颈部、四肢运动和反射及各种感觉功能，最后查步态及小脑功能（如指鼻、龙贝格征等）。检查既要全面，又要根据病史掌握重点。如患者病情较重或处于昏迷状态，在必要检查后应立即抢救，待患者病情稳定后再做补充检查。

一、一般检查

神经系统症状仅为全身性疾病的一部分，因此不应忽视全身体检。本节只对与神经系统疾病密切相关的全身检查做简要介绍。

（一）一般情况

观察患者意识是否清晰，检查是否合作，是否有发热、抽搐、全身或局部剧烈疼痛等，有无血压、脉搏、呼吸等生命体征的变化。另外应注意有无精神症状，对话是否正常，情绪是否紧张，有无痛苦面容、异常步态或不自主运动等。

然后观察全身发育状态及有无畸形，有无肢端肥大或矮小、侏儒，有无明显的骨骼畸形，有无消瘦、恶病质或明显肌肉萎缩，有无肥胖或不均匀的脂肪组织增多。观察畸形时，让患者解开衣服，一些明显的畸形便很清楚发现，如遗传性共济失调的弓形足、神经纤维瘤病的体积和外形以及咖啡斑，脊柱畸形的侧凸、后凸、前凸等。另外，对脊柱可做触诊和叩诊，检查有无压痛和叩痛。

（二）意识状态

意识状态的判定，首先应观察患者是否属于正常的清醒状态。患者意识异常一般分为两种情况：一是以觉醒状态改变为主的意识障碍如嗜睡、昏睡、昏迷等；二是以意识内容改变为主的意识障碍如意识模糊、谵妄和醒状昏迷等，可根据具体的标准进行判定。

（三）精神状态

脑部疾病常出现精神症状，因此精神状态检查是一个重要项目，下面简述精神状态检查的内容。

1. 一般仪表和行为

观察精神是充沛还是倦怠，以及个人卫生、衣着、举止等，得出一个大致结论。

2. 精神状态检查

（1）意识水平的确定：在精神状态检查中，首先进行意识水平的确定。正常的意识应该是机体处于觉醒状态，对痛、触、视、听及言语等刺激均能迅速、正确地做出反应。

（2）精神异常的确定：需进行粗略的语言功能检查。其中两项检查较为敏感：命名能力（视物命名、色命名、反应命名、列名等）和写一句话，如有一项不正常，则应进一步进行全面语言功能测试，包括回答问题、叙事、复述、命名、听理解、阅读和书写等。

（3）定向功能：主要包括时间、地点和人物定向检查。

（4）视空间功能：这一活动要求大脑半球许多不同静区的功能，而这些区域遭受破坏时，一般的神经病学或精神状态检查方法不能发现，可用临摹立体图形的方法来检查。

（5）运用能力：运用是人类在内外神经冲动的刺激下，做出有目的的、合乎要求的活动。这种反应必须具备先天的各种感觉、运动系统的完整和自幼生活的实践。失用是后天获得性运用功能障碍，由于脑损害而不能按指令做有目的的或熟练的动作，且患者无运动障碍、无共济失调或震颤、无严重听理解障碍、无明显意识障碍、无严重痴呆。检查方法是患者能不能用面、口、手、足等做出已习得的灵巧的运动动作。

（6）记忆力：记忆力指生活经历和学习经历在脑内的储存和保留能力。有许多检测记忆力的成套测验，现介绍几种简便的方法。①立即回忆测验（注意力测验），典型方法为数字距即数字广度试验。检查者说出一串数字令受试者复述，能说出 5 个以上为正常，低于 5 个为注意力不集中。另一方法是说 4 个不相关的词，如紫色、图书馆、足球场、西红柿，要求受试者立即说出这 4 个词，正常应能立即说出 3 ~ 4 个词。只能说出 1 个，甚至 1 个也说不出，视为异常。②近记忆力测验，检测近记忆有许多方法，一个是可用上述 4 个无关词（紫色、图书馆、足球场、西红柿），让患者重复 2 ~ 3 次，几分钟后回忆。正常应能记住 3 个词以上，只记住 1 ~ 2 个词视为异常。另一个简单的方法是检查者告诉患者自己的姓名，几分钟后问患者"我叫什么？"有近记忆障碍者不能回忆，甚至说未告诉他。③远记忆测验，可提问个人重要经历，但这需要亲属或知情者证实患者说得是否对。也可问社会重大事件，但这也需注意患者文化水平及生活经历。

（7）情感：检查是否有情感淡漠、低落、欣喜、兴奋、不稳、稚气等。情感包括心境和表情两个方面。心境指内在的感受，而表情是感受的外在表现，情绪是上述二者的结合。心境如何可通过询问"你内心感受如何?""你现在感觉怎么样?"另外，还要注意患者有无抑郁症状，现在或过去有无自杀的念头。最后检查患者对未来的计划和预见。

（8）人格：人格是整个行为的体现，检查时观察患者是礼貌、热情、大方，还是粗暴、冷漠、刻薄，以及衣着和举止等。通过这些检查，对患者的人格作出一个客观评价。

（9）思维内容：检查有无错觉、幻觉、妄想等。

（四）脑膜刺激征和神经根征

1. 颈强直

检查时嘱患者仰卧，用一手托住枕部，并将其颈部向胸前屈曲，使下颏接触前胸壁，正常人应无抵抗存在。颈强直为脑膜受激惹所致，表现为颈后肌痉挛，尤其以伸肌为重，被动屈颈时遇到阻力，严重时其他方向的被动动作也受到限制。主要见于各种脑膜炎、蛛网膜下隙出血、脑脊液压力增高等。另外，还可见于颈椎病、颈椎关节炎、颈椎结核、骨折、肌肉损伤等。

2. 克尼格征

嘱患者仰卧，先将一侧髋关节和膝关节屈成直角，再用手抬高小腿，正常人膝关节可被伸至135°以上。阳性表现为伸膝受限，并伴有疼痛与屈肌痉挛（图1-1）。

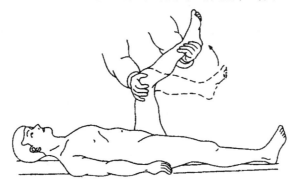

图1-1　克尼格征检查方法

3. 布鲁津斯基征

嘱患者仰卧，下肢自然伸直，医生一手托患者枕部，一手置于患者胸前，然后使头部前屈，阳性表现为两侧髋关节和膝关节屈曲（图1-2）。

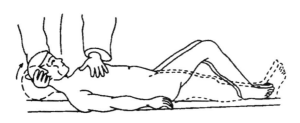

图1-2　布鲁津斯基征检查方法

4. 拉塞格征

检查时嘱患者仰卧，双下肢伸直，医师一手置于膝关节上，使下肢保持伸直，另一手将下肢抬起。正常人可抬高至 70°以上，如抬不到 30°，即出现由上而下的放射性疼痛，为拉塞格征阳性，为神经根受刺激的表现。见于坐骨神经痛、腰椎间盘突出或腰骶神经根炎等。

（五）头部和颈部

1. 头颅

观察头颅的形状、对称性、大小和有无畸形及发育异常。头颅的大小异常或畸形常为一些疾病的典型体征，常见类型如下。

（1）小颅：小儿囟门多在 12～18 个月内闭合，如过早闭合即可形成小头畸形，并伴有智能发育障碍。

（2）尖颅：头顶部尖突而高起，与颜面比例失调，见于先天性疾患如尖颅并指（趾）畸形，即阿佩尔综合征。

（3）方颅：前额左右突出，头顶平坦呈方形，见于小儿佝偻病或先天性梅毒。

（4）巨颅：额、顶、颞及枕部突出膨大呈圆形，对比之下颜面很小，见于脑积水。

（5）长颅：头顶至下颏部的长度明显增大，见于肢端肥大症。

（6）变形颅：发生于中年人，以颅骨增大变形为特征，同时伴有长骨的骨质增厚与弯曲，见于变形性骨炎。

2. 面部

面部需要观察的内容很多，神经科主要检查有无口眼㖞斜、血管色素斑、皮脂腺瘤、皮下组织萎缩、肌病颜面、重症肌无力的特征性面容和帕金森病的面部表情减少等。

3. 五官

观察眼部有无眼睑肿胀、眼睑下垂、眼球突出、眼球内陷、巩膜黄染、结膜炎、角膜色素环等；耳部有无外形异常、脓血流出和乳突按痛；鼻部有无畸形、鼻出血和鼻旁窦按痛；口部有无口唇颜色苍白或青紫、溃疡、唇裂和疱疹样病变。

4. 颈部

检查时应取舒适坐位，解开内衣，暴露颈部和肩部。

（1）颈部的外形：有无粗短和后发际低，如有则见于先天性畸形疾病，如颅底凹陷症。

（2）颈部的姿势与运动：正常人坐位时颈部直立，伸屈转动自如。如检查时头不能抬起，见于重症肌无力、肌炎、脊髓前角灰质炎、进行性脊肌萎缩或严重消耗性疾病的晚期。头部向一侧偏斜称为斜颈，见于先天性颈肌痉挛或斜颈、颈肌外伤、瘢痕挛缩等。

5. 头颈部杂音

患者取坐位，应用钟形听诊器，详细和系统地对头顶、眼眶、乳突、锁骨上窝进行听诊。如有杂音，应注意其部位、强度、音调、传播方向和出现时间，以及颈部位置和姿势变化对杂音的影响。脑动静脉畸形的患者可在眼眶或颅部听到杂音。在颈部大血管区若听到血管性杂音，应考虑颈动脉或椎动脉狭窄。区别颅颈部杂音的生理和病理性对于临床诊断十分重要。正常儿童颅骨杂音的出现率较高，并非代表疾病的发生。如果成人出现，应查找原因。

（六）躯干及四肢

（1）胸部：胸廓有无畸形，呼吸动作的幅度、力度和对称性，同时须观察两侧胸部肌肉是否萎缩，并触摸腋下淋巴结是否肿大。

（2）腹部：是否膨隆，触摸是否柔软，有无肝、脾肿大，有无腹股沟压痛和淋巴结肿大。

（3）背部：有肩胛骨异常或后突见于肌营养不良，有脊柱弯曲和伸直等运动受限见于强直性脊柱炎，有脊柱前凸、后凸和侧凸见于先天性异常、灰质炎、脊髓空洞症和外伤，有脊柱关节压痛见于感染性疾病，有脊柱局部强直见于坐骨神经痛和腰椎间盘突出，有下背部皮肤凹陷和异常毛发见于隐性脊柱裂或脊膜膨出。

（4）四肢：四肢有无瘫痪，有无陈旧骨折、关节强直、杵状指和弓形足，有无双侧肢体发育失对称。注意四肢尤其是末端的颜色和温度，触摸桡、足背等动脉的搏动。

（5）皮肤：有无皮肤多发性肿瘤、色素斑、毛细血管扩张、紫癜、压疮、痤疮、带状疱疹等症状。注意皮肤粗细程度、颜色深浅和出汗多少。触摸有无硬皮病皮肤过紧、松皮病的皮肤过松和囊虫病的皮下结节。

二、脑神经检查

脑神经检查是神经系统检查中的一个重要部分，异常的发现往往是神经系统疾病中最早出现的症状，结合其他体征，对定位有重要意义。检查者应耐心地取得患者合作，以取得正确的检查结果。

脑神经检查应注意以下问题：①脑神经损伤是在脑干内还是在脑干外颅腔内（如小脑桥脑角或海绵窦）；②脑神经损伤是否由全身性疾病引起（如重症肌无力）；③脑神经损伤是否为多发性损害（如多发性硬化、脑血管病、颅底脑膜炎）。在中枢神经系统疾病诊断中，脑神经的损伤有极为重要的定位意义，比如检查眼部即能推断从视神经到枕叶的全部通路上的异常。而且，脑干内脑神经核的损伤可作为病变水平的一个标志，尤其是第Ⅲ、第Ⅳ、第Ⅵ、第Ⅶ和第Ⅻ对脑神经。比如当舌和面部出现损伤并且和偏瘫同侧时，病变一定在第Ⅻ和第Ⅶ神经核以上。

（一）嗅神经

检查时须两侧鼻孔分开检查。将对侧鼻孔填塞，请患者闭目，用松节油、醋、酒、香皂置于鼻孔前，让患者用力嗅闻，说出气味的名称，然后检查另一侧。有些物质如氨水、福尔马林等，因会刺激三叉神经末梢，不能用于嗅觉试验。有鼻腔炎症或阻塞时，也不宜做此检查。

嗅觉正常时可明确分辨测试物品的气味。一侧不能正确识别称为单侧嗅觉丧失，双侧不能正确识别称为双侧嗅觉丧失。单侧嗅觉丧失见于鼻塞、嗅球和嗅丝损害，前颅凹占位性病变、颅底脑膜结核等。双侧嗅觉丧失的常见原因有鼻塞（如感冒）、创伤、老年人嗅觉减退、帕金森病等。

（二）视神经

1. 视力

视力改变可有黑蒙（失明）、光感、指动、数指、视力减退（以视力表上的数字表示程度）或正常，临床表现以视力减退多见。

视力分为近视力和远视力两种，检查时应两眼分别检查。查近视力时，以国内通用的近视力表，置于患者眼前 30 cm 处，两眼分别按顺序自上而下认读表上符号，直到不能辨认的一行为止，前一行即代表患者的视力。视力表视力有 0.1~1.5，小于 1.0 为视力减退。远视力检查用国际远视力表，通常用分数表示其视力，分子表示患者检查的距离，一般为 5 m，分母表示正常人看到该行的距离。例如 5/10 指患者在 5 m 处仅能看清正常人在 10 m 处应能看清的一行。

视力减退到不能用视力表检查时，可嘱患者在一定距离内辨认检查者的手指（数指、指动），记录为几米数指、指动。视力减退更严重时，可用手电筒检查，以了解有无光感，完全失明时光感也消失。

视力减退的常见原因为眼部本身疾病，如屈光不正、玻璃体浑浊、白内障等。即使中枢神经病变引起的视力变化也可能混杂有眼部病变。在视神经疾病中，视力的检查很重要，如球后视神经炎时视力的变化较眼底变化早。另外，视力检查也可作为视神经盘水肿或视神经萎缩的随访方法。

2. 视野

视野是眼睛保持固定位置时所能看到的空间范围。当用单眼向前凝视时，正常人均可看到向内约 60°，向外 90°~100°，向上 50°~60°，向下 60°~75°，外下方视野最大。检查方法分为两种。

（1）手试法。①大体视野测定，嘱患者双眼注视检查者的双眼，检查者将双手向外伸出约 50 cm，高于眼水平 30 cm 左右，并伸出双示指，此时检查者双手指应出现在患者双上颞侧视野。询问患者说出哪一侧手指在动，是左、右还是双侧。然后在眼水平以下 30 cm 处重复本动作。如果检查者双手运动而患者只看到一侧，即有视野缺损存在。②单眼视野测定，大的物体比小的物体容易看到，白色比红色容易看到，因此视野也随物体的大小和颜色而变化。检查时与患者相距约 60 cm 面对而坐，双方同时闭合或用手指遮住相对应的眼（如患者为左眼，则检查者为右眼），另一眼互相固定直视。检查者用棉签或其他试标在两者中间分别自上、下、颞侧、鼻侧、颞上、颞下、鼻上、鼻下 8 个方向，从外周向中心移动，请患者看到试标时立即说明。检查者以自己的视野作为标准而与患者比较，即可测知患者的视野有无缺损。

（2）视野计法。患者单眼注视视野计中央的一点，然后把试标循着视野计某子午线逐步向中央点移动，瞳孔与中央点或试标间的距离固定在 330 mm。试标的大小，一般白色的直径在 1~5 mm。白色的视野为最大，依次为蓝色、红色、绿色（最小）。用颜色试标常可较早地发现视野变化。

视野的变化可分为视野缩小和盲点两类。视野向心性缩小严重时呈管状视野，可见于视神经萎缩或色素性视网膜变性，但更提示疲劳、照明不足或癔病。局部性缩小可分为偏盲（占视野的一半）和象限盲（占视野的 1/4）。单眼全盲常见于视神经的病变（血管和炎症病变），双颞侧偏盲见于垂体瘤、颅咽管瘤的压迫，一侧鼻侧盲见于一侧视交叉侧部病变（如颈内动脉粥样硬化时压迫视交叉的外侧部），双眼对侧同向偏盲见于颞叶肿瘤向内侧压迫时，双眼对侧同向上象限盲见于颞叶后部肿瘤或血管病，双眼对侧同向下象限盲见于顶叶肿瘤或血管病，双眼对侧同向偏盲但有黄斑回避（偏盲侧光反射仍存在，同时视野的中心部保存）见于枕叶肿瘤或血管病。

盲点表示正常或相对正常的视野中间的视力缺失区。生理盲点扩大见于视神经盘水肿和视神经炎。病理盲点，也称为暗点，有许多种类。中心暗点见于黄斑区或其纤维病损，如球后视神经炎和中毒性黑蒙。环状暗点常见于视网膜细胞的病变，如色素性视网膜变性。弓形或楔状暗点常见于视网膜神经纤维的病变。

3. 眼底

眼底检查应在不散瞳的情况下进行，以免影响瞳孔反射的观察。检查时，宜使患者背光而坐，固视正前方，勿移动眼球。检查右眼时，检查者可用右手持检验镜，并用右眼观察眼底。检查左眼时，检查者用左手持检验镜，并用左眼观察眼底。检查者与患者眼睛的距离不能超过 2.5 cm。检查时应注意：①视神经盘的形态、大小、色泽、隆起、边缘等；②血管的粗细、弯曲度、动静脉粗细比例、动静脉交叉处情况等；③视网膜的水肿、出血、渗出物、色素沉着等。正常眼底视神经盘呈圆形或卵圆形，淡红色，边缘清楚，有一中央凹陷，外周常有一圈色素沉积。视神经盘的病理变化主要为水肿和萎缩。

（1）视神经盘水肿：早期视神经盘水肿在眼底检查时常不易发现，需结合临床表现和颅内压升高征象。常见的眼底改变有：①视神经盘边缘模糊，先见于鼻侧，后为颞侧；②视神经盘充血；③静脉充盈，静脉与动脉之比可为 4：2 甚至 5：2（正常为 3：2）。

重度视神经盘水肿可见生理凹陷全部消失，视神经盘边缘十分模糊，直径增大，静脉怒张，并可出现迂曲。视神经盘及其周围的血管因水肿而不甚清楚，视神经盘也有不同程度隆起，周围可出现片状出血或渗出物斑块。视神经盘隆起的高度可用屈光度（D）记录，即视神经盘突出的最高点的屈光度和周边视网膜的屈光度的差距，例如用检验镜片黑字 2（+2）看清视神经盘，而用镜片红字 1（-1）看清周边视网膜，则可得出差距为 3 个屈光度（3D），即视神经盘水肿为 3D，相当于实际高度 1 mm。

（2）视神经萎缩：视神经萎缩是视神经纤维变性的结果，主要表现为视力减退和视神经盘苍白。原发性视神经萎缩时视神经盘呈白色或灰色，边缘整齐，筛板结构常清晰可见，萎缩经常出现于两眼，但有早晚和轻重之别。初期引起的视野缺损以向心性缩小为多。眼底常无其他改变（如视神经盘水肿、视网膜病变等）。在继发性视神经萎缩中，视神经盘苍白或边缘模糊，苍白程度常较原发性者稍轻，因胶质组织增生致使筛板结构不复见到，生理凹陷也不明显，血管变得细小。

（三）动眼神经、滑车神经和展神经

1. 眼睑

嘱患者平静地睁眼，观察双眼裂是否等大，有无增大或变窄，眼睑有无下垂。睑垂常见于动眼神经瘫痪、重症肌无力、肌营养不良等。

2. 瞳孔

瞳孔的大小是由动眼神经的副交感纤维和颈上交感神经节的交感纤维调节，主要检查其外形和反射情况。

（1）瞳孔外形。①大小，正常人瞳孔直径约为 3～4 mm，小于 2 mm 为瞳孔缩小，大于 5 mm 为瞳孔扩大。单侧瞳孔缩小见于动眼神经受到刺激或颈交感神经破坏。双侧瞳孔缩小可见于婴儿、老年、动脉硬化、桥脑病变、糖尿病、深昏迷、颅内压升高，以及睡眠状态等。单侧瞳孔扩大见于天幕裂孔疝、动眼神经损伤。双侧瞳孔扩大见于中脑病变、脑缺氧、疼痛、深昏迷、阿托品中毒等。②形状，正常人瞳孔为圆形，边缘整齐。形状变化有卵圆形、不规则形、切迹、锯齿状等，见于虹膜睫状体炎、虹膜前或后粘连、手术后或先天异常。

（2）瞳孔反射。①对光反射检查有两种方法，一种是嘱患者向光亮处注视，检查者用手掩盖其双眼，然后交替地移开一手，观察瞳孔变化。另一种是用手电筒照射患者瞳孔，观察检查侧（直接）和对侧瞳孔（间接）是否收缩、敏捷程度及收缩持续时间。检查侧有视神经损害时，表现为双瞳不收缩或反应迟钝。检查侧动眼神经损害时，直接对光反射消失，但对侧间接对光反射仍存在。②调节反射，嘱患者先向远处直视，然后注视放在眼前仅数厘米距离的物体，引起两眼球会聚（内直肌收缩）及瞳孔缩小，为调节反射。调节反射的缩瞳反应丧失见于白喉（损伤睫状神经）、脑炎（损伤中脑）。会聚动作不能见于帕金森病（由于肌强直）等。缩瞳反应和调节反射不一定同时被损害。阿—罗瞳孔为对光反射丧失，调节反射存在，见于神经梅毒、糖尿病、脑炎、脑外伤、中脑肿瘤、多发性硬化、酒精性脑病等。

3. 眼球运动

检查眼球动作时，先请患者注视检查者移动着的手指，向各个方向转动眼球，最后检查其辐辏动作。在检查中注意有无眼球向某一方向运动障碍。眼球运动神经的损害有周围性、核性、核间性和核上性4种。如眼肌麻痹仅限于眼外肌而瞳孔括约肌功能正常者，称为眼外肌麻痹；相反，则称为眼内肌麻痹，两者都存在则称为完全性眼肌麻痹。

（1）周围性眼肌麻痹：①动眼神经麻痹，上睑下垂，外斜视，瞳孔散大，对光及调节反射消失，眼球不能向上、向内运动，向下运动也受到很大限制；②滑车神经麻痹，即上斜肌麻痹，临床上少见，眼球活动限制较少，但向下向外运动减弱，并有复视；③展神经麻痹，内斜视，眼球不能向外侧运动；④动眼神经、滑车神经、展神经合并麻痹较为多见，此时眼球固定于中央位置，各方运动均不能，并伴有瞳孔散大、对光反射及调节反射消失。

（2）核性眼肌麻痹：多伴有邻近部位神经组织的损害。例如展神经损害常累及面神经、三叉神经和锥体束，产生同侧的展神经、面神经、三叉神经麻痹和对侧偏瘫（交叉性瘫痪）。动眼神经核病变可选择性损害个别眼肌功能如内直肌、上直肌，而其他动眼神经支配的肌肉则不受影响。

（3）核间性眼肌麻痹：主要表现为眼球的水平性同向运动遭到破坏，一侧眼球外展正常，另侧眼球不能同时内收，但两眼内直肌的内聚运动仍正常。病因为连接一侧眼球的外直肌和另侧眼球的内直肌的脑干内侧纵束受到损害。

（4）核上性眼肌麻痹：主要表现为两眼同向偏斜。眼球水平性同向运动的皮质中枢（侧视中枢）位于额中回后部（第8区），该区一侧的刺激性病灶（如癫痫）引起两眼向对侧偏斜，破坏性病灶（如卒中）则向同侧偏斜。脑桥的侧视中枢在展神经核附近，支配两眼向同侧的侧视，受对侧皮质侧视中枢来的纤维的控制，故破坏性病灶引起眼球向健侧（对侧）同向偏斜，方向关系同皮质中枢相反。

（四）三叉神经

1. 运动功能

首先观察双侧颞肌及咬肌有无萎缩，然后以双手触按颞肌及咬肌，嘱患者做咀嚼动作，如果双侧咀嚼肌瘫痪，则下颌下垂，不能完成这一动作。另嘱患者露齿，以上下门齿的中缝线为标准，观察张口时下颌有无偏斜，以测试翼内肌、翼外肌的功能。一侧三叉神经运动支受损时，病侧咀嚼肌力弱或出现萎缩，张口时下颌偏向病侧，为核性或核下性病变。双侧三叉神经运动支病变时，肌萎缩不明显，下颌前后左右运动受限，下颌反射亢进，见于双侧皮质延髓束病变。

2. 感觉功能

以针，棉絮以及盛有冷、热水的玻璃管等测试面部三叉神经分布区域内皮肤的痛觉、触觉及温度觉，并进行两侧对比，评定有无过敏、减退或消失，并判定出感觉障碍的分布区域，是分布在三叉神经的周围，还是节段性分布。

3. 角膜反射

嘱患者向一侧注视，以捻成细束的棉絮轻触其对侧角膜，由外向内，避免触碰睫毛、巩膜或直接触碰瞳孔前面，检查另一眼时嘱患者调换注视方向，方法相同。正常反应为双侧的瞬目动作。角膜反射的传入通过三叉神经眼支，至脑桥而经面神经传出，故三叉神经感觉和面神经运动支病变、三叉神经和面神经病变均可使角膜反射消失。

4. 下颌反射

患者略微张口，检查者将手指放在其下颏中部，以叩诊锤叩击手指。反应为双侧咬肌和颞肌的收缩，使口部闭合。反射中枢在桥脑，传入和传出均经三叉神经。正常反应大多轻微，而双侧皮质延髓束病变时反应亢进。

（五）面神经

1. 运动功能

先观察患者额纹及鼻唇沟是否变浅，眼裂是否增宽和口角是否低垂或向一侧歪斜，然后嘱患者做睁眼、闭眼、皱眉、示齿、鼓腮、吹口哨等动作，以判断两侧是否对称及有无瘫痪。怀疑瘫痪时，可在闭眼或鼓腮时施加阻力，以观察肌肉收缩有无减弱。一侧面神经周围性（核或核下性）损害时，病侧额纹减少，眼裂较大，闭眼不拢，鼻唇沟变浅，示齿时口角歪向健侧，鼓腮及吹口哨时病变侧漏气。中枢性（皮质延髓束或皮质运动区）损害时，只出现病灶对侧下半部面肌瘫痪，上半部面肌因受两侧皮质运动区支配，皱眉及闭眼动作不受影响。

2. 味觉

嘱患者伸舌，检查者用棉签蘸取食糖、食盐、醋或奎宁溶液涂在舌前部的一侧，为了防止舌部动作时溶液流到对侧或舌后部，辨味时不能缩舌和说话，可令患者指出事先写在纸上的甜、咸、酸、苦四字中的一个，每次用过一种试液要漱口，舌的两侧要分别对照，面神经损害时舌前2/3味觉丧失。

（六）听神经（蜗神经和前庭神经）

1. 蜗神经

蜗神经的检查基本上限于听力。用手掩住一侧耳后，对另一侧耳用耳语、表音或音叉检查，声音由远及近，至听到声音，测其距离，再同另一侧比较，并和检查者比较，必要时可做电测听检查。

音叉（128 Hz）检查可鉴别传导性聋（外耳或中耳病变引起）和神经性聋（内耳或蜗神经病变引起），常用两种方法。①林纳试验，将震动的音叉放在耳后乳突上，患者听不到后再移至耳旁，如能听到，则为林纳试验阳性。正常为气导大于骨导。神经性耳聋时，气导也大于骨导，但两者时间均缩短。检查时应两侧分别试验。如震动的音叉骨导声音消失，置于耳旁仍听不到，则应先试气导，再试骨导，若骨导大于气导，则为林纳试验阴性，为传导性聋；②韦伯试验，将震动的音叉放在患者的前额或颅顶正中。正常时两侧感受相同，传导性耳聋时感到病侧较响，是为韦伯试验阳性，神经性耳聋时健侧较响，是为韦伯试验阴性。

2. 前庭神经

前庭神经损害时主要产生眩晕、呕吐、眼球震颤和平衡障碍。

（1）平衡障碍：主要表现为步态不稳，向患侧倾倒，龙贝格征和指鼻试验均向患侧偏倚等，此由于前庭与小脑有联系纤维。

（2）眼球震颤：眼球震颤多见于前庭及小脑病变。前庭性眼震的方向因病变部位、性质和病程而不同。急性迷路病变（如内耳炎症、出血）引起冲动性眼震，慢相向病侧，快相向健侧，向健侧注视时重，向病侧注视时轻。中枢性前庭损害（如脑干病变）时眼震方向不一，可为水平、垂直或旋转性，两眼眼震可不一致。

（3）前庭功能检查。①旋转试验，让受试者坐于转椅中，头前倾30°，两眼闭合，将椅向左旋转10次（20秒内）后急停，并请患者睁眼注视远处，正常时可见水平冲动性眼震，其快相和旋转方向相反，持续约30秒，少于15秒表示前庭功能障碍。②变温试验，以冷水（通常为15℃~20℃）灌洗外耳道，可产生眼球震颤，快相向对侧。眼球震颤停止后，可用温水（35℃左右）灌洗外耳道，也会产生眼球震颤，但快相向同侧。眼球震颤在冷、温水灌洗后可持续1.5~2分钟。前庭受损后反应减弱或消失。

（七）舌咽神经、迷走神经

舌咽神经、迷走神经因解剖生理上关系密切，常同时受累，一般同时检查。

1. 运动功能

检查时注意患者有无发音嘶哑和鼻音，询问有无饮水呛咳和吞咽困难。然后令患者张口，发"啊"音，观察两侧软腭是否对称，扁桃体是否居中。一侧麻痹时，该侧软腭变低，发音时扁桃体偏向健侧，同时咽后壁由患侧向健侧运动，称为幕布征。声嘶者必要时可用间接喉镜检查声音运动情况，以除外迷走神经的分支——喉返神经麻痹。

2. 感觉功能

主要检查两侧软腭和咽后壁的感觉，常用棉签进行测试。舌后1/3味觉为舌咽神经所支配，可用铜丝作为阳极导入微弱的直电流（0.2~0.4 mA），正常时引起酸味觉。舌咽神经、迷走神经损害时，可有软腭、咽后壁和舌后部的感觉减退或消失。

3. 咽反射

嘱患者张口，发"啊"音，用压舌板分别轻触两侧咽后壁，观察有无作呕反应。此反射传入和传出均为舌咽神经及迷走神经，故此两神经损害时，患侧咽反射减退或消失。

（八）副神经

副神经由单纯运动神经组成，支配胸锁乳突肌和斜方肌。胸锁乳突肌的功能在于将头部旋向对侧，双侧同时收缩时颈部前屈，检查时可在头部向两侧旋转时施加阻力，同时注意收缩时肌肉的轮廓和坚硬度。斜方肌的功能为将枕部向同侧倾斜，抬高和旋转肩胛并协助臂部的上抬，双侧收缩时头部后仰。斜方肌的下部将肩胛骨向中线固定。检查时可在耸肩或头部向一侧后仰时加以阻力，并请患者将臂部高举。斜方肌瘫痪时该侧上臂不能抬过水平位，强举时肩胛内缘离开胸壁，称为翼状肩胛。副神经由双侧皮质支配，一侧瘫痪现象提示核性或核下性病变，或者肌病。

（九）舌下神经

舌下神经也是单纯运动神经，支配所有舌外和舌内肌群。检查时观察舌在口腔内的部位及其形态，然后请患者伸舌，并向各个方向做动作，并隔着腮部顶住检查者的手指，感觉其力量是否正常。在核下性病变中，可见明显的束性颤动，伸舌时健侧的颏舌肌将舌前部推向病侧。在核上性病变时，伸舌有偏斜，也因健侧颏舌肌将舌推向偏瘫侧，但偶因伴舌部失用症而不能伸舌。双侧舌肌瘫痪者舌部完全不能动作。

三、运动系统检查

（一）肌肉体积和外观

注意有无萎缩和肥大，如有则应确定其分布及范围，是全身性、偏侧性、对称性还是散发性，是限于某个周围神经的支配区，还是限于某个关节的区域。而后应确定具体部位是舌部、颈部、肩部、手部、腿部还是足部，具体肌肉则应确定是胸锁乳突肌、斜方肌、冈上肌、冈下肌、三角肌、二头肌、三头肌、骨间肌、股四头肌、胫前肌、腓肠肌还是伸趾短肌等，并做两侧对称性比较。右利手者，右侧肢体略粗，一般不超过 2 cm，检查时应注意这些生理变异。

（二）肌张力

指肌肉静止松弛状态下肌肉的紧张度，检查时可根据触摸肌肉的硬度及被动屈伸肢体时的阻力来判断。肌张力减低时，肌肉松弛，被动运动时阻力减少，关节运动的范围增大。锥体束损害时痉挛性肌张力增高，特点为上肢的屈肌和下肢的伸肌增高明显，被动运动开始时阻力大，终了时变小（折刀现象）。锥体外系损害所致的肌张力增高，伸肌和屈肌均等增高，被动运动时所遇到的阻力是均匀的，呈铅管样肌张力增高，伴有震颤者，出现规律且连续的停顿，犹如两个齿轮镶嵌转动，称为齿轮样强直。

肌张力减低见于肌源性疾患如进行性肌营养不良和肌炎，周围神经病变如格林—巴利综合征和多神经炎或单神经炎，后根和后索疾患如脊髓结核，脊髓疾患如前角灰质炎，小脑疾患等。肌张力增高见于锥体束病变如脑出血，锥体外系疾患如帕金森病，脑干病变如炎症和脱髓鞘等，以及其他疾患如破伤风等。

（三）肌力

肌力指患者在主动运动时肌肉的收缩力。因为有些肌肉部位过深，肌肉的功能又常有重叠，临床上只能对一部分主要肌肉或肌群进行检查。一般以关节为中心检查肌群的伸、屈力量或外展、内收、旋前、旋后等功能。这些检查适用于上运动神经元病变或多发性周围神经损害引起的瘫痪，但对单个的周围神经病变（如尺神经、正中神经、桡神经、腓总神经麻痹等）或较局限的脊髓前角病变（如脊髓灰质炎等），尚须对相关肌肉进行检查。

检查时嘱患者做某种运动并施以阻力，以判断其肌力的级别。或让患者维持某种姿势，检查者用力使其改变，也可观察肌力的强弱。如患者肌力明显减弱达不到抵抗阻力时，则应观察肌肉能否产生动作和能否抗引力而抬起肢体，如无抗引力肌力，则应观察肢体在平面上的运动程度。

常用的肌力分级标准为：0 级，完全瘫痪；1 级，肌肉可轻微收缩，但不能产生动作，仅在触摸中感到；2 级，肢体能在床面上移动，但不能抬起，即所产生的动作不能胜过其自身重力；3级，肢体能抬离床面，但不能抵抗一般阻力；4级，能做抗阻力动作，但较正常差；5级，正常肌力。

1. 肌群肌力检查

测定肌群的肌力时，可选择下列运动：①肩，外展、内收；②肘，屈、伸；③腕，屈、伸；④指，屈、伸；⑤髋，屈、伸、外展、内收；⑥膝，屈、伸；⑦踝，背屈、跖屈；⑧趾，背屈、跖屈；⑨躯干，仰卧位抬头和肩，检查者给予阻力，观察腹肌收缩力量，俯卧位抬头和肩，检查脊柱旁肌肉的收缩情况。

2. 肌肉肌力检查

和测定肌群肌力不同的是，各块肌肉的检查方法需要具体的动作才能完成。应根据病情重点检查。例如手部肌肉的分别检查仅在发现手部周围神经或有关节段的病损时施行，而一般情况下，仅用握力即可满足临床需要。

3. 轻度瘫痪检查

有些轻度瘫痪用一般方法不能肯定时，可用下列方法帮助诊断。

上肢：①上肢平伸试验，患者平伸上肢，掌心向下，数秒后可见轻瘫侧上肢逐渐下垂低于健侧，并有旋前和掌心向外动作；②轻偏瘫侧小指征，双上肢平伸，掌心向下并维持这种状态时，常见轻瘫侧小指轻度外展；③数指试验，嘱患者手指全部屈曲，然后依次伸直，做计数动作，或手指全部伸直后顺次屈曲，轻瘫侧动作笨拙或不能屈曲；④手指肌力试验，嘱患者拇指分别与其他各指组成环状，检查者以一手指快速将其分开，测试各指肌力。

下肢：①外旋征，嘱患者仰卧，两腿伸直，轻瘫侧下肢呈外展外旋位；②膝下垂试验，嘱患者俯卧，膝关节屈成直角，数秒后轻瘫侧下肢逐渐下落；③足跟抵臀试验，嘱患者俯卧，尽量屈曲膝部，并使足跟接近臀部，病侧往往不能完成这一动作；④下肢下落试验，嘱患者仰卧，两下肢膝、髋关节均屈曲成直角，数秒后轻瘫侧下肢逐渐下落。

（四）共济运动

协调作用的障碍称为共济失调，主要见于小脑半球本身病变或其与对侧额叶皮质间的联系损害、前庭功能障碍、脊髓后索病变以及周围神经疾病。另外，不自主运动、肌张力增高和轻度瘫痪也会影响动作的正常执行，检查前须排除。

共济运动可以通过患者的日常生活来观察，如穿衣、系扣、取物、进食等。共济失调患者在空间和时间上的控制失常导致了辨距不良、动作分解、语言迟缓或讷吃、书写字体过大或笔画不匀等，共济运动的检查方法有下列6种。

1. 指鼻试验

嘱患者将一侧上肢外展，用伸直的示指尖端触及自己的鼻尖，然后再试另一侧上肢。以不同的方向、速度、睁眼、闭眼重复进行，并进行两侧比较。小脑半球病变可看到同侧指鼻不准，接近鼻尖时动作变慢，或出现动作性震颤，且常超过目标（辨距不良）。感觉性共济失调的特征是睁眼和闭眼时有很大差别，睁眼时仅见轻微障碍，而失去视力帮助时则很难完成动作。

2. 指指试验

患者上肢向前平伸，示指放在检查者固定不动的手指上，然后将手指抬至一定高度的垂直位置，再下降至检查者的手指上，始终保持上肢伸直。先睁眼，再闭眼检查。两侧可分别或同时试验。前庭性共济失调者，双侧上肢下降时均偏向病变侧。小脑病变者，患侧上肢向外侧偏斜，感觉性共济失调者，闭眼时寻找不到目标。

3. 轮替动作试验

嘱患者快速、反复地做下列动作：①前臂的内旋和外旋，例如用手的掌侧和背侧交替地接触床面或桌面；②伸指和握拳，或其他来回反复动作。小脑性共济失调动作速度缓慢和节律不匀。

4. 跟膝胫试验

嘱患者仰卧，抬起一侧下肢，然后将足跟放置于对侧的膝盖上，最后沿胫骨向下移动。小脑性共济失调在抬腿触膝时呈现辨距不良，沿胫骨下移时摇晃不稳。感觉性共济失调患者寻找膝盖困难，下移时不能和胫骨保持接触。

5. 反跳试验

嘱患者用力屈肘，检查者握其腕部向相反方向用力，随即突然松手，正常人因为有对抗肌的拮抗作用，前臂屈曲迅即终止。小脑病变时缺少这种拮抗作用，屈曲的前臂可碰击到自己的身体。

6. 平衡性共济失调试验

①龙贝格征：嘱患者双足并拢站立，双手向前平伸，然后闭目，观察其姿势。感觉性共济失调特征表现为闭目后站立不稳，而睁眼时能保持稳定的站立姿势，称为龙贝格征阳性。小脑性共济失调睁闭眼都站立不稳，但在闭眼时更为明显。具体地说，一侧小脑病变或一侧前庭病变向病侧倾倒，小脑蚓部病变则向后倾倒。②无撑坐起试验：嘱患者从仰卧位不用手支撑而试行坐起，正常人于屈曲躯干的同时下肢下压，而小脑性共济失调患者反而将髋部（患侧尤为明显）和躯干同时屈曲，称为联合屈曲现象。

（五）不自主运动

观察患者有无舞蹈样运动、手足徐动、震颤（静止性、动作性）、抽搐、肌束颤动、肌阵挛等骨骼肌的病态动作。如果发现这些异常，必须注意其部位、范围、时限（经常还是间歇发生）、强度（是否几个关节甚至整个身体）、规律和过程，以及与各种生理状态如休息、情绪、寒冷、疲劳和睡眠的关系。

（六）姿势和步态

观察患者平卧、站立和行走的异常。平卧时可见上运动神经元病变引起的上肢瘫痪，呈肘部、腕部、指部屈曲，前臂内旋的姿态，患者常用健侧手去握持它。下肢的瘫痪，即使是轻微时一般也有小腿外旋的倾向。站立时的姿势异常主要依靠视诊，帕金森病患者头部前倾，躯干俯曲。小脑蚓部病变常前后摇晃，小脑半球或前庭病变向病侧倾倒。

步态检查时可嘱患者先做普通行走，然后根据需要可直线行走、后退行走、横向行走、跑步等，必要时做闭目行走。检查者观察起步和停止情况、抬足和落下的姿势、步基的大小、行走的节律和方向。另外还需要观察身体的动态，包括肢体和骨盆部的动作。

1. 偏瘫步态

患侧上肢内收、旋前，肘、腕、指关节呈屈曲状。下肢伸直并外旋，行走时患侧骨盆部提高，足尖拖地，向外做半圆形划圈动作，又称为划圈步态。主要由一侧锥体束损害引起，常见于脑卒中等脑性偏瘫。

2. 痉挛性截瘫步态

行走时双下肢强直内收,交叉呈剪刀样,故又称为"剪刀步态",主要见于先天性痉挛性截瘫和脑性瘫痪等患者。

3. 共济失调步态

行走时两腿分开,因重心掌握困难,故左右摇晃,前扑后跌,不能走直线,方向不固定,上下身动作不协调,犹如酒醉,又称为"醉汉步态"。小脑半球或前庭病变时向患侧偏斜,直线行走时尤甚。深感觉障碍时可有抬腿过高和落地过重的表现,但睁眼时明显改善。

4. 慌张步态

全身肌张力增高,起步和停步困难,走路时步伐细碎,足擦地而行,双上肢前后摆动的联带运动丧失。由于躯干呈前倾状而重心前移,致患者行走时不得不追逐重心而小步加速前冲,形似慌张不能自制,故又称为"小步步态"或"前冲步态"。主要见于震颤麻痹。

5. 跨阈步态

周围神经病变时常出现足部下垂而不能背屈,行走时或是拖曳病足,或是将该侧下肢抬得很高,落脚时足尖先触地面,主要见于腓总神经麻痹。

6. 摇摆步态

行走时有明显的脊柱前凸,常因臀中肌、臀小肌软弱而致骨盆部摇摆过度,故称为摇摆步态,见于肌营养不良症。

四、感觉系统检查

感觉系统检查是神经系统检查中最为冗长而又最容易发生误差的部分,需要耐心和细致。由于检查的结果主要根据患者表述,开始前应给患者解释检查的全过程和要求,以取得合作。检查中切忌暗示和提问,以免影响患者的判断。在检查中要注意两侧、远近的对比,一般从感觉缺失区向正常区进行检查。

(一)感觉检查

1. 浅感觉

(1)触觉:用一束棉絮在皮肤上轻轻掠过,有毛发处可轻触其毛发,嘱患者说出感受接触的次数。

(2)痛觉:以大头针轻刺皮肤,嘱患者感到疼痛时做出反应,须确定感觉到的是疼痛还是触觉。如发现痛觉减退或过敏的区域,需从各个方向用针尖在患区皮肤向外检查,以得到确切的结果。

(3)温度觉:用盛有冷水(5 ℃～10 ℃)及热水(40 ℃～45 ℃)的试管交替接触皮肤,嘱患者报告"冷"或"热"。

2. 深感觉

(1)运动觉:患者闭目,检查者轻轻夹住患者指(趾)的两侧,上下移动5°左右,嘱其说出移动的方向,如发现有障碍可加大活动的幅度,或再试较大的关节。

(2)位置觉:患者闭目,将患者一侧肢体放于一定位置,让患者说出所放位置,或用另一侧肢体模仿。

(3)振动觉:应用128 Hz的音叉,振动时置于患者的手指、足趾,以及骨隆起处如桡尺茎突、尺骨鹰嘴、膝盖、锁骨、髂前上棘、胸骨、脊椎棘突等,询问有无振动的感受,注意感受的时限，两侧对比。老年人足部振动觉常减退，并无明确的临床意义。

（4）压觉：用不同的物体交替轻触或下压皮肤，令患者鉴别。

3. 复合感觉（皮质感觉）

（1）触觉定位觉：患者闭目，以手指或其他物体轻触患者皮肤，嘱患者用手指点出受刺激部位。

（2）两点辨别觉：患者闭目，用钝脚的两角规，将其两脚分开达到一定距离，接触患者皮肤，如患者能感觉到两点，则再缩小两脚的距离，一直到两脚的接触点被感觉成一点为止。正常身体各部位辨别两点的能力不尽一致：指尖为 2~4 mm，指背为 4~6 mm，手掌为 8~12 mm，手背为 2~3 cm，前臂和上臂为 7~8 cm，背部、大腿更大。检查时应注意个体差异，必须两侧对照。

（3）形体觉：患者闭目，可将常用物体如钥匙、纽扣、钢笔、硬币、圆球等放在患者一侧手中，任其用单手抚摸和感觉，并说出物体名称和形状，左、右分试。

（4）重量觉：用重量不同（相差 50% 以上）的物体先后放入一侧手中，令患者区别。有深感觉障碍者不做此检查。

（二）感觉障碍的类型

1. 周围神经型

为限于该神经支配皮肤区域内各种感觉的缺失。如果损害是部分性的，则可表现为该区域中的感觉减退、感觉过度、感觉异常或自发性疼痛。多发性周围神经病变中，感觉障碍以四肢末端最为明显，呈手套型、袜套型分布。

2. 后根型

脊神经后根的损害可产生区域性的感觉缺失、减退或过敏，其范围按节段分布。后根受到压迫或刺激时常有放射性疼痛。

3. 脊髓型

横贯性脊髓病变出现损伤平面以下各种感觉缺失，但脊髓不完全损害则可出现分离性感觉障碍，如白质前联合的病变损害两侧的痛、温觉交叉纤维，后角的病变损害一侧尚未交叉的痛、温觉纤维，相应地产生双侧或单侧的痛、温觉缺失，而其他感觉正常或仅轻度受损。周围神经病变也偶有分离性感觉障碍，但如障碍呈节段型分布，则病变应在脊髓。

4. 脑干型

桥脑下部和延髓病变也可发生分离性感觉障碍，偏外侧病变（主要包括三叉神经及其脊束核、外侧脊丘束）可产生同侧面部和对侧身体痛温觉缺失。中央的病变可能损害一侧或双侧内侧丘系产生深感觉障碍。到脑干上部，内侧丘系、三叉丘系和脊丘束已经聚合，则产生面部和半身麻木。

5. 丘脑型

丘脑病变感觉障碍的特征是偏身麻木、中枢性疼痛和感觉过度。

6. 内囊型

内囊病变也会产生对侧偏身麻木，一般不伴有中枢痛。

7. 皮质型

顶叶感觉皮质的病变一般产生部分性对侧偏身麻木。复合感觉和深感觉的障碍比较严重，浅感觉变化轻微，分布也多不完整，往往仅限于一个肢体，即使是偏身感觉障碍，也常以肢体远端部分明显。

五、反射系统检查

检查时应将被检查部位暴露，肌肉放松，并进行两侧反射的比较。在神经系统检查中，反射检查比较客观，但有时受到紧张情绪的影响，需患者保持平静、松弛。反射活动还有一定程度的个体差异，在有明显改变或两侧不对称时意义较大，一侧增强、减低或消失有重要的定位意义。

（一）深反射

又称为腱反射，强弱可采用下列描述：消失（－）、减弱（＋）、正常（＋＋）、增强（＋＋＋）、阵挛（＋＋＋＋）及持续阵挛（＋＋＋＋＋）。

1. 肱二头肌反射（$C_{5\sim6}$，肌皮神经）

患者坐位或卧位，前臂屈曲90°，检查者以手指（右侧时中指，左侧时拇指）置于其肘部肱二头肌腱上，以叩诊锤叩击手指，反应为肱二头肌收缩，前臂屈曲（图1-3）。

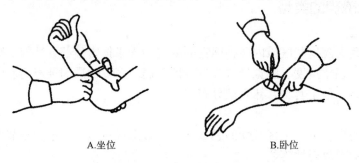

A.坐位　　　　　　　　　　　B.卧位

图1-3　肱二头肌反射

2. 肱三头肌反射（$C_{6\sim7}$，桡神经）

患者坐或卧位，肘部半屈，检查者托住其肘关节，用叩诊锤直接叩击尺骨鹰嘴上方的肱三头肌腱，反应为肱三头肌收缩，肘关节伸直（图1-4）。

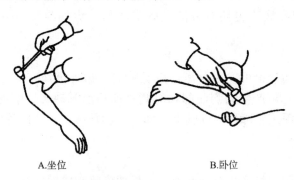

A.坐位　　　　　　　　　　　B.卧位

图1-4　肱三头肌反射

3. 桡反射（$C_{5\sim6}$，桡神经）

又称为桡骨膜反射。患者坐或卧位，前臂摆放于半屈半旋前位，叩击其桡侧茎突，反应为肱桡肌收缩，肘关节屈曲、旋前，有时伴有指部的屈曲（图1-5）。

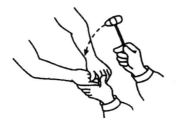
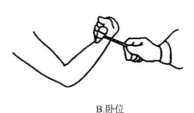

A.坐位 B.卧位

图 1-5 桡反射

4. 膝反射（$L_{2\sim4}$，股神经）

患者坐于椅上，小腿弛缓下垂与大腿成直角，或取仰卧位，检查者以手托起两侧膝关节，小腿屈成120°，然后用叩诊锤叩击膝盖下股四头肌腱，反应为小腿伸展。如患者对下腿注意过度不易叩出时，可将一腿置于另一腿上，嘱其两手勾紧向两方用力牵拉，此为常用的加强方法（图1-6）。

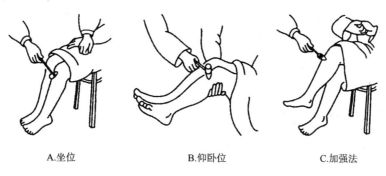

A.坐位 B.仰卧位 C.加强法

图 1-6 膝反射

5. 踝反射（$S_{1\sim2}$，胫神经）

又称为跟腱反射。患者仰卧位，股外展，屈膝近90°，检查者手握足，向上稍屈，叩击跟腱，反应为足向跖侧屈曲。如不能引出，令患者俯卧，屈膝90°，检查者手的拇指和其他各指分别轻压两足跖的前端，而后叩击跟腱。也可嘱患者跪于凳上，两足距凳约20 cm，检查者用手推足使之背屈，再叩击跟腱（图1-7）。

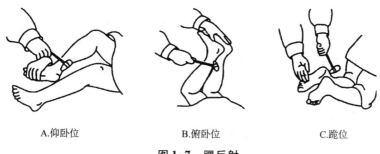

A.仰卧位 B.俯卧位 C.跪位

图 1-7 踝反射

（二）浅反射

1. 腹壁反射（$T_{7\sim12}$，肋间神经）

患者仰卧，下肢膝关节屈曲，腹壁完全松弛，双上肢置于躯体的两侧。检查以钝针或木签沿肋缘下（$T_{7 \sim 8}$）、平脐（$T_{9 \sim 10}$）及腹股沟上（$T_{11 \sim 12}$）的平行方向，由外向内轻划腹壁皮肤，反应为该侧腹肌收缩，使脐孔略向刺激部位偏移。

2. 提睾反射（$L_{1 \sim 2}$，生殖股神经）

用钝针或木签由上向下轻划上部股内侧皮肤，反应为同侧提睾肌收缩，睾丸向上提起。

3. 跖反射（$S_{1 \sim 2}$，胫神经）

膝部伸直，用钝针或木签轻划足底外侧，自足跟向前方至小趾根部足掌时转向内侧，反应为各个足趾的屈曲（图1-8）。

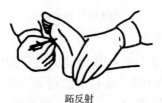

跖反射

图1-8 跖反射检查方法

4. 肛门反射（$S_{4 \sim 5}$，肛尾神经）

用大头针轻划肛门周围，反应为肛门外括约肌收缩。由于肛门括约肌可能受双侧中枢支配，故一侧锥体束损害，不出现肛门反射的障碍，而双侧锥体束或马尾等脊神经损害时，该反射减退或消失。

六、自主神经功能检查

（一）一般观察

1. 皮肤与黏膜

注意观察以下内容：有无色泽变化如苍白、潮红、红斑、发绀、色素减少或沉着等；有无质地变化如变硬、增厚、脱屑、潮湿、干燥等；有无水肿、溃疡、压疮等。

2. 毛发与指甲

毛发有无过度增生或脱失，有无分布异常。指甲是否变脆、失去正常光泽和出现条纹等。

3. 排汗与腺体分泌

观察有无局限性多汗或少汗、无汗，有无泪液和唾液等腺体分泌的过多或过少。

4. 生命体征变化

注意24小时内体温变化情况，观察各种体位的血压变化，以及心率和呼吸在不同条件下的变化。

（二）括约肌功能

有无排尿障碍如尿急、尿费力、尿潴留、充盈性失禁，有无膀胱膨胀及其膨胀程度，有无排便困难等。

（三）自主神经反射

1. 眼心反射

患者仰卧休息片刻后，计数1分钟脉搏次数，然后闭合眼睑，检查者将右手的中指及示指置于患者眼球的两侧，逐渐施加压力，但不可使患者感到疼痛，加压 20 ~ 30 秒后计数 1 分钟脉搏次数，正常每分钟脉搏可减少 6 ~ 8 次，减少 12 次/分以上提示迷走神经功能增强，减少 18 ~ 24 次/分提示迷走神经功能明显亢进。如压迫后脉率不减少甚或增加，称为倒错反应，提示交感神经功能亢进。

2. 卧立位试验

在患者平卧时计数 1 分钟脉搏数，然后嘱患者起立站直，再计数 1 分钟的脉搏数，如增加 10 ~ 12 次/分为交感神经兴奋增强。由立位到卧位称为立卧试验，前后各计数 1 分钟脉搏数，若减少 10 ~ 12 次/分为副交感神经兴奋增强。

3. 竖毛反射

将冰块放在患者的颈后或腋窝皮肤上数秒之后，可见竖毛肌收缩，毛囊处隆起如鸡皮状。竖毛反射受交感神经节段性支配，C_8 ~ T_3 支配面部和颈部，T_{4-7} 支配上肢，T_{8-9} 支配躯干，T_{10} ~ L_2 支配下肢。根据反应的部位可协助交感神经功能障碍的定位诊断。

4. 皮肤划纹征

用钝针或木签适度加压在皮肤上划一条线，数秒以后皮肤就会出现白色划痕（血管收缩）并高起皮面，正常持续 1 ~ 5 分钟即行消失。如果持续时间超过 5 分钟，提示有交感神经兴奋性增高。经钝针或木签划压后很快出现红色条纹，持续时间较长（数小时），而且逐渐增宽或皮肤隆起，则提示副交感神经兴奋性增高。

（李晓飞）

第二节 脑脊液检查

一、腰椎穿刺术

（一）指征

（1）当怀疑任何类型的脑炎或脑膜炎时，必须经腰椎穿刺做脑脊液检查。

（2）怀疑多发性硬化以及评价痴呆和神经系统变性病时，腰椎穿刺也是一种有用的检查。

（3）怀疑蛛网膜下隙出血时，不能做头颅 CT 或不能与脑膜炎鉴别时，有必要做腰椎穿刺。

（4）评价炎性神经病和多发性神经根病时，脑脊液检查可提供有价值的信息。

（5）怀疑占位性病变时，脑脊液检查有时可以找到肿瘤标志。

（6）脊髓病变，需做脑脊液动力学检查。

（7）需要向椎管内注射药物时。

（8）通过腰椎穿刺术做特殊检查如气脑造影、脊髓造影或蛛网膜下隙镜。

（二）禁忌证

（1）实施腰椎穿刺取脑脊液时，一定要考虑是否有颅内压升高，如果眼底检查发现视神经盘水肿，一定要先做头颅 CT 或 MRI 检查。影像学上如脑室大小正常且没有移位，后颅凹没有占位征象，方可腰椎穿刺取脑脊液，否则不能做腰椎穿刺。

（2）病情危重已处于休克状态，心力衰竭以及呼吸功能严重障碍者。

（3）穿刺部位有化脓性感染。

（4）躁动不安难以合作者。

（5）凝血因子时间延长、血小板计数低于 50 000/mm³、使用肝素或任何原因导致的出血倾向，应该在凝血障碍纠正后行腰椎穿刺。

（6）脊髓压迫症做腰椎穿刺时应该谨慎，因为腰椎穿刺可以使脊髓压迫症状加重。

（7）开放性颅脑损伤或有脑脊液漏者。

（三）操作方法

1. 体位

合适的体位是决定腰椎穿刺成功与否的重要因素，有时医师对自己的穿刺技术过分自信而忽视了患者的体位，结果导致穿刺失败。嘱患者侧卧位，至于左侧卧位还是右侧卧位对穿刺效果影响不大，身体尽可能靠近床边，屈颈抱膝以增加脊柱前屈，使得椎间隙张开，背部与检查床垂直，脊柱与检查床平行。如果患者不能配合做充分前屈体位，可以让助手在检查床另一侧帮助保持患者膝部和头颈部的正确体位。

2. 穿刺点

一般选择 L_4、L_5 椎间隙或 L_5、S_1 椎间隙作为穿刺点，如穿刺失败后可以选用 L_3、L_4 椎间隙为穿刺点。沿双侧髂嵴最高点做一连线，与脊柱中线相交处为 L_4 棘突，其上为 L_3、L_4 椎间隙，其下为 L_4、L_5 椎间隙。

3. 消毒

同一般手术操作的皮肤消毒。用 3% 的碘酒消毒，75% 的乙醇脱碘。操作医师戴无菌手套，消毒完毕后在操作部位铺无菌洞巾。无论在病房、腰椎穿刺室、诊室还是在其他环境做腰椎穿刺，都要保持环境的相对清洁，避免人员的走动，以减少感染机会。

4. 麻醉

用 1% ~2% 的普鲁卡因或 0.25% ~0.5% 的利多卡因 1~2 mL 在穿刺点做皮内、皮下麻醉，然后将针头刺入韧带后向外抽出，同时注入麻醉药。

5. 穿刺

操作者用左手固定穿刺部位的皮肤，右手持穿刺针，针头斜面向上刺入皮下，方向与背平面横轴垂直，针头略向头端倾斜，缓慢刺入，刺入韧带时可感受到一定阻力，当阻力突然降低时提示已刺入蛛网膜下隙，可抽出针芯让脑脊液流出，如没有脑脊液流出，可 180° 转动针尾，个别患者因压力过低可能需要用针筒吸一下。有时由于穿刺过浅或过深不能获得脑脊液，可将针芯重新插入后略微推进再拔出，观察有无脑脊液。如仍未见到脑脊液流出，可将穿刺针缓慢分几次退出少许，直到脑脊液流出为止。如实在没有脑脊液流出，可考虑重新穿刺。

6. 测压和留取脑脊液

穿刺流出脑脊液后，可接测压管或测压表做压力测定，测压时，让患者放松身体，伸直头和下肢，脑脊液压力上升到一定水平后可以看到压力随呼吸有轻微波动，此时可让患者咳嗽，见咳嗽时压力迅速上升，之后又迅速下降，提示穿刺针没有黏堵或梗阻。测压完毕以后，拔出测压管或测压表，留取化验所需的脑脊液。如果脑脊液压力过高不要留取脑脊液，以防诱发脑疝。

留取的脑脊液送化验，不要超过 1 小时，如果时间过长，以下因素会影响检测结果：①脑脊液放置时间过长，细胞可能被破坏或与纤维蛋白凝集成块，导致细胞分布不均匀，使得细胞计数不准确；②脑脊液中的细胞离体后迅速变形，而且逐渐消失，影响分类计数；③随着时间的延长，脑脊液中的葡萄糖分解，造成含糖量降低；④细菌在体外溶解，影响细菌的检出率，尤其以脑膜炎双球菌最为明显；⑤在室温下，一些抗体活性降低，影响抗体的阳性率。

7. 穿刺完成后处理

留取脑脊液后，插入针芯，拔出穿刺针，用消毒纱布覆盖穿刺处，稍加压以防止出血，再用胶布固定。嘱患者去枕平卧 4 ~ 6 小时。

（四）并发症

1. 腰椎穿刺后头痛

腰椎穿刺后头痛是最常见的一种并发症，发生机制是腰椎穿刺放出脑脊液后使颅内血管扩张、充血或静脉窦被牵引而引起头痛，或者是放出脑脊液过多造成颅内压降低，由三叉神经感觉支支配的脑膜及血管组织牵拉、移位引起头痛。腰椎穿刺后头痛多在腰椎穿刺后 24 小时出现，最迟发生于 2 ~ 5 天。头痛以枕部及前额为著，为跳痛或胀痛，当坐起或站立、咳嗽、喷嚏、牵引时头痛加重，而头低位或平卧数分钟后头痛明显减轻。头痛剧烈时伴有恶心、呕吐、头晕、面色苍白、多汗、颈肩部疼痛，有时出现轻度脑膜刺激征，有时头痛持续 5 ~ 8 天，最长可达 8 周。出现腰椎穿刺后头痛时，让患者取头低位，平卧休息，鼓励多饮水，必要时静脉滴注生理盐水。

2. 腰背痛及神经根痛

腰椎穿刺后的腰背痛多是由于穿刺造成局部软组织损伤，当穿刺不得当时，穿刺针斜面与韧带成垂直方向时可切断韧带的纵行纤维，使韧带失去正常张力从而产生腰背部的酸痛，这种疼痛有时可持续数月之久。有时穿刺可以损伤神经根而引起急性根痛或感觉障碍，少数病例可遗留较长时间。

3. 脑疝

颅内压增高是腰椎穿刺的相对禁忌证，这是因为腰椎穿刺留取脑脊液时可使椎管内压力降低，颅内容物借压力差而被推向椎管方向，结果小脑蚓部组织嵌入枕骨大孔形成小脑扁桃体疝。脑疝是腰椎穿刺最危险的并发症，因此必须严格掌握腰椎穿刺的指征，如颅内压增高者必须做腰椎穿刺，应该在腰椎穿刺前先用脱水剂。

4. 出血

一般腰椎穿刺有创伤性出血时，大多是刺破蛛网膜或硬膜的静脉，出血量少，很少引起临床症状。当刺破大血管，如马尾的根血管时，即可能产生大量出血，临床上类似原发性蛛网膜下隙出血。如果腰椎穿刺后患者主诉背部剧烈疼痛，迅速出现截瘫，提示有硬膜下血肿的可能。因此对于有出血倾向的患者，一定要在纠正凝血障碍后方可进行腰椎穿刺。

5. 感染

由于消毒不彻底或无菌操作不严格，可能导致腰椎穿刺时感染，包括脊柱脊髓炎、椎间盘感染、硬膜外脓肿和细菌性脑膜炎。

6. 植入性表皮样肿瘤及神经根的带出

有文献报道，用无针芯的穿刺针时，将小的表皮栓子带入蛛网膜下隙，数年以后形成一个缓慢生长的植入性表皮样肿瘤。无针芯穿刺针穿刺撤出时可吸入一些神经根纤维，或者插入针芯时把神经根纤维夹入针孔内，带出硬膜外，引起疼痛。

7. 鞘内注入异物或药物引起的并发症

由于操作不慎，把一些异物或药物注入蛛网膜下隙可引起一系列临床表现，注入鞘内的异物和药物包括滑石粉、酒精、棉花纤维、麻醉药。这些物质进入蛛网膜下隙后可以引起急性化学性脑膜炎，慢性粘连性蛛网膜炎和惊厥发作。

二、侧脑室穿刺术

（一）指征

（1）因各种原因，不适于其他方法穿刺，而又急需了解脑脊液情况时。

（2）临床需要了解脑室液情况，或需要与腰椎穿刺时的脑脊液情况做对比时。

（3）颅内压升高明显，需要放脑脊液减压时。

（4）需要做颅内压检测时。

（5）脑室内有血液需要清除时。

（二）禁忌证

（1）穿刺部位皮肤感染。

（2）因脑水肿导致脑室变得极小。

（三）操作方法

患者取仰卧位，备皮，用3%碘酒消毒，75%乙醇脱碘。患者头下铺消毒巾，操作医师戴无菌手套，消毒完毕后在操作部位铺无菌洞巾。麻醉用1%～2%的普鲁卡因或0.25%～0.5%的利多卡因1～2 mL局部浸润麻醉。选择的穿刺部位有三个，即侧脑室前角、后角和下角。

1. 侧脑室前角穿刺

用1%煌绿液在头皮上画出矢状缝及冠状缝线，穿刺点位于矢状缝外侧2 cm及冠状缝前2 cm处。在穿刺点用骨锥钻一个孔，穿刺针向与矢状缝平行方向刺入，针尖稍向后，即沿两侧外耳道方向前进，一般于5～5.5 cm处穿入脑室，拔出针芯，见有脑脊液流出。

优点是侧脑室额角较大，易刺中，且无脉络丛组织，便于操作脑室外持续引流术。其缺点是此处皮质血管较多。

2. 侧脑室后角穿刺

患者取侧卧位，用1%煌绿液画出矢状窦线及横窦线，横窦线是枕外粗隆至两侧外耳道的连线。穿刺点位于枕外粗隆沿矢状缝向前4～5 cm，向外侧3 cm处。在穿刺点用骨锥钻一个孔，穿刺针方向向同侧眼眶外上角，一般5～6 cm深即刺入脑室。

此部位的优点在于三角部最大，容易刺中，发生移位机会少，或不严重，而且此处脑皮质血管较少。缺点是穿刺时可能伤及脉络丛而引起脑室内出血，做脑室持续外引流时，引流管容易被头颅压迫而闭塞及伤口受压疼痛等。

3. 侧脑室下角穿刺

穿刺点位于外耳道向上3 cm，向后3 cm，在穿刺点用骨锥钻一个孔，穿刺针针头与骨面垂直刺入，一般刺入4～5 cm时即是脑室。

（四）并发症

（1）颅内感染。

（2）刺破血管导致颅内出血。

（3）脑组织损伤，导致穿刺后癫痫。

三、脑脊液实验室结果判断及临床意义

（一）压力

成人脑脊液压力正常值为腰椎穿刺（卧位）0.59～1.76 kPa（60～180 mmH$_2$O），脑室穿刺0.69～1.18 kPa（70～120 mmH$_2$O）；不同年龄脑脊液压力也有差别，新生儿为0.13～0.64 kPa（13～65 mmH$_2$O），婴儿为0.29～0.79 kPa（30～80 mmH$_2$O），儿童为0.49～0.98 kPa（50～100 mmH$_2$O）。无压力计可测流速，正常值在60滴/分以下。

临床意义：压力升高提示颅内炎症、出血性脑血管病、颈内动脉血栓、颅内占位性病变、尿毒症、高血压脑病、胸腹腔内压力增高、良性颅内压增高等情况；压力降低提示脑脊液循环受阻、脑脊液鼻漏、分泌减少、良性低颅压、穿刺位置不当、反复穿刺放液、使用脱水剂等情况。

（二）外观

正常应为无色透明。红色提示出血性脑血管病、穿刺外伤；黄色可能为陈旧性出血、蛋白升高、重度黄疸；白色米汤样提示化脓性脑膜炎。

（三）比重

正常在1.005～1.009。升高常见于脑膜炎、尿崩症、糖尿病等。

（四）蛋白

定性：Pandy试验阳性提示脑脊液中球蛋白含量增高。有脑组织和脑膜疾患时常呈阳性反应，脑出血时多呈强阳性反应，但穿刺损伤有血液混入时也可呈强阳性反应。

定量：因穿刺部位不同而有差别。脑池中正常值儿童为0.10～0.25 g/L（10～25 mg/dL），成人为0.15～0.25 g/L（15～25 mg/dL）。脑室中正常值为0.05～0.15 g/L（5～15 mg/dL）。脊髓腔中正常值新生儿为0.4～1.5 g/L（40～150 mg/dL），婴儿为0.4～0.8 g/L（40～80 mg/dL），儿童为0.16～0.56 g/L（16～56 mg/dL），成人为0.15～0.45 g/L（15～45 mg/dL）。脑脊液中的蛋白质80%为白蛋白，20%为球蛋白。

临床意义：脑脊液蛋白升高见于中枢神经炎症、脑血管疾病、颅内肿瘤、脊髓肿瘤、多发性硬化、吉兰-巴雷综合征、糖尿病、甲状腺功能和甲状旁腺功能低下、铅中毒等；蛋白降低见于良性颅内压增高、低蛋白血症、慢性脑脊液漏、甲状腺功能亢进等。

蛋白电泳：白蛋白正常值为0.55～0.69（55%～69%），升高多见于颅内肿瘤、椎管梗阻、脑血管疾病。

α$_1$球蛋白正常值为0.03～0.08（3%～8%），升高时见于炎症，降低多是在脑外伤急性期；α$_2$球蛋白正常值为0.04～0.09（4%～9%），升高时见于脑转移瘤、脑膜癌、胶质瘤；β球蛋白正常值为0.10～0.18（10%～18%），升高时见于多发性硬化、亚急性硬化性全脑炎、帕金森病、手足徐动、运动神经元病、胶质瘤；γ球蛋白正常值为0.04～0.13

（4%～13%），升高时见于多发性硬化、亚急性硬化性全脑炎、病毒性脑炎、脑脓肿、吉兰-巴雷综合征、浆细胞瘤、胶质瘤、结节病、脑外伤、血清γ球蛋白增高（肝硬化、结缔组织病、多发性骨髓瘤），降低则见于脑外伤急性期。

免疫球蛋白（Ig）正常值：IgA 为 0～6 mg/L（0～0.6 mg/dL），IgG 为 10～40 mg/L（1～4 mg/dL），IgM 为 0～13 mg/L（0～1.3 mg/dL）。免疫球蛋白（Ig）升高见于化脓性脑膜炎、亚急性硬化性全脑炎、神经梅毒、风疹脑炎、多发性硬化、病毒性和细菌性脑膜炎、风湿性舞蹈症、红斑狼疮、急性化脓性脑膜炎、病毒性脑膜炎。

（五）葡萄糖

脑脊液葡萄糖正常值由于不同部位和不同年龄而有差别。成人腰椎穿刺脑脊液葡萄糖正常值为 450～800 mg/L（45～80 mg/dL），脑室脑脊液为 500～750 mg/L（50～75 mg/dL）。10 岁以下儿童腰椎穿刺脑脊液葡萄糖正常值为 350～850 mg/L（35～85 mg/dL），10 岁以上儿童为 500～800 mg/L（50～80 mg/dL），新生儿为 700～900 mg/L（70～90 mg/dL）。

脑脊液和血清葡萄糖比在新生儿和婴儿为 0.8～1.0，在成人为 0.6～0.7。

临床意义：升高时见于病毒感染、脑出血或蛛网膜下隙出血、丘脑下部病变、糖尿病、精神分裂症。早产儿及新生儿因血脑屏障通透性高故无临床意义。

降低时见于细菌或霉菌的颅内感染、脑寄生虫病、癌性脑膜病、神经梅毒、低血糖。

脑脊液和血清葡萄糖比降低可见于细菌性、霉菌性、梅毒性脑膜炎或癌性脑膜病，红斑狼疮、蛛网膜下隙出血（10 天内）。

（六）氯化物

脑脊液中氯化物的含量高于血中，是血中氯化物含量的 1.2～1.3 倍。成人脑脊液氯化物的正常值是 197～212 mmol/L（700～750 mg/dL），儿童是 195～203 mmol/L（690～720 mg/dL）。

临床意义：脑脊液中氯化物升高见于麻痹性痴呆、脊髓腔肿瘤、小儿浆液性脑膜炎、尿毒症、肾炎等。脑脊液中氯化物降低见于结核性、化脓性及霉菌性脑膜炎，脑出血、急性梅毒性脑膜炎、流行性脑脊髓膜炎。

（七）白细胞计数

正常值因年龄不同而有差异，成人为（0～8）×10^6/L（0～8/mm^3），儿童为（0～10）×10^6/L（0～10/mm^3），婴儿为（0～20）×10^6/L（0～20/mm^3）。其中淋巴细胞占（64.1±9.1）%，单核细胞占（33.8±8.3）%，中性粒细胞占（0.4±0.6）%，组织细胞占（1.2±1.4）%。

临床意义：淋巴细胞计数增高见于结核性、霉菌性及病毒性脑膜炎，麻痹性痴呆、乙型脑炎恢复期、脊髓灰质炎、脊髓结核、脑膜血管梅毒、脑肿瘤。单核细胞增多见于脑肿瘤。中性粒细胞增多见于化脓性脑膜炎、乙型脑炎急性期。组织细胞增多见于浆液性脑膜炎。

四、动力试验

颅内无淋巴系统，静脉为唯一的回流通路。压迫颈静脉时脑脊液回流受阻，颅内压迅速上升。压迫腹腔使脊髓静脉丛淤滞，脊髓蛛网膜下隙压力增高。颅内压增高为禁忌证。

（一）压腹试验（Stookey 试验）

以手用力压腹部 15 秒，脑脊液压力迅速上升，放松后在 15 秒内下降至原有水平。如压力不上升表明腰椎穿刺局部蛛网膜下隙有阻滞。此时无须再做压颈试验。

（二）压颈试验（Queckenstedt 试验）

分别压两侧颈静脉 15 秒，然后再同时压双侧颈静脉 15 秒，脑脊液压力迅速上升至 2.95 ~ 3.9 kPa（300 ~ 400 mmH$_2$O），比初压高 0.98 ~ 2.95 kPa（100 ~ 300 mmH$_2$O）。放松后应在 15 秒内下降至原有水平。或用血压计围于患者颈部，充气至 2.67 kPa（20 mmHg），每 5 秒报告一次压力，至不再上升为止，或维持 30 秒。迅速放气降压，仍每 5 秒报告一次压力，至降到原水平为止。而后再分别加压到 5.33 kPa（40 mmHg）及 8.0 kPa（60 mmHg）重复试验。

临床意义：①无梗阻，加压 15 秒脑脊液压力上升至最高点，放松后 15 秒内降至原水平；部分梗阻，颈静脉加压后，腰椎穿刺处脑脊液压力上升及下降均缓慢，或上升快而下降慢，或解除压力后不能降至原水平；②完全梗阻，加压至 60 mmHg（8.0 kPa），压力仍无变化；③若一侧颈静脉加压后脑脊液压力不上升，而压对侧或双侧均可使脑脊液压力上升，压力不上升侧可能有横窦血栓形成。

（三）Ayala 指数

Ayala 指数 = 终压 × 放出脑脊液量（毫升）/初压

正常值为 5 ~ 7。小于 5 提示脑脊液储量小，常见于蛛网膜下隙梗阻或脑瘤使脑脊液循环通路有梗阻时，如梗阻性脑积水；大于 7 提示脑脊液储量大，常见于交通性脑积水、脑萎缩、脑膜炎（尤其是浆液性脑膜炎）。

（赵德明）

第二章

颅脑损伤

第一节　头皮损伤与颅骨骨折

一、头皮损伤

头皮损伤是原发性颅脑损伤中最常见的一种，它的范围可由轻微擦伤到整个头皮的撕脱伤。头皮损伤有助于颅脑损伤的部位及轻重的判断。头皮损伤往往都并发有不同程度的颅骨及脑组织损伤，可作为颅内感染的入侵门户，引起颅内的继发性病变，所以头皮损伤后的重建已越来越受到重视。相比于其他部位的重建手术，头皮重建术的重要性在于它可对其下覆盖的颅脑组织提供完整严密的保护，以及满足现代生活对美观的要求。

（一）解剖

头皮可分为6层：表皮层、真皮层、皮下脂肪层、帽状腱膜层、帽状腱膜下层及颅骨外膜层。真皮层含有大量的汗腺、皮脂腺和毛囊。皮下脂肪层内有大量的纤维隔连接表皮层和帽状腱膜层并含大量脂肪可缓和外力的冲击，但使头皮缺乏收缩能力。帽状腱膜层是头皮解剖的最重要结构，它是前部额肌和后部枕肌腱膜的延伸。在颞肌部位，帽状腱膜层延伸为颞肌筋膜浅层。帽状腱膜下层是疏松结缔组织，无间隔，当有外力作用时可使头皮在这层中滑动，造成头皮损伤，但也在一定程度上缓解了外力作用在颅骨上的强度。头皮血供丰富，它由对称的血管组成相互连接的血管网，所以头皮伤后的愈合及抗感染能力较强。但伤时出血凶猛，加之头皮血管收缩能力差，容易发生休克，年幼者更应注意。

（二）损伤类型及治疗原则

1. 头皮擦伤

头皮擦伤是表皮层的损伤。

2. 头皮挫伤

头皮挫伤的损伤延及皮下脂肪层，可伴有头皮瘀血及肿胀。

3. 头皮裂伤

头皮裂伤是往往由钝器打击头部造成，此类损伤往往都有不规则伤口，且创缘都很薄，伴有挫伤。伤口内多有毛发、泥沙等异物嵌入，容易引起感染。这类损伤常并发颅骨骨折或脑损伤，故应做全面的神经系统检查和CT扫描，以明确是否有颅脑损伤。处理的原则为尽早行清创缝合术，常规应用抗生素和破伤风抗毒素（TAT）。清创缝合术原则：将伤口内的异物全部清除，并将坏死的创缘切除，以确保伤口的愈合。缝合时应将帽状腱膜同时缝合，以利于止血。局部头皮缺损直径 <4 cm 的，可将帽状腱膜下层游离后缝合，或行"S"形、三叉形延长裂口，以利于缝合。头皮缺损过大的可行皮瓣转移或移植术修复。由于头皮抗感染能力强，在合理应用抗生素的前提下，一期缝合时限可适当延长至伤后 48 小时甚至 72 小时。

4. 头皮血肿

头皮血肿通常位于皮下组织、帽状腱膜下或骨膜下，不同的部位和范围有助于损伤机制的分析，并可对颅脑损伤作一初步的估计。

（1）皮下血肿：血肿位于表皮层和帽状腱膜层之间，受皮下纤维纵隔的限制，血肿体积小、张力高、压痛明显。

（2）帽状腱膜下血肿：多由于头皮受到斜向暴力作用，头皮产生滑动，造成此层的血管破裂，引起出血。由于无纤维间隔，故血肿弥散、出血量多，可波及全头颅，张力低，疼痛轻。

（3）骨膜下血肿：多来源于板障出血或骨膜剥离。范围限于骨缝，质地较硬。头皮血肿一般只须加压包扎，待其自行吸收。如果血肿过大且长时间不吸收者，可在严格消毒下穿刺，抽取积血后加压包扎，可反复多次，但须严格无菌操作，以免继发感染。一旦感染，应立即切开引流。

5. 头皮撕脱伤

是头皮损伤中最严重的一种，几乎都是因为长发被卷入转动的机器中而致。大片甚至整个头皮自帽状腱膜下撕脱，有的连同额肌、颞肌或骨膜一并撕脱。创口可有大量出血，引起出血性休克；暴露的颅骨可因缺血引起感染或坏死。处理原则为纠正休克，并根据受伤时间的长短，撕脱头皮的面积和活力，裸露的颅骨上有无骨膜、有无感染的存在等因素采用不同的修复方法，如直接缝合、减张后缝合、转移皮瓣修复、血管重建头皮再植或颅骨外板钻孔，待肉芽组织形成后做二期皮瓣移植等。

二、颅骨骨折

颅骨骨折往往是由于钝性暴力或穿透性损伤造成，大多无须特殊处理，故骨折本身并不重要。但颅骨骨折的发生与暴力作用的方向、大小、减速距离等密切相关，且易并发脑膜、血管、脑组织和脑神经的损伤，并可继发颅内感染、脑脊液漏或引起脑局部受压，造成肢体瘫痪、癫痫。因此，颅骨骨折应根据患者临床症状的不同而有不同处理。

（一）外力及颅骨骨折的关系

有报道应用光弹方法对颅骨受力后的应力分布进行测定，并用激光全息干涉法研究颅骨受力时的变形情况，摄取局部颅骨变形图像，发现施加同样外力以颞鳞部受力时变形最大，额骨正中受力时变形最小，如同时发生线性骨折则额骨以纵行及斜行方向为多见，颞骨以斜行和横行方向可能较大。外力作用颅盖部位时，应力可循颅骨内外板传达颅底，颅底的骨质较薄，可以出现颅盖未骨折而颅底眶板骨折现象。研究还指出，低速度、高能量、面积小的打击易造成小范围的凹陷性骨折；而低速、高能量、面积大的打击易造成散状的线性骨折；高速、小面积物体可致穿入性或粉碎性骨折；高速、大面积物体则造成广泛的凹陷骨折或粉碎性骨折。

（二）分类

颅骨骨折一般分为线性骨折、凹陷性骨折和粉碎性骨折 3 类。按骨折部位的不同分为颅盖骨折和颅底骨折。颅盖骨折，尤其是骨折线通过脑膜血管沟或静脉窦时，需注意硬膜外血肿的可能。凹陷性骨折见于局部暴力集中的较小颅骨区域，多为全程凹陷，少数仅为内板凹陷。颅盖骨折根据头皮的完整性又分为闭合性骨折和开放性骨折，开放性骨折特别是当硬膜撕裂时，颅内感染的可能性大大增加，甚至导致严重后果。

（三）颅盖的线性骨折

颅盖的线性骨折往往继发于大面积的暴力作用。线性骨折造成的损伤与颅骨在外力作用下的变形和移位有关。而外力作用的位置、方向和骨折线的延伸等因素对损伤的类型有着一定的影响。对于一般的闭合性线性骨折无临床表现，无须特殊处理。电生理研究发现伴有线性骨折的轻微颅脑损伤患者在骨折发生部位无脑电图的异常。但对于骨折线通过脑膜血管沟或静脉窦者，需提防有硬外膜血肿的可能。

当存在头皮的破裂时就形成开放性线性骨折，颅内感染的可能性就大大增加，特别当硬膜撕裂时则更甚。在婴幼儿阶段，伴有硬膜撕裂的开放性线性骨折可能逐渐增宽，造成所谓的"生长性骨折"，以致继发囊性脑膨出。这些病变可逐渐增大而需手术治疗，否则增大的囊肿可使脑组织移位或受压，引起相应的症状。

计算机断层扫描（CT）是目前用于颅脑损伤骨折最广泛的筛选方法，但平行于 CT 扫描方向的线性骨折不易发现，需要头颅 X 线片来补充明确诊断。

（四）颅底骨折

颅底骨折在所有的颅骨骨折中占 19% ~21%，在所有的颅脑损伤中占 4%。颅底骨折的产生多因为颅盖骨折的延伸，但也有是暴力直接作用的结果。在颅底有几处薄弱的区域，如蝶窦、蝶骨翼的内侧部、颞骨岩尖部，这些区域易发生骨折，骨折的类型则取决于外力的方向、局部骨结构和颅底的孔隙。

颅底骨折一般皆属线性骨折。颅底与硬膜粘连紧密，骨折时易致硬膜撕裂，加之颅底孔道众多，骨折线又常累及鼻旁窦，可使蛛网膜下隙与外界相通，称为"内开放性骨折"，导致脑脊液漏和脑损伤。颅前、颅中、颅后窝解剖结构不同，骨折后临床表现也各具特点。典型的颅前窝骨折具有"熊猫眼"征，伴有脑脊液鼻漏和嗅神经、视神经的损伤；对于出现"熊猫眼"征的患者，要注意眼球听诊以排除颈内动脉海绵窦瘘的可能。颅中窝骨折多以岩尖部骨折为主，岩尖部骨折占全部颅骨骨折的 15% ~48%。它可分为横行骨折（5% ~30%）和纵行骨折（70% ~90%）。一半的横行骨折患者可有第 V、第 VI、第 VII 或第 VIII 对脑神经的损伤，而纵行骨折则往往造成传导性耳聋。两者皆可表现出脑脊液耳漏、鼓室积血和 Battle 征。颅后窝骨折少见，可有乳突皮下瘀血和颈部肌肉肿胀，少数可有后组脑神经的损伤。

颅底骨折主要根据临床症状和体征诊断，头颅 CT 气颅有助于诊断，颅底薄层 CT 可提高诊断阳性率。治疗主要是预防颅内感染，并发脑损伤或脑脊液漏的患者按相应原则处理。近颈静脉孔区的颅底骨折，在原发脑损伤并不严重、意识水平进行性下降而出现全脑肿胀的患者，注意行头颅 CT 静脉造影（CTV）检查，以排除颅底骨折导致颈内静脉损伤后的静脉窦血栓形成。

（五）凹陷性骨折

凹陷性骨折的发生一般因为局部暴力作用，当外力足够大或集中于面积较小的颅骨区域，造成颅骨内陷引起凹陷性骨折，多为全程凹陷，少数仅为内板凹陷。发生于成人者，在凹陷性骨折的边缘多有环形骨折线；发生于婴幼儿者，因骨板薄而富有弹性，可无骨折线，在生长过程中有自行复位的可能。

非手术治疗适用于没有硬膜穿破的临床和影像学证据、没有明显的颅内血肿、凹陷不大于 1 cm、没有额窦累及、没有伤口感染、没有气颅和伤口显著污染的患者。静脉窦部位的凹陷骨折，患者无神经功能缺失和其他手术指征时最好保守治疗。

手术指征：①凹陷深度等于或大于周围颅骨厚度，或深度 > 10 mm；②严重骨折畸形影响容貌，如前额部凹陷骨折；③复杂类型和开放性凹陷性骨折；④并发需要手术的颅内血肿；⑤凹陷骨折脑组织受压而导致神经功能缺损。

早期手术以尽可能降低感染率。术前需要预防性使用抗生素，清创可采用"S"形切口，颅骨钻孔在骨折和正常颅骨的边缘，轻轻地抬起凹陷的颅骨，直接抬起困难的或铣刀沿骨折周围取下凹陷颅骨，复位后微型钛片固定。新鲜、清洁的游离骨片可以用微型连接片固定。清洁无污染、新鲜且小的复杂游离骨折片，去除后可以考虑肽网一期颅骨成形修补。必须仔细探查硬膜是否破裂。如果存在硬膜下血肿和脑内血肿，必须打开硬膜进行血肿清除，严密止血，术后严密缝合硬膜。当伤口严重污染或 > 24 小时，需要的颅骨成形修补术应在 1 ~ 2 个月后进行。

目前没有证据证明凹陷性骨折复位手术有助于减少外伤后癫痫的发生，癫痫可能与原发脑损伤关系更密切。

（六）额窦骨折

复杂额窦损伤的患者，必须特别关注额窦前后壁同时损伤的患者。非凹陷性骨折单纯累及额窦后壁通常不需要手术修复。当足够大的暴力量穿透额窦前后壁，迟发的感染发生率很高，此类骨折需要在几天内探查修复，尤其是当有尖锐物体的刺入时。闭合性额窦前后壁骨折并发脑脊液漏超过 1 周，硬膜应行手术修补。冠状切口是手术的最佳入路。额窦的前壁需要重建，撕裂的硬膜必须致密缝合，必要时取骨膜或颞肌筋膜修补。额窦黏膜完全剥离，则填塞肌瓣或骨膜瓣，骨折的额窦后板可以去除。

（马东营）

第二节　原发性脑损伤

原发性脑损伤是指暴力作用于头部时立即发生的脑损伤。通常原发性脑损伤可分为弥漫性脑损伤和局限性脑损伤。前者主要有脑震荡、弥漫性轴索损伤，后者主要指脑挫裂伤、脑干损伤。

一、脑震荡

脑震荡通常是指头部遭受外力打击后，即刻发生短暂的脑功能障碍，并可引起短暂性昏迷、近事遗忘，以及头痛、恶心、呕吐、认知和情感障碍等一系列症状，但患者的神经系统检查无阳性体征发现。脑震荡是最轻的一种脑损伤，经治疗大多可以治愈。其可以单独发生，也可以与其他颅脑损伤合并存在。美国神经学研究院最近提议对脑震荡的描述进行一定的修改，并强调"脑震荡是外伤引起的精神状态的改变，它可以包括或不包括意识的丧失"。

（一）发病机制

虽然脑组织被脑脊液包围，可以防止轻度损伤对脑组织的破坏，但是当受到严重暴力或快速的旋转力时，脑脊液的缓冲作用不再有效。外界的暴力按其作用方向可分为直线性、旋转或成角度的暴力，其中旋转性的暴力被认为是导致脑震荡的最主要原因，也是决定脑震荡严重程度的重要因素。旋转力主要影响中脑和间脑，损伤其中的网状结构，从而导致意识丧失。大脑的其他区域，如脑干的上部、穹隆、胼胝体、颞叶和额叶也可能受到旋转力的影响。目前对脑震荡病理生理改变的原因尚无清晰的阐述。有学者认为与损伤当时颅内压升高和脑干直接移位有关，有学者则强调主要的脑损伤来自因脑组织移位和旋转加速所致的剪切伤，按照剪切力的强弱和方向不同，可以造成程度不等的损伤。有时损伤仅限于某些神经纤维，导致暂时的神经传导紊乱。不同程度的突触或轴突损伤就可表现为临床上不同程度的可逆性脑震荡。最近有学者认为脑震荡、原发性脑干损伤、弥漫性轴索损伤的致伤机制相似，只是损伤程度不同，是病理程度不同的连续体，有学者将脑震荡归类于弥漫性轴索损伤的最轻类型，只不过病变局限，损害更趋于功能性而易于自行修复，因此意识障碍呈一过性。

（二）病理生理

过去认为脑震荡为一过性脑功能障碍，无形态变化。近期研究发现，脑震荡可引起下列一系列变化。

1. 脑代谢异常

颅脑损伤早期，糖代谢先增后降，可持续10天（根据动物实验）或1个月（人PET检查），并常伴有低镁血症、细胞内持续钙积聚、神经介质活性变化和广泛轴突伤。

2. 离子代谢异常

伤后兴奋性介质与兴奋性氨基酸，如 N-甲基-D-天冬氨酸（NMDA）受体结合，使神经元去极化，造成细胞钙内流、钾外流，加剧兴奋后，继而广泛神经元抑制。由于回复细胞离子平衡需要 ATP 提供能量，后者促使糖代谢。

3. 轴突损伤

近来放射示踪剂研究发现，在非致命性脑震荡中多伴有轴突伤，表现为轴突肿胀、轴突输送障碍等，可持续数小时至数天。

（三）临床表现

颅脑外伤后立即出现短暂的意识丧失，历时数分钟乃至十多分钟，一般不超过半小时；但偶尔有患者表现为瞬间意识混乱或恍惚，并无昏迷；也有个别患者出现为期较长的昏迷，甚至死亡，这可能因暴力经大脑深部结构传导致脑干及延髓等生命中枢受损所致。患者遭受外力时不仅有大脑和上脑干功能的暂时中断，同时，也有下脑干、延髓及脊髓的抑制，而使血管神经中枢及自主神经调节也发生紊乱，引起心率减慢、血压下降、面色苍白、出冷汗、呼吸暂停继而浅弱及四肢松软等一系列反应。

意识恢复之后，患者常有头痛、恶心、呕吐、眩晕、畏光及乏力等症状，同时，往往伴有明显的近事遗忘（逆行性遗忘）现象，即对受伤前后的经过不能回忆。脑震荡的程度越重、原发昏迷时间越长，其近事遗忘的现象也越显著，但对既往的记忆并无损害。脑震荡另一种常见的症状是情绪变化，可表现为烦躁、悲伤、抑郁、紧张、焦虑、兴奋等。这些症状可能是短暂的或可能持续很长时间。

脑震荡恢复期患者常有注意力不集中、头晕、头痛、恶心、呕吐、耳鸣、失眠等症状，多在数周至数月逐渐消失，但也有部分患者的症状长期存在，其中有部分是属于恢复期症状，若逾时 3~6 个月仍无明显好转，除考虑有精神因素之外，还应详加检查、分析，有无迟发性损害存在。

根据症状的不同，一般可将脑震荡分为轻、中、重 3 个等级。目前比较公认的划分标准为：轻度——无意识丧失，伤后记忆丧失 <30 分钟；中度——伤后意识丧失 <5 分钟，记忆丧失达 30 分钟~24 小时；重度——伤后意识丧失 >5 分钟，记忆丧失 >24 小时。

（四）辅助检查

脑震荡大多为短暂的脑组织代谢性异常，少有结构性破坏。因此，常用的影像学检查如 CT、MRI 大多正常。最近，功能磁共振成像和血氧水平依赖脑功能性成像（BOLD）已经被用来研究脑震荡的功能变化。研究提示脑震荡后前额叶背外侧兴奋性下降，而颞叶和枕叶的兴奋性增加。正电子发射断层成像/单光子发射计算机断层成像（PET/SPECT）检查也能证实前额叶的活动性减低。脑震荡后脑电图检查可发现各导联兴奋性均下降，尤其是在站立位时更明显。

（五）累积效应及二次冲击综合征

累积效应是指反复多次的脑震荡对中枢神经系统功能造成的具有累积性质的损害。脑震荡累积效应的机制目前还不是很清楚，但一个主要特点是：即使后续的损伤发生在第 1 次损伤后的几个月甚至几年以后，后续发生的脑震荡症状较前加重，并可能对患者的心理状态产生影响，甚至导致精神疾病和长期记忆丧失。例如，在美国退役的橄榄球运动员中，有过 3 次以上脑震荡的运动员发生抑郁症的概率要比没有发生过脑震荡的运动员高出数倍。另外，有过 3 次以上脑震荡的运动员患老年痴呆症和记忆障碍的概率也比其他运动员分别高出 5 倍和 3 倍。

所谓的二次冲击综合征是一个相对的小概率事件。它是指患者在第 1 次较轻的脑外伤（多为脑震荡）恢复期中，又受到第 2 次接连的脑损伤。在第 2 次打击后，常见的神经病理学变化是脑血管阻塞和脑血管的自动调节功能的丧失，并最终导致脑水肿。如果两次打击发生在 24 小时之内，一般伴有血脑屏障的损害，这可能是二次损伤可迅速引起脑水肿和脑肿胀的原因之一。

（六）治疗

除轻度脑震荡患者外，中度和重度脑震荡患者急性期应给予密切观察。脑震荡大多数是自限性的，病程也较短，无须任何特殊治疗，能自愈。当脑震荡并发创伤性意识障碍，头颅 CT 检查是有必要的。脑震荡后的其他症状如头晕、胸闷或注意力难以集中等可给予对症治疗和安慰。

二、弥漫性轴索损伤

弥漫性轴索损伤（DAI）是闭合性颅脑损伤中的一种常见的原发性脑损伤，是重要的脑外伤类型。DAI 的命名一度比较混乱，如脑白质弥漫性变性、冲撞瞬发型弥漫性脑损伤、弥漫性白质剪力性损伤、急性脑外伤白质损伤和脑深部损伤等命名。目前，弥漫性轴索损伤作为一个独立的疾病类型，已被神经外科学界所接受。随着病理诊断技术的提高，多种动物模型的建立和高分辨率、高清晰度影像学技术的完善，为该病的诊断和治疗提供了有力的帮助。但迄今为止对于该病的研究还是初步的，尚无统一的诊断标准，与其他类型脑损伤的关系也不甚明了，这都妨碍了对疾病本质的认识，也使治疗措施难以取得突破。

（一）病理和发病机制

弥漫性轴索损伤的病理改变主要位于脑的中轴部分，即胼胝体、大脑脚、脑干及小脑上脚等处，多属挫伤、出血及水肿。镜下可见轴索断裂、轴浆溢出，稍久则可见圆形回缩球及红细胞溶解含铁血黄素，最后呈囊变及胶质增生。在不同的 DAI 好发部位，其致伤机制可能略有不同。

1. 胼胝体损伤

过去曾认为是头顶受力，大脑镰边缘对之切割引起。现已清楚此种损伤常见于车祸、头颅突然受迎面损伤时，双大脑半球随重力突然向前移动，由双侧侧方牵拉，造成胼胝体撕裂伤，或由于胼胝体在受伤的瞬间腹侧和背侧同时受压变形而损伤，若一侧半球移动快于对侧，胼胝体易有偏心性出血，之后胼胝体变薄。此种损伤常涉及临近中线结构如穹隆、扣带回、透明隔、尾状核头部和丘脑背侧损伤。

2. 桥脑头端背侧即小脑上脚损伤

此部脑干的出血性坏死，过去也曾认为是小脑幕切迹对脑桥的撞击导致。事实上，头部旋转的侧向暴力会立即拉长大脑小脑间的联络部，上脑干、特别是小脑上脚背侧最常见受累，导水管下端周围、大脑脚盖部的背部和中部、内侧纵束和皮质脊髓束均见病损，重者尚伴有小脑和半卵圆中心的轴索损伤性变化。

3. 灰质、白质交界区广泛损伤

由于灰白质包括基底节结构的不同密度，即不同的坚韧性或与白质的不一致（不均匀）性，在旋转性暴力快速移动中，由于应力的不同，在灰白质交界和底节区，肉眼或 CT 见到伴发毛细血管撕裂（出血）的轴索伤。损伤轻者仅见于矢旁区，重者也见于小脑的皮质下，更轻者仅见于电镜下。

（二）临床表现

1. 意识改变

多于伤后即刻昏迷，昏迷程度深，持续时间较长，极少有清醒期，此为弥漫性轴索损伤的典型临床特点。当弥漫性轴索损伤涉及幕上白质、胼胝体、放射冠时，患者表现为持续的植物状态的可能性增大。受损部位越多，预后也越差。约有 10% 的患者可有神经功能的不同程度恢复。这种症状的改善一般在伤后 1 年内可以看到。弥漫性轴索损伤可导致两侧半球信息传导障碍，通常并发听觉障碍。

2. 神经系统检查

无明显的定位体征。

3. 瞳孔

无变化或一侧或双侧瞳孔散大，对光反射减弱或消失，双眼向病变对侧偏斜和强迫下视，或眼睛向四周凝视等。格拉斯哥昏迷量表（GCS）评分低的患者常有瞳孔改变。

4. 颅内压

DAI 的患者虽然临床症状很重，但颅内压可增高或不增高。

5. 并发症

DAI 单独存在时较少，往往并发下列损伤：颅骨骨折、急性硬膜下血肿、蛛网膜下隙出血、脑室内出血及基底节区血肿等。也有学者认为所谓脑干损伤实际上是 DAI 的一部分，而不是一种独立病症。

（三）诊断

目前对于脑损伤的诊断多依赖 CT、MRI 等影像学技术，而 DAI 尤其是非出血性病灶和针尖样大小的出血点很难在 CT 上识别，尽管 MRI 较 CT 分辨率和敏感度增高，但对于微小病灶和轻型 DAI，假阴性仍不在少数。所以，DAI 的漏诊率相当高。

CT 扫描不能直接发现轴索损伤，但可发现轴索剪切性损伤的伴随变化：轴索肿胀、扭曲、断裂及小血管剪切性损伤、瘀血、出血、间质水肿等改变。尤其是多发弥漫性或在特定部位（胼胝体、脑干、皮质下等）的病变（一般直径 < 2 cm），往往提示 DAI，但病灶大小、多少不一定与轴索损伤范围和程度完全平行。据统计，约 20% 弥漫性轴索损伤患者的急诊头颅 CT 可发现位于灰白质交界处、胼胝体或脑干的小出血点，但仍有 50% ~ 80% 的弥漫性轴索损伤患者急诊头颅 CT 表现无明显异常，但在后期的随访过程中，头颅 CT 可能会出现脑组织水肿或萎缩。

随着 MRI 成像技术的发展，MRI 多序列成像技术的临床应用，大大地提高了本病的检出率和准确率，为临床早诊、早治和评估预后提供有力的影像依据。弥漫性轴索损伤典型的磁共振成像表现为：出血病变部位在 T_1 加权图像出现高信号，非出血性病变在 T_2 加权序列出现高信号，轴索损伤部位在 DW 序列中显示为高信号；T_2 加权像见到单侧或双侧大脑皮质下区或白质区有单发或多发类圆形或有规则混杂信号或高信号影，无占位效应或轻度占位效应，灰—白质界限模糊，严重者可见在胼胝体、脑干、基底节、内囊区出现损伤灶，表现为不规则 T_2 延长区及出血性改变，另外还可见有弥漫性脑肿胀性改变，表现为脑沟、脑裂消失，侧脑室及第三脑室缩小，在随访过程中可见到非特异性的脑组织萎缩。自旋回波序列比梯度回波序列在诊断点状出血中更具优势性。因前者仅显示毛细血管，后者包括毛细血管和小静脉。梯度回波成像往往能提示在 T_1 或 T_2 加权图像无明显异常的病变，而且该异常信号在伤后可持续数年。因此梯度回波成像已经成为磁共振排查剪切型脑损伤的首选序列。弥散张量成像（DTI）是一种较新的磁共振成像技术，该序列通过观察生物组织内水分子的扩散来判断白质的完整性，进而提示弥漫性轴索损伤的存在。

在诊断弥漫性轴索损伤的过程中，核医学检查目前不是常规开展的项目。但是，有研究指出单光子发射计算机断层成像（SPECT）能显示损伤区域呈低灌注状态，并能提示磁共振未能显示的损伤区域。

（四）治疗

DAI 并无特殊的治疗方法，大多治疗措施也适用于其他重型颅脑损伤，简述如下。

（1）在发病现场立即建立气道和有效的循环支持。建立和维持通畅的气道以及恢复足够的通气是救治的首要任务。必要时应行气管插管。

（2）监测和控制颅内压，维持适当的脑灌注压。脑灌注压（CPP）被定义为平均动脉压（MAP）－颅内压（ICP）。在损伤初期，维持 MAP 和 CPP 的要点是维持有效的循环血量，根据需要合理输入各类晶体、胶体或血液制品。对于并发有蛛网膜下隙出血、中线移位、脑室形态异常的患者更应提防颅内压升高的出现。颅内压监测的方法有很多种，包括在脑室内、脑实质内、硬膜下植入探头等，而抬高头位、渗透性治疗、过度通气、镇静、脑脊液外引流是常用的控制颅内压的方法。

（3）常规应用抗生素和促神经细胞代谢药物。

（4）适当补充水电解质，防止水电解质紊乱，静脉应用胰岛素，降低高血糖。

（5）控制脑水肿，根据颅内压增高的程度给予脱水剂。

（6）对伤后无脑干功能衰竭的患者，出现一侧瞳孔散大、昏迷加深，CT 检查提示一侧大脑半球肿胀或水肿，中线结构明显移位的患者采取去骨瓣减压治疗，以缓解颅内压增高所致的继发性脑损害。

（7）脑保护治疗包括使用钙通道阻滞剂，应用镇静、冬眠和抗癫痫药物等。曾被寄予希望的神经保护剂环孢素 A 经临床随机对照研究证实无效。黄体酮（1 mg/kg，每 12 小时服用 1 次，5 天）在小样本、随机对照研究中可改善 GCS 评分≤8 患者的伤后 3 个月预后，但还需大样本研究进一步验证。

（8）积极地防治并发症，如肺部、尿路、颅内及全身感染，包括细菌和真菌感染；呼吸功能衰竭，包括中枢性和周围性呼吸衰竭、急性肾衰竭、应激性溃疡等。

三、脑挫裂伤

脑挫裂伤是脑挫伤和脑裂伤的统称。从脑损伤的病理看，挫伤和裂伤常同时存在，它们的区别只在于何者为主的问题。通常脑表面的挫裂伤多在暴力打击的部位和对冲的部位，尤其是后者，并常以额、颞前端和底部为多，这是由脑组织在颅腔内的滑动及碰撞引起的。脑实质内的挫裂伤，则常因脑组织的变形和剪应力引起损伤，往往见于不同介质的结构之间，并以挫伤及点状出血为主。

脑挫伤是脑外伤后最常遇到的损伤之一，在中度和重度脑外伤中其发生率为 20% ～30%。脑挫伤灶大多是楔形的，尖端指向脑白质。在同一个损伤区域，区别脑挫伤和脑裂伤的标准是软脑膜是否完好，如果是软脑膜被撕裂，该处损伤应定义为裂伤。脑挫伤可以不伴随裂伤，但裂伤总是与脑挫伤伴随发生。

（一）病理

脑挫裂伤的病理改变，以对冲性脑挫裂伤为例，轻者可见额颞叶脑表面瘀血、水肿，软膜下有点片状出血灶，蛛网膜或软膜常有裂口，脑脊液呈血性。严重时脑皮质及其下的白质挫碎、破裂，局部出血、水肿，甚至形成血肿，受损皮质血管栓塞，脑组织糜烂、坏死，挫裂区周围有点片状出血灶及软化灶，呈楔形伸入脑白质。4～5 天后坏死的组织开始液化，血液分解，周围组织可见铁锈样含铁血黄素染色，糜烂组织中混有黑色凝血碎块。甚至伤后1~3周时，局部坏死、液化的区域逐渐吸收囊变，周围有胶质细胞增生修复，附近脑组织萎缩，蛛网膜增厚并与硬膜及脑组织发生粘连，最后形成脑膜脑瘢痕块。

脑挫裂伤早期显微镜下可见神经元胞质空泡形成、尼氏体消失，核固缩、碎裂、溶解，神经轴突肿大、断裂，脑皮质分层结构消失，灰白质界限不清，胶质细胞肿胀，毛细血管充血，细胞外间隙水肿明显。此后数日至数周，挫裂伤组织渐液化并进入修复阶段，病损区出现格子细胞吞噬解离的屑及髓鞘，并有胶质细胞增生肥大及纤维细胞长入，局部神经细胞消失，终为胶质瘢痕所取代。

（二）临床表现

脑挫裂伤的临床表现因致伤因素和损伤部位的不同而各异，悬殊甚大，轻症者可没有原发性意识障碍，如单纯的闭合性凹陷性骨折、头颅挤压伤即有可能属此情况。而重症者可致深度昏迷，严重废损，甚至死亡。

1. 意识障碍

伤后可立即昏迷，由于伤情不同，昏迷时间由数分钟至数小时、数日、数月乃至迁延性昏迷不等。长期昏迷者多有广泛脑皮质损害或脑干损伤存在。一般常以伤后昏迷时间超过30分钟为判定脑挫裂伤的参考时限。对伤后昏迷进行性加重或由清醒变昏迷者，应警惕颅内有进行性病变（如血肿或水肿），应及时做相应的检查和处理。

2. 头痛、呕吐

头痛症状只有在患者清醒之后才能陈述，如果伤后持续剧烈头痛、频繁呕吐；或一度好转后又复加重，应究其原因，必要时可行辅助检查，以明确颅内有无血肿。对昏迷的患者，应注意呕吐时可能吸入呕吐物而引起窒息的危险。

3. 生命体征改变

多有明显改变，一般早期有血压下降、脉搏细弱及呼吸浅快，这是因头伤后脑功能抑制所致，常于伤后不久逐渐恢复，如果持续低血压，应注意有无复合损伤。反之，若生命体征短期内迅即自行恢复且血压继续升高，脉压加大、脉搏洪大有力、脉率变缓、呼吸也加深变慢，则应警惕颅内血肿和（或）脑水肿、肿胀。脑挫裂伤患者体温也可轻度升高，一般约为38 ℃，若持续高热则多伴有丘脑下部损伤。

4. 脑膜激惹征

脑挫裂伤后由于蛛网膜下隙出血，患者常有脑膜激惹征象，表现为闭目畏光、卷曲而卧，早期的低热和恶心呕吐也与此有关。颈项抗力约于1周逐渐消失，如果持久不见好转，应注意有无颅颈交界处损伤或颅内继发感染。

5. 局灶症状

依损伤的部位和程度而不同，如果仅伤及额、颞叶前端等所谓"哑区"，可无神经系统缺损的表现；若是脑皮质功能区受损，可出现相应的瘫痪、失语、视野缺损、感觉障碍以及局灶性癫痫等征象。额叶、颞叶、感觉运动皮质、小脑半球和下丘脑的脑挫裂伤在临床上可分别出现具有特征性的表现。脑挫裂伤早期没有神经系统阳性体征者，若在观察过程中出现新的定位征，即应考虑到颅内发生继发性损害的可能，应及时进行检查。

（1）额叶损伤：出现意识混乱或谵妄、方向的迷失、定位和定向能力的缺失，或兴奋、易怒、记忆障碍、虚构事实、日夜节律紊乱、大小便失禁等症状，如并发癫痫发作，一般表现为大发作。

（2）功能皮质挫裂伤：可出现中枢性面瘫，以及相应肢体偏瘫、感觉障碍、运动性失语、感觉性失语、视野缺损。如患者的功能障碍越来越明显，需要及时排除颅内血肿或颅内血管闭塞。

（3）颞叶挫伤：在颅脑损伤中较为常见。据国外统计，在重型脑外伤中，含有颞叶挫伤的比例可达70%以上，而继发的颞叶水肿可能导致致命性的高颅压。颞叶的局灶性水肿和挫伤也可能压迫颅内血管，导致严重的灌注障碍和脑组织缺血。大多数颞叶挫伤是伴随额叶、脑干或其他部位脑损伤共同存在的，但在一些情况下，颞叶挫伤可单独存在，并可表现出特有的临床特征。

（4）小脑或小脑脚挫伤：不常见，通常由后枕部暴力伤导致，并常伴随枕骨骨折。小脑或小脑脚挫伤常出现明显的单侧小脑体征，如肌张力减退、眼球震颤和肢体活动不协调。小脑性构音障碍、共济失调、步距宽等症状也可以看到。小脑挫伤可自行恢复，一般恢复较快，且大多不留后遗症。

6. 下丘脑损伤

单纯的下丘脑部损伤较少见，大多与严重脑挫裂伤或脑干损伤伴发。通常若颅底骨折越过蝶鞍或其附近，常致丘脑下部损伤。当重度冲击伤或对冲性脑损伤致使脑底部沿纵轴猛烈前后滑动时，也可造成丘脑下部的损伤，而且往往累及垂体柄和垂体，其损伤病理多为灶性出血、水肿、缺血、软化及神经细胞坏死，偶见垂体柄断裂和垂体内出血。一般认为丘脑下部前区有副交感中枢，后区有交感中枢，两者在大脑皮质的控制下互相调节，故当丘脑下部受损时，较易引起自主神经功能紊乱。其临床表现如下。

（1）意识与睡眠障碍：丘脑下部后外侧区与中脑被盖部均属上行性网状激动系统，是维持醒觉的激动机构，是管理醒觉和睡眠的重要所在，一旦受损，患者即可出现嗜睡症状，虽可唤醒，但很快又入睡，严重者可表现为昏睡不醒。

（2）循环及呼吸功能紊乱：心血管功能可有各种不同变化，血压有高有低、脉搏可快可慢，但以低血压、脉速较多见，且波动性大，如果低血压并发有低温则预后不良。呼吸节律的紊乱与后脑下部后份呼吸管理中枢受损有关，常表现为呼吸减慢甚至停止。视前区损伤时可发生急性肺水肿。

（3）体温调节障碍：丘脑下部损伤所致的中枢性高热常骤然升起，高达41 ℃甚至更高，但皮肤干燥少汗，皮肤温度分布不均，四肢低于躯干，且无炎症及中毒表现，解热剂也无效。有时出现低温，或高热后转为低温，若经物理升温也无效则预后极差。

（4）水代谢紊乱：多因丘脑下部视上核和室旁核损伤，或垂体柄内视上—垂体束受累致使抗利尿素分泌不足而引起尿崩症，每日尿量达4 000 mL以上，尿比重低下。

（5）糖代谢紊乱：常与水代谢紊乱同时存在，表现为持续血糖升高，血液渗透压增高，而尿中无酮体出现，患者严重失水，血液浓缩、休克，死亡率极高，即所谓"高渗高糖非酮性昏迷"。

（6）消化系统功能障碍：由丘脑下部前区至延髓迷走神经背核有一神经束，专司上消化道自主神经管理，其任何一处受损均可引起上消化道病变。故严重脑外伤累及丘脑下部时，易致胃、十二指肠黏膜糜烂、坏死、溃疡及出血。其成因可能是上消化道血管收缩、缺血；或因迷走神经过度兴奋；或与促胃液素（胃泌素）分泌亢进、胃酸过高有关。除此之外，这类患者还常发生顽固性呃逆、呕吐及腹胀等症状。

由于丘脑下部损伤所引起的神经内分泌紊乱和机体代谢障碍较多，故在治疗上更为困难和复杂，必须在严密的观察、颅内压监护、血液生化检测，以及水电解质平衡的前提下，稳妥细心地治疗和护理，才有度过危险的希望。

（三）辅助检查

1. 颅骨 X 线平片

仍有其重要价值，不仅能了解骨折的具体情况，并对分析致伤机制和判断伤情也有其特殊意义。

2. 头颅 CT 扫描

是脑挫裂伤急性期辅助检查的首选。CT 扫描能清楚地显示脑挫裂伤的部位、程度和有无继发性损害，如出血和水肿情况。同时，可根据脑室和脑池的大小、形态和移位情况间接估计颅内压的高低。在脑挫裂伤区域同时存在出血和水肿，因此 CT 扫描显示的挫裂伤病灶会根据出血和水肿的比例不同呈现混杂密度，国外有学者将这种特有的表现称为"盐和胡椒"样图像。一般而言，出血的高密度区域会在短时间内退去，而水肿引起的低密度区域会较持久。在脑挫裂伤面积较大的患者中，可能会伴随脑室移位或受压的情况出现。

3. MRI 检查

由于 MRI 成像时间较长，某些金属急救设备不能进入机房，躁动患者难以合作，故急性期少用 MRI，多以 CT 为首选检查项目。但在某些特殊情况下，MRI 优于 CT，如对脑干、胼胝体、颅神经的显示；对微小脑挫伤灶、轴索损伤及早期脑梗死的显示，以及对血肿处于 CT 等密度阶段的显示和鉴别诊断方面，MRI 有其独具的优势，因此可酌情选用。

（四）治疗

1. 非手术治疗

脑挫裂伤发生之际，也就是继发性脑损害开始之时，两者密切相连、互为因果，所以尽早进行合理的治疗，是减少伤残率、降低病死率的关键。非手术治疗的目的，首先是防止脑伤后一系列病理生理变化加重脑损害，其次是提供一个良好的内环境，使部分受损脑细胞恢复功能。

（1）一般处理：对轻型和部分损伤反应较小的中型脑挫裂伤患者，主要是对症治疗、防治脑水肿，密切观察病情，及时进行颅内压监护和复查 CT。对处于昏迷状态的中、重型患者，应加强护理。必要时送入 ICU，进行连续监测和专科护理。患者需保持气道通畅，若预计患者于短期内（3～5 天）不能清醒，宜及早行气管切开，以便及时清除分泌物，减少气道阻力及无效腔（死腔）。同时应抬高床头15°～30°，以利于颅内静脉回流、降低颅内压。每日出入量应保持平衡，补液过多可促进脑水肿。含糖液体补给时，应防止血糖过高以免加重脑缺血、缺氧损害及酸中毒。必要时应适量给胰岛素予以纠正，并按血糖测定值及时调整用药剂量。若预计患者短期内不能进食，可放置鼻饲管，给予流质饮食，维持每日热量及营养。此外，对重症患者应重视心、肺、肝、肾功能及并发症的防治。

（2）特殊处理：严重脑挫裂伤患者常因挣扎躁动、四肢强直、高热、抽搐而致病情加重，应查明原因给予及时有效的处理。对伤后早期就出现中枢性高热、频繁去大脑强直、间脑发作或癫痫持续发作者，宜行冬眠降温和（或）巴比妥治疗。外伤性急性脑肿胀又称为弥漫性脑肿胀，是重型脑损伤，早期广泛性脑肿大，可能与脑血管麻痹扩张或缺血后急性水肿有关，好发于青少年。一旦发生应尽早采用过度换气、巴比妥及强力脱水，同时冬眠降温、降压也有减轻血管源性脑水肿的作用。

2. 手术治疗

原发性脑挫裂伤一般不需要手术治疗，但对脑挫裂伤严重，因挫碎组织及脑水肿而致进行性颅内压升高，降低颅内压处理无效，引起颅内压升高甚至脑疝形成时，则有手术之必要。对 CT 扫描示有占位效应、非手术治疗效果欠佳时或颅内压监护压力持续超过 25 mmHg 或顺应性较差时，应及时施行开颅手术，清除糜烂组织，放置脑基底池或脑室引流；脑挫裂伤后期并发脑积水时，应先行脑室引流，待查明积水原因后再给予相应处理。

四、脑干损伤

脑干损伤是指中脑、脑桥和延髓的损伤，是一种严重的颅脑损伤，常分为两种：原发性脑干损伤，即外界暴力直接作用下造成的脑干损伤；继发性脑干损伤，即继发于其他严重的脑损伤，如脑疝或脑水肿引起的脑干损伤。单纯的脑干损伤并不多见。脑干包括中脑、脑桥和延髓，当外力作用在头部时，不论是直接还是间接暴力都将引起脑组织的冲撞和移动，可能造成脑干损伤。

（一）病理

脑干位于脑的中心，其下为斜坡，背负大、小脑，当外力作用于头部时，脑干除了可直接撞击于坚硬的斜坡骨质外，还可受到大脑和小脑的牵拉、扭转、挤压及冲击等致命伤，其中以鞭索性、扭转性和枕后暴力对脑干的损伤最大。通常额部受伤时，可使脑干撞击于斜坡上；头侧方暴力作用使脑干嵌挫于同侧小脑幕切迹上，枕后受力使脑干直接撞击于斜坡和枕骨大孔上；扭转和牵拉运动致伤可使脑干受到大小脑的作用受伤。头部因突然俯仰运动所致的鞭索性损伤中，延髓受损机会较多；双脚或臀部着力时枕骨发生凹陷骨折，则可直接损伤延髓。此外，当头部受击引起颅骨严重变形，通过脑室内脑脊液冲击波也可造成中脑导水管周围或四脑室底的损伤。

原发性脑干损伤的病理改变常为挫伤伴灶性出血，多见于中脑被盖区，脑桥及延髓被盖区次之，脑干受压移位、变形使血管断裂引起出血和软化等继发病变。国外学者提出所谓原发性脑干损伤实际上是 DAI 的一部分，不应作为一种独立病征。通常 DAI 均有脑干损伤表现，并需要依靠 CT 或 MRI 检查才能诊断。继发性脑干损伤可表现为脑干水肿、缺血、梗死、继发性出血，较原发性脑干损伤有更高的发生率，其重要的诱因是发生了颞叶钩回疝、脑干受挤压而导致脑干缺血损伤。通常情况下，原发性和继发性脑干损伤同时存在。

（二）临床表现

1. 意识障碍

原发性脑干损伤患者，伤后常立即发生昏迷，轻者对疼痛刺激可有反应，重者昏迷程度深，一切反射消失。对进行性昏迷加重（如浅昏迷演变为深昏迷），应想到并发颅内血肿或其他原因导致的继发性脑干损伤。

2. 瞳孔和眼运动变化

中脑损伤时，初期两侧瞳孔不等大，伤侧瞳孔散大，对光反射消失，眼球向下外倾斜；

两侧损伤时，两侧瞳孔散大，眼球固定。脑桥损伤时，可出现两瞳孔极度缩小，对光反射消失，两侧眼球内斜，同向偏斜或两侧眼球分离等征象。延脑损伤多表现为双瞳散大，对光反射消失，眼球固定。

3. 去皮质强直

是中脑损伤的重要表现之一。因为中脑前庭核水平存在促进伸肌收缩的中枢，而中脑红核及其周围网状结构是抑制伸肌收缩的中枢所在。两者之间切断时，便出现去皮质强直。表现为伸肌张力增高，两上肢过伸并内旋，下肢也过度伸直，头部后仰呈角弓反张状。损伤较轻者可为阵发性，重者则持续发作。

4. 锥体束征

是脑干损伤的重要体征之一。包括肢体瘫痪、肌张力增高、腱反射亢进和病理反射出现等。在脑干损伤早期，由于多种因素的影响，锥体束征的出现常不恒定。但基底部损伤时，体征常较恒定。如脑干一侧性损伤则表现为交叉性瘫痪，包括肢体瘫痪、肌张力增高、腱反射亢进及病理反射阳性。严重损伤处于急性休克期时，全部反射可消失，病情稳定后才可出现。

5. 生命体征变化

（1）呼吸功能紊乱：脑干损伤常在伤后立即出现呼吸功能紊乱。当中脑下端和脑桥上端的呼吸调节中枢受损时，出现呼吸节律的紊乱，如陈—施呼吸；当脑桥中下部的长吸中枢受损时，可出现抽泣样呼吸；当延髓的吸气和呼气中枢受损时，则发生呼吸停止。在脑干继发性损害的初期，如小脑幕切迹疝形成时，先出现呼吸节律紊乱，陈—施呼吸，在脑疝的晚期颅内压继续升高，小脑扁桃体疝出现，压迫延髓，呼吸即先停止。

（2）心血管功能紊乱：当延髓损伤严重时，表现为呼吸、心跳迅速停止，患者死亡。较高位的脑干损伤时出现的呼吸循环紊乱常先有一兴奋期，此时脉搏缓慢有力、血压升高、呼吸深快或呈喘息样呼吸，以后转入衰竭，脉搏频速，血压下降，呼吸呈潮式，终于心跳呼吸停止。一般呼吸停止在先，在人工呼吸和药物维持血压的条件下，心跳仍可维持数天或数月，最后往往因心力衰竭而死亡。

（3）体温变化：脑干损伤后有时可出现高热，这多由交感神经功能受损、出汗功能障碍、影响体热发散所致。当脑干功能衰竭时，体温则可降至正常以下。

（4）内脏症状：可出现上消化道出血（为脑干损伤应激引起的急性胃黏膜病变所致），还有顽固性呃逆、神经源性肺水肿（是由于交感神经兴奋，引起体循环及肺循环阻力增加）。

（三）辅助检查

1. 颅骨 X 线平片检查

颅骨骨折发生率高，也可根据骨折的部位，结合受伤机制推测脑干损伤的情况。

2. 头颅 CT、MRI 扫描

原发性脑干损伤表现为脑干肿大，有点片状密度增高区，脚间池、桥池、四叠体池及第四脑室受压或闭塞。继发性脑疝的脑干损伤除显示继发性病变的征象外，还可见脑干受压扭曲向对侧移位，MRI 扫描可显示脑干内小出血灶与挫裂伤，由于不受骨性伪影影响，显示较 CT 扫描清楚。

3. 脑干听觉诱发电位（BAEP）

是脑干听觉通路上的电生理活动，经大脑皮质传导至头皮的远场电位。它所反映的电生理活动一般不受其他外在病变的干扰，可以较准确地反映脑干损伤的平面和程度。

在神经重症监护室，BAEP常用来评估脑干损伤的严重程度和预测患者的预后。脑干损伤后双侧BAEP波形仍正常的患者大多可以有良好的预后。相反，患者在受伤后经过反复检查仍然不能测出诱发电位的，其预后大多为死亡或植物生存状态。

（四）诊断及鉴别诊断

原发性脑干损伤往往与脑挫裂伤或颅内出血同时伴发，临床症状相互参错，难以辨明孰轻孰重，特别是就诊较迟的患者更难区别是原发性损伤还是继发性损伤。对于伤后立即昏迷并进行性加重、瞳孔大小多变、早期发生呼吸循环衰竭、出现去皮质强直，以及双侧病理征阳性的患者，原发性脑干损伤的诊断基本成立。

原发性脑干损伤与继发性脑干损伤的区别在于症状、体征出现的早晚。继发性脑干损伤的症状、体征皆在伤后逐渐产生。颅内压持续监护也可鉴别，即原发性损伤颅内压一般不高，而继发性损伤颅内压常明显升高。CT和MRI检查也是鉴别诊断的有效手段。

（五）治疗

原发性脑干损伤并无特殊的治疗方法。昏迷时间较长的重度原发性脑干损伤患者，要尽早行气管切开、呼吸机辅助呼吸及支持治疗。但是重度脑干损伤患者的昏迷时间长、病死率很高，所以救治工作应仔细认真，要有长期的打算，且护理工作显得尤为重要，要密切注意防治各种并发症。对于轻度脑干损伤的患者，可按脑挫裂伤治疗，部分患者可获得良好疗效。脑干损伤治疗的措施一般包括以下几点。

（1）保护中枢神经系统，酌情采用亚冬眠疗法，降低脑代谢；积极抗脑水肿；使用激素及神经营养药物。

（2）全身支持疗法，维持营养，预防和纠正水电解质紊乱。

（3）积极预防和处理并发症，最常见的是肺部感染、尿路感染和压疮。加强护理，严密观察，早期发现，及时治疗。对于意识障碍严重、呼吸功能紊乱的患者，早期实施气管切开甚为必要，但气管切开后应加强护理，减少感染机会。

（4）对于继发性脑干损伤应尽早明确诊断，及时去除病因。若拖延过久，则疗效不佳。

（5）恢复期应着重于脑干功能的改善，可用促苏醒药物，高压氧舱治疗，增强机体抵抗力和防治并发症。

（陈　云）

第三节　颅内血肿

颅内血肿是颅脑创伤最常见的一种继发性病变，是指脑损伤后颅内出血在颅腔的某部位聚集，达到一定体积时形成局部占位效应，造成颅内压增高、脑组织受压而引起相应的临床症状。创伤性颅内血肿在闭合性颅脑创伤中约占10%，在重型颅脑创伤中占40%～50%，颅内血肿是重型颅脑创伤主要死因之一。病程往往呈进行性发展，若不及时处理，可引起脑移位、脑水肿、脑缺血、持续的颅内压增高和脑疝，而致严重后果。

按血肿症状出现的时间分为 3 型：72 小时以内者为急性血肿，3 天以后到 3 周以内为亚急性血肿，超过 3 周为慢性血肿。颅内血肿按来源和部位可分为：①硬膜外血肿，血肿位于颅骨内板与硬膜之间；②硬膜下血肿，血肿于硬膜与蛛网膜之间的硬膜下腔内；③脑内血肿，血肿位于脑实质内。此外，还有些特殊类型的血肿，形成两个以不同部位或同一部位不同类型的血肿，称为多发性血肿；创伤后首次头颅 CT 扫描未发现血肿，当病情变化时再次 CT 检查发现血肿，称为迟发性颅内血肿；如果在 CT 扫描中发现原有的血肿扩大，为进展性颅内血肿。

一、硬膜外血肿

硬膜外血肿是指外伤后出血积聚于颅骨内板和硬膜间潜在空间的血肿。由于硬膜的骨膜层和颅骨膜在骨缝线处的连接组织非常紧密，因此血肿通常被骨缝线所限制。硬膜外血肿发生率在闭合性颅脑创伤中占 2%～3%；颅内血肿中占 25%～30%，仅次于硬膜下血肿。通常发生于青壮年，平均年龄在 20～30 岁，很少出现在 2 岁以下的儿童（由于不成熟颅骨的可塑性）或 >60 岁的老年人（因为硬膜已经和颅骨内板粘连）。

（一）病理生理

交通事故伤、跌落伤和袭击伤分别占硬膜外血肿总数的 53%、30% 和 8%。多因头部受过外力直接打击，着力点处的颅骨变形或骨折，伤及血管所致。血肿一般发生在受力点及其附近，出血积聚于硬膜与颅骨内板之间，并随着血肿的增大而使硬膜进一步分离，因此可根据骨折线通过脑膜血管和静脉窦的位置来判断血肿部位。由骨折损伤脑膜中动脉致硬膜外血肿者占 3/4，其次是损伤脑膜中静脉、板障静脉或静脉窦而导致血肿。

硬膜外血肿以颞部和顶颞部最多，这与颞部含有脑膜中动脉和静脉，易为骨折所撕破有关。急性硬膜外血肿在枕部较少，因该处硬膜与枕骨贴附较紧，且常属静脉性出血。但有时，由于骨折线穿越上矢状窦或横窦，也可引起骑跨于窦上的巨大硬膜外血肿，这类血肿的不断扩张，多为硬膜与骨内板剥离后，因新的再出血所致，而非仅由静脉压造成继续出血。

血肿的大小与病情的轻重关系密切，血肿越大越严重。出血速度与临床表现也有紧密关系。发展急速的硬膜外血肿，其出血来源多为动脉损伤，血肿迅速增大，可在数小时内引起脑疝，威胁患者生命。若出血源于静脉，如硬膜静脉、板障静脉或静脉窦，则病情发展稍缓。为时较久的硬膜外血肿，一般于 6～9 天即有机化现象，由硬膜长入纤维细胞并有薄层肉芽包裹，且与硬膜及颅骨粘连。小血肿可以完全机化，大血肿则囊性变内储褐色血性液体。

（二）临床表现

1. 外伤史

颅盖特别是颞部的直接暴力伤，局部有伤痕或头皮血肿，颅骨 X 线片发现骨折线跨过脑膜中动脉沟；或后枕部受伤，有软组织肿胀、皮下瘀血，颅骨 X 线片发现骨折线跨过横窦；皆应高度重视有硬膜外血肿可能。

2. 意识障碍

由于原发性脑损伤程度不一，这类患者的意识变化有 3 种不同情况。①原发性脑损伤意识障碍较轻，有 12%～42% 的患者在伤后到手术期间均保持清醒；②原发性脑损伤意识障碍较重，伤后昏迷，随后即完全清醒或有意识好转，但不久又再次陷入昏迷状态，这类患者即具有"中间清醒期"的典型病例，容易诊断，这类患者约占47%。因此，中间清醒期不是硬膜外血肿的诊断性特征，其他创伤后损伤也可出现类似的临床表现；③原发性脑损伤严重，伤后持续昏迷，且有进行性加重表现，颅内血肿的征象常被原发性脑挫裂伤或脑干损伤所掩盖，较易误诊。

3. 颅内压增高

随着颅内压增高，患者常有头痛、呕吐加剧、躁动不安的典型变化，伴有血压升高、脉压增大、体温上升、心率及呼吸缓慢等代偿性反应，即库欣反应，等到衰竭时，则出现血压下降、脉搏细弱及呼吸抑制。

4. 神经系统体征

单纯的硬膜外血肿，早期较少出现神经受损体征，仅在血肿压迫脑功能区时，才有相应的阳性体征。当血肿不断增大引起颞叶钩回疝时，患者不仅有意识障碍加深、生命体征紊乱，而且同时出现患侧瞳孔散大、对侧肢体偏瘫等典型征象。

（三）辅助检查

硬膜外血肿绝大多数（85%）有典型的CT特点：在颅骨内板下方有双凸形或梭形、边缘清楚的高密度影，CT值在40～100 HU。有的血肿内可见小的圆形或不规则形的低密度区，有学者认为是外伤时间短仍有新鲜出血（较凝血块的密度低），并与血块退缩时溢出的血清混合所致。少数血肿可呈半月形或新月形；个别血肿可通过分离的骨折缝隙渗到颅外软组织下。此外，血肿可见占位效应，中线结构移位，病变侧脑室受压、变形和移位。

硬膜外血肿的形态在MRI上和CT相仿。血肿呈双凸形或梭形，边界锐利，位于颅骨内板和脑表面之间。血肿的信号强度改变，与血肿的期龄有关。急性期，在T_1加权像，血肿信号与脑实质相仿。在T_2加权像血肿呈低信号。在亚急性和慢性期，在T_1和T_2加权像均呈高信号。此外，由于血肿占位效应，患侧脑皮质受压扭曲，即脑回移位征。尽管MRI能清楚地显示外伤性血肿的存在，但是由于急性出血时MRI不如CT清楚，以及操作时间较CT长，利用MRI对严重颅脑损伤的最初评价是不实用的。

（四）诊断及鉴别诊断

幕上急性硬膜外血肿的早期诊断，应判定在颞叶钩回疝征象之前，而不是昏迷加深、瞳孔散大之后，故临床观察非常重要。着力部位除头皮挫伤外，常见头皮局部肿胀，出血经骨折线到骨膜下，或经破裂的骨膜至帽状筋膜下形成帽状筋膜下血肿时，应考虑到颅内血肿的存在。当患者头痛、呕吐加剧，有躁动不安、血压升高、脉压加大和（或）出现新的体征时，即应高度怀疑颅内血肿，及时给予必要的影像学检查，包括颅骨X线平片和CT扫描等。

需要与以下疾病鉴别：①硬膜下血肿，硬膜下血肿与硬膜外血肿的病因类似，但多是桥静脉或者脑皮质血管破裂引起，位于脑表面与硬膜之间的间隙，CT扫描表现为范围较宽的新月形高密度影，可以跨颅缝；②大脑半球占位性病变，如脑内血肿、脑肿瘤、脑脓肿及肉芽肿等占位性病变，均易与慢性硬膜外血肿发生混淆，区别主要在于无头部外伤史及较为明显的局限性神经功能缺损体征，确诊也需借助于CT扫描和MRI检查。

（五）治疗

急性硬膜外血肿，原则上一经诊断即应施行手术，清除血肿，以缓解颅内压升高，术后根据病情给予适当的非手术治疗。手术指征包括：①不管患者的 GCS 评分多少，只要急性硬膜外血肿体积幕上超过 30 mL，幕下超过 10 mL，就应该行血肿清除术；②血肿厚度 > 15 mm，中线移位 > 5 mm 的急性硬膜外血肿，应行血肿清除术；③儿童硬膜外血肿幕上 > 20 mL，幕下 > 10 mL 可考虑手术。

骨瓣开颅血肿清除术临床应用广泛。其优点是便于彻底清除血肿、立即止血和便于硬膜下探查。具体操作方法如下。①依据血肿部位、大小设计好皮瓣，常规开颅，骨瓣大小以能暴露血肿范围为宜。②翻开骨瓣后可见血肿，多为黯红色凝血块，附着在硬膜上，此时用剥离子或脑压板由血肿周边向中心轻轻剥离，也可用吸引器吸除。血肿清除后，如遇到活动性出血，应仔细寻找出血来源，其出血点可用电凝或丝线结扎止血。若为骨管段内的脑膜中动脉出血，可用骨蜡止血；若为静脉窦或蛛网膜颗粒的出血则用明胶海绵压迫止血；若为硬膜表面的小血管出血，应行电凝止血。③悬吊硬膜于骨瓣边缘，如仍有渗血，应在硬膜与颅骨之间置入明胶海绵再悬吊，确认无出血后放回骨瓣，逐层缝合头颅。

术中注意事项如下。①清除血肿后硬膜张力仍高，硬膜下方发蓝，应切开硬膜探查。如有血肿应予以清除；如未见硬膜下血肿，则提示骨瓣邻近或远隔部位血肿，应予复查 CT 或钻孔探查，以免遗漏血肿。②在清除血肿过程中，与硬膜粘连紧密的皮质凝血块不要勉强剥离，以免诱发新的出血。③对手术前已发生脑疝的患者，主张血肿清除后去除骨瓣，以免术后发生脑梗死、水肿，再次发生脑疝。

手术禁忌证包括：除手术常规禁忌外，濒死的和 GCS 为 3 分的极度虚弱的、无反应的、瞳孔已散大的、没有自主呼吸或血压不升的患者；国外观点为年龄 > 75 岁的 GCS 为 5 分或以下的患者，也应该行非手术治疗，因为无论是否手术，预后都很差。

对于部分病情稳定的小血肿，也可采取非手术治疗。其适应证为：大脑凸面血肿量 < 30 mL，颅后窝血肿 < 10 mL，无明显占位效应（中线结构移位 < 5 mm，血肿厚度 < 15 mm），同时 GCS 高于 8 分，没有局灶性功能缺失，可在 CT 系列扫描和神经外科中心严密观察下，接受非手术治疗。

二、硬膜下血肿

（一）急性硬膜下血肿

急性硬膜下血肿是指创伤 24～72 小时内血液积聚在大脑硬膜下形成的血肿，是颅脑创伤常见的继发性损害，发生率约为 11%，占颅内血肿的 50%～60%。平均发病年龄为 31～47 岁，大部分为男性患者。急性硬膜下血肿致伤机制在年龄组别上有差异。大多数的硬膜下血肿由机动车事故、跌落和袭击引起。

1. 病理生理机制

外伤性急性硬膜下血肿的两个主要原因如下。

（1）出血在脑实质裂伤周围聚集，为脑挫裂伤所致的皮质动脉或静脉破裂，也可由脑内血肿穿破皮质流到硬膜下腔。此类血肿大多由对冲性脑挫裂伤所致，好发于额极、颞极及其底面。血肿下通常有严重的原发性脑损伤。患者一般无中间清醒期，局灶体征常出现较晚，不及硬膜外血肿明显。

（2）大脑加速—减速暴力运动时脑表面血管或桥静脉撕裂，如大脑上静脉注入上矢状窦血管、大脑中静脉和额极静脉注入蝶顶窦血管、颞叶后部的下吻合静脉注入横窦的血管损伤等。这一类型原发性脑损伤可能比较轻，有时出现中间清醒期，然后病情恶化。此类血肿可不伴有脑挫裂伤，血肿较广泛地覆盖于大脑半球表面。

血肿的发生部位与头部着力点和着力方式密切相关，头部侧方受击的加速伤，硬膜下血肿多见于同侧；头部侧方触撞物体的减速伤，同侧多为复合性硬膜下血肿，而对侧多为单纯性硬膜下血肿，有时在着力侧也产生硬膜外血肿或脑内血肿。一侧枕部着力的减速伤，硬膜下血肿多发于对侧额底、额极、颞底和颞极部位。一侧前额部着力的减速伤，硬膜下血肿多发生于同侧额底、额极、颞底和颞极等部位，但对冲的枕极和颅后窝则几乎不发生血肿。

急性硬膜下血肿也可见于应用抗凝治疗的患者，一般有外伤史（比较轻微），有时可无外伤史。接受抗凝治疗使男性急性硬膜下血肿的风险增高 7 倍，女性增高 26 倍。

2. 临床表现

急性硬膜下血肿临床表现特点如下。①意识障碍变化特点为有中间清醒或好转期者少见，多为原发性昏迷和继发性昏迷相重叠，或昏迷程度逐渐加深。37%～80%的急性硬膜下血肿患者 GCS 初始评分为 8 分或 <8 分。②颅内压增高症状中，以呕吐和躁动多见，生命体征变化明显。③脑疝症状出现快，住院时或手术前观察到有 30%～50%的患者瞳孔异常。④桥静脉出血引起的单纯性硬膜下血肿患者，由于原发性脑挫裂伤较轻，出血速度稍缓，且多为静脉性出血，故伤后能较快从昏迷中清醒，主诉头痛并出现恶心、呕吐症状。临床症状逐渐加重，可出现躁动、偏瘫、失语等表现。⑤接受手术的硬膜下血肿中只有 30%～40%的损伤是单一的。在大部分病例中，硬膜下血肿并发颅内或颅外其他创伤。脑挫裂伤和脑内血肿是最常见的颅内并发损伤。有 18%～51%的患者存在明显的颅外创伤，其中大多数病例包括面骨骨折、四肢骨折、胸部以及腹部创伤。

颅后窝急性硬膜下血肿比较少见，发生率为 2.3%～3%。桥静脉撕裂、小脑幕撕裂、小脑挫裂伤或静脉窦损伤可导致后颅窝急性硬膜下血肿。这类患者可能会出现小脑体征、颈项强直、疼痛感或颅内压升高症状。

3. 影像学表现

CT 扫描发现，急性硬膜下血肿在脑表面与硬膜内层间形成新月形高密度影，在大脑表面形成占位效应。该新月形高密度影跨越骨缝线，但不跨越大脑镰或小脑幕。与此相比，硬膜外血肿呈双凸面，很少跨越骨缝线，但有可能跨越大脑镰或小脑幕。脑组织与硬膜粘连或血肿增厚有时会导致急性硬膜下血肿呈双凸面。新月形硬膜下血肿的准确厚度应通过 CT 采用宽窗位将高密度的血块和颅骨区分。

磁共振成像（MRI）扫描是诊断急性硬膜下血肿的敏感检测方法，小面积急性硬膜下血肿也可以在 MRI 上被识别。但磁共振扫描成像时间较 CT 扫描长，头部受伤烦躁不安的患者可能会导致一些伪影出现。因此，与 CT 扫描相比，磁共振成像检查不是头部受伤患者临床检查的最佳选择。在超急性期（数分钟到数小时），由于血红蛋白的结合，血肿在 T_1 加权成像上呈低信号，在 T_2 加权成像上呈高信号。在急性期（1～12 小时），由于脱氧血红蛋白的出现，导致血肿在 T_1 加权成像中呈等信号、在 T_2 加权成像上呈低信号。亚急性期（3～7天），可再分为早期和晚期，在亚急性早期，高铁血红蛋白在 T_1 加权成像上呈高信号，在 T_2 加权成像上呈低信号。在亚急性晚期，高铁血红蛋白在 T_1 和 T_2 加权成像上均呈高信号。随着硬膜下血肿进入慢性期，这些信号在 T_1 和 T_2 加权成像上均呈低信号。急性硬膜下血肿将引起中线偏移，出血量较大时可导致前角消失、脑沟和脑回模糊及第三脑室受压。MRI

检查在发现与急性硬膜下血肿相关的小挫伤、对侧损伤或脑干损伤上较 CT 扫描更敏感。

4. 治疗

急性硬膜下血肿病情发展快、伤情重，一经诊断，应刻不容缓，争分夺秒地尽早手术治疗，以便迅速缓解颅内压升高，减轻脑缺氧，解除脑干受压，提高手术治愈率和患者生存质量。手术目的是清除血肿及任何潜在的相关损伤，减轻占位效应，改善神经功能缺损。如果患者无脑干反射，肌肉张力低下，无自主反应，手术治疗可能没有意义。

急性硬膜下血肿手术治疗的指征为：①不管急性硬膜下血肿患者的 GCS 评分多少，只要 CT 扫描显示血肿厚度 >10 mm 或中线移位 >5 mm，就应该手术清除血肿；②对于具有 ICP 监测技术的医院，所有处于昏迷状态（GCS 评分 <9 分）的急性硬膜下血肿患者，应该进行颅内压监测；③昏迷的（GCS 评分 <9 分）、血肿厚度 <10 分钟或中线移位 <5 mm 的急性硬膜下血肿患者，如果入院时比受伤时的 GCS 评分下降 2 分或更低，和（或）瞳孔不对称或固定散大和（或）ICP 超过 20 mmHg，应该手术清除血肿。

手术治疗方式如下。①骨瓣开颅血肿清除术，适用于血肿定位明确、可经钻孔抽吸的危重症患者，或钻孔探查血肿呈凝块状，难以冲洗抽出血肿者。手术中清除血肿、妥善止血、清除挫碎及糜烂的脑组织，并探查排除和（或）清除脑内血肿，必要时行脑室外引流术。如果骨瓣开颅血肿清除术后，发现脑肿胀、颅内压增高，可能存在多发性血肿，或原有的小血肿扩大，应进一步探查，必要时再行头颅 CT 检查，以免遗漏血肿。②去骨瓣减压术及内减压术，去骨瓣减压骨窗的大小和部位应达到减压的要求，去骨瓣减压术应减张缝合硬膜。

对于临床最常见的额颞顶急性硬膜下血肿，特别是并发脑挫裂伤颅内压升高的患者，提倡采用标准外伤大骨瓣开颅术（10~12）cm×（12~15）cm 进行血肿清除，根据术中颅内压情况决定保留或去骨瓣减压，硬膜减张缝合。标准外伤大骨瓣开颅术能达到下列手术要求：①清除额颞顶硬膜外、硬膜下及脑内血肿；②清除额叶、颞前以及眶回等挫裂伤区坏死脑组织；③控制矢状窦桥静脉、横窦以及岩窦撕裂出血；④控制颅前窝、颅中窝颅底出血；⑤修补撕裂硬膜、防止脑脊液漏等。标准外伤大骨瓣开颅术能清除约 95% 的单侧幕上颅内血肿，另外 5% 幕上顶后叶、枕叶和颅后窝血肿则需行其他相应部位骨瓣开颅术。例如，顶后和枕部颅内血肿应该采用顶枕瓣，颅后窝血肿则需要行颅后窝直切口或倒钩切口，双额部颅内血肿应该采用冠状切口等。

对于伴有严重脑挫裂伤和（或）脑水肿，在清除血肿后颅内压降幅不满意者；开颅清除血肿后颅内压升高、脑肿胀明显；术前患者已存在瞳孔散大有脑疝形成，去大脑强直，应行骨瓣减压术。但应严格掌握去骨瓣减压术的适应证，不可随意弃去骨瓣，因为大骨瓣减压术后，由于脑膨出而造成脑移位、变形及脑实质水分大幅流向紊乱等不良后果，早期可引起颅内迟发性血肿及局部水肿加重、脑结构变形、扭曲，加重神经功能缺损；后期尚可导致脑软化、脑萎缩、皮瓣下积液、脑穿通畸形、脑积水和癫痫等并发症。去骨瓣减压术可使部分危急患者度过术后脑肿胀、颅内压升高危险期，从而挽救生命。内减压术适用于经血肿清除及去骨瓣减压术后仍不能有效缓解脑肿胀及颅内压增高，或术中因脑肿胀严重，缝合头皮有困难，而又无其他残留血肿的患者。内减压术是将额极和（或）颞极切除，以减少颅腔内容而降低颅内压。

非手术治疗虽有个别急性硬膜下血肿可以自动消散，但为数甚少，不可存侥幸心理，事实上仅有少数亚急性硬膜下血肿患者，如果原发脑损伤较轻，病情发展迟缓，开始可采用非手术治疗。Mathew 提出硬膜下血肿患者进行保守治疗的指征：①GCS 评分≥13 的损伤；②CT扫描显示无其他的颅内血肿或水肿；③中线偏移＜10 mm；④未出现基底池消失。

（二）慢性硬膜下血肿

慢性硬膜下血肿为创伤后 3 周以后出现症状，血肿位于硬膜与蛛网膜之间，是具有包膜的血肿。慢性硬膜下血肿临床并不少见，好发于中老年人，平均年龄约为 63 岁。在硬膜下血肿中约占 25%，占颅内血肿的 10%。其中双侧血肿发生率高达 14.8%。本病可因轻微颅脑创伤引起，甚至不能回忆有创伤史，起病隐匿，临床表现无明显特征，容易误诊。从受伤到发病，时间一般为 1~3 个月。

1. 病理生理机制

老年患者由于脑组织体积减小，硬膜下间隙增大，因此血肿厚度常更大。典型的慢性硬膜下血肿为"酱油色"陈旧不凝血。关于出血原因，可能与老年性脑萎缩的颅内空间相对增大有关，遇到轻微惯性力作用时，脑与颅骨产生相对运动，使进入上矢状窦的桥静脉撕裂出血。血液积聚于硬膜下腔，引起硬膜内层炎性反应形成包膜，新生包膜产生组织活化剂进入血肿腔，使局部纤维蛋白溶解过多，纤维蛋白降解产物升高，后者的抗血凝作用，使血肿腔内失去凝血功能，导致包膜新生的毛细血管不断出血及血浆渗出，从而使血肿再扩大。慢性压迫使脑供血不全和脑萎缩更加显著，造成此类患者的颅内压增高程度与血肿大小不成比例；早期包膜较薄，如及时做血肿引流，受压脑叶易于复位而痊愈；之后包膜可增厚、钙化或骨化。

2. 临床表现

有轻微颅脑创伤史，或创伤史已不能回忆。伤后长时间内无症状，或仅有头痛、头晕等症状。常于伤后 2~3 个月逐渐出现恶心、呕吐、复视、视物模糊、一侧肢体无力、精神失常等临床症状及体征。临床表现可归纳为以下几种类型：①慢性颅内压增高症状，如头痛、恶心、呕吐和视神经盘水肿等；②血肿压迫所致的局灶症状和体征，如轻偏瘫、失语和局限性癫痫等；③脑萎缩、脑供血不全症状，如智力障碍、精神失常和记忆力减退等。

慢性硬膜下血肿头部损伤往往较轻，不引起重视，伤后长时间无症状，特别是老年人颅腔容积代偿间隙较大，当血肿增大引起脑受压症状及颅内压升高症状时，患者早已忘记创伤病史，因此容易误诊。

3. 影像学表现

近年来头颅 CT 扫描及 MRI 检查的广泛应用，提高了慢性硬膜血肿的早期诊断水平，不仅能从血肿形态上估计其形成时间，而且可从密度上推测血肿的期龄。一般从新月形血肿演变为双凸形血肿需 3~8 周时间，头颅 CT 扫描显示高密度血肿的期龄平均为 3.7 周；低密度血肿平均为 6.3 周；等密度平均为 8.2 周。MRI 检查对头颅 CT 扫描呈等密度时的血肿或积液，图像显示良好，可资鉴别。

4. 诊断与鉴别诊断

慢性硬膜下血肿须与以下几种疾病相鉴别。①创伤性硬膜下积液，也可称为创伤性硬膜下水瘤，为创伤造成的蛛网膜撕裂，脑脊液经蛛网膜瓣状裂口进入硬膜下腔而不能反流，以至形成张力性水囊肿。临床表现与硬膜下血肿相似，慢性积液多为无色透明的液体，蛋白质含量稍高于正常脑脊液，但低于慢性硬膜下血肿。头颅 CT 扫描与慢性硬膜下血肿也很难鉴别。MRI 检查对于颅内血肿很敏感，具有较好的鉴别价值。②脑蛛网膜囊肿，致病原因不明，可能为先天性脑叶发育不全，病变多位于颅中窝和外侧裂表面，临床表现与慢性硬膜下血肿相似，常被误诊。CT 扫描为低密度，且形状呈方形或不规则，这与慢性血肿呈规则的新月形不同。③颅内肿瘤，脑脓肿及肉芽肿等占位性病变，易与慢性硬膜下血肿混淆，区别是无头部创伤史，借助头颅 CT 扫描及 MRI 检查可以明确诊断。④正常颅压脑积水、脑萎缩、神经官能症等，可表现为记忆力减退、理解差、智力下降、精神障碍等，易误诊。区别是无颅内压增高症状，影像学检查可予确诊。

5. 治疗

手术指征：①临床出现高颅压症状和体征，伴有或不伴有意识改变和大脑半球受压体征；②CT 扫描或 MRI 检查显示单侧或双侧硬膜下血肿厚度 >10 mm、单侧血肿导致中线移位 >10 mm；③对于无临床症状和体征、CT 扫描或 MRI 检查显示单侧或双侧硬膜下血肿厚度 <10 mm、中线移位 <10 mm 的患者，可采取动态临床观察。

治疗慢性硬膜下血肿常见的手术方案：①钻 2 个骨孔，用温盐水反复冲洗直至流出的冲洗液清亮；②钻 1 个骨孔，硬膜下置管，引流 24～48 小时；③开颅硬膜下包膜切除术适合上述方法处理后反复复发的病例。可能是由于从包膜渗出导致复发，这时开颅手术不失为一安全有效的手段。不要试图切除深部粘连于脑组织表面的脏层包膜。

清除血肿后，患者保持平卧或头低脚高位，术后轻度增高水负荷，24～48 小时拔除引流管，有助于使脑组织膨胀，排出残存的硬膜下液体，减少液体的存留和防止血肿复发。

虽然上述方法一般治疗结果良好，但也可能出现严重的并发症。①癫痫，包括难以控制的癫痫持续状态。60% 的 75 岁以上患者脑组织迅速减压后立即出现血肿下脑皮质充血，可能是与脑内出血和癫痫并发症有关，75 岁以下患者无这一现象发生。所有并发症更容易发生于老龄和体弱患者。②脑内出血发生率为 0.7%～5%，严重影响预后，1/3 的患者死亡，另外 1/3 重残。③脑组织膨胀不良和（或）硬膜下积血或积液复发。④张力性气颅。⑤硬膜下积脓，也可见于未手术治疗的硬膜下积液或血肿。

三、外伤性脑内血肿

脑内血肿是指脑实质内的出血，以直径在 3.0 cm 以上，血肿量不少于 20 mL 为标准。在颅脑损伤中占 8.2%，在重型颅脑创伤中占 13%～35%。可发生在脑组织的任何部位，好发于额叶及颞叶前端，占总数的 80%，其次是顶叶和枕叶，约占 10% 左右，其余则分别位于脑深部、脑基底节、脑干及小脑内等处。位于额、颞前部和底部的浅层脑内血肿，往往与脑挫裂伤及硬膜下血肿相伴发，临床表现急促。深部血肿，多于脑白质内，系因脑受力变形或剪力作用致使深部血管撕裂出血而致，出血较少、血肿较小时，临床表现也较缓。血肿较大时，位于脑基底节、丘脑或脑室壁附近的血肿，可向脑室溃破造成脑室内出血，病情往往重笃，预后不良。

（一）病理生理

脑内血肿多发生于脑挫裂伤较严重的部位，为脑深部小血管损伤破裂出血，形成血肿。常见引起脑内血肿的创伤如下：①颅骨凹陷性骨折，骨折挫伤或骨折片刺伤脑组织，损伤脑组织内血管，因此凹陷性骨折处的脑内血肿较多见，血肿部位就在凹陷性骨折处；②颅脑创伤，脑移动与眶顶骨嵴或蝶骨嵴摩擦和冲撞，造成额叶底部和颞极部脑挫裂，损伤局部血管出血形成血肿，血肿部位多发生于额叶底部和颞极。

脑内血肿与着力部位的关系为：头部侧方着力，着力同侧的脑内血肿较对冲部位多见；枕部着力脑内血肿多见于对冲部位，额叶底面或颞叶前面，或在着力点部位；额前部着力伤，脑内血肿多见于着力点部位，而小脑和枕叶少见。

脑内血肿多与硬膜下血肿伴发，有时也与硬膜外血肿伴发，脑内血肿约有 10% 可破入脑室。外伤性脑内血肿好发于额叶及颞叶，约占全数的 80%，常为对冲性脑挫裂伤所致，其次是顶叶及枕叶，约占 10%，由直接打击的冲击伤或凹陷性骨折引起，其余则为脑深部、脑干及小脑等处的脑内血肿，为数较少。血肿形成的初期仅为一血凝块，浅部者四周常与挫碎的脑组织相混杂，深部者四周也有受压坏死、水肿的组织环绕。4～5 天之后血肿开始液化，变为棕褐色陈旧血液，四周有胶质细胞增生，此时，手术切除血肿可见周界清楚，很少出血，较为轻易。至 2～3 周时，血肿表面有包膜形成，内储黄色液体，并逐渐成为囊性病变，相邻脑组织可见含铁血黄素沉着，局部脑回变平、加宽、变软，有波动感，但临床上已无颅内压增高表现。脑实质深部血肿约 2 个月可完全吸收。

（二）临床表现

急性外伤性脑内血肿的临床表现，与血肿的部位及并发损伤的程度相关。额叶、颞叶血肿多因并发严重脑挫伤或硬膜下血肿，多表现为颅内压增高症状及意识障碍，而缺少定位症状与体征。脑叶血肿与挫伤累及主要功能区或基底节区血肿可表现为偏瘫、偏身感觉障碍、失语等，小脑血肿表现为同侧肢体共济及平衡功能障碍，脑干血肿表现为严重意识障碍及中枢性瘫痪。顶枕及颞后着力的对冲性颅脑损伤所致的脑内血肿患者，伤后意识障碍较重且进行性加重，部分有中间意识好转期或清醒期，病情恶化迅速，易形成小脑幕切迹疝。颅骨凹陷性骨折及冲击伤所致的脑内血肿，脑挫伤相对局限，意识障碍少见且多较轻，除表现为局部脑功能损害症状外，常有头痛、呕吐、眼底水肿等颅内压增高的征象，尤其是老年患者因血管脆性增加，较易发生脑内血肿。

急性脑内血肿与脑挫裂伤硬膜下血肿相似，患者于颅脑损伤后，随即出现进行性颅内压增高及脑受压征象时，即应进行 CT 扫描，以明确诊断。由于这类血肿多属复合性血肿，且常为多发性，故根据受伤机制分析判断血肿的部位及影像学检查十分重要，否则，于术中容易遗漏血肿，应予注意。急性期 90% 以上的脑内血肿均可在 CT 平扫上显示高密度团块，周围有低密度水肿带，但 2～4 周时血肿变为等密度，易于漏诊，至 4 周以上时则呈低密度，又复可见。此外，迟发性脑内血肿是迟发性血肿较多见者，应提高警惕，必要时应做 CT 复查。

（三）诊断及鉴别诊断

脑内血肿与脑挫裂伤、硬膜下血肿相似，患者伤后出现进行性颅内压增高及脑受压症状，头颅 CT 扫描和 MRI 检查可明确诊断。急性期的头颅 CT 扫描显示高密度团块，周围有低密度水肿带，2～3 周血肿呈等密度，4 周以上可显示低密度影。脑内血肿常为复合性血肿，且有多发性血肿，而迟发性脑内血肿是迟发性血肿中较多见的类型，为避免遗漏血肿，观察病情变化，随时或定期复查头颅 CT 扫描是必要的。

（四）治疗

对急性脑内血肿的治疗与急性硬膜下血肿相同，两者还时常相伴发。手术指征为：①对于急性脑实质损伤（脑内血肿、脑挫裂伤）的患者，如果出现进行性意识障碍和神经功能损害，药物无法控制高颅压，CT 出现明显占位效应，应该立刻行外科手术治疗；②评分在 6～8 分以及额、颞叶挫裂伤体积 >20 mL，且中线移位 >5 cm 和（或）CT 扫描上有脑池受压表现的患者，应该立刻行外科手术治疗；③任何损伤体积 >50 mL 的患者均应该接受手术治疗；④急性脑实质损伤（脑内血肿、脑挫裂伤）患者无意识改变和神经损害表现，药物能有效控制高颅压，CT 未显示明显占位，可在严密观察意识和瞳孔等病情变化下，继续药物保守治疗。

手术方法：①对于额颞顶广泛脑挫裂伤并发脑内血肿、CT 出现明显占位效应患者，应该提倡采用标准外伤大骨瓣开颅清除脑内血肿和失活脑挫裂伤组织、彻底止血，常规行去骨瓣减压，硬膜减张缝合技术；②对于无脑内血肿、额颞顶广泛脑挫裂伤脑肿胀并发难以控制高颅压、出现小脑幕切迹疝征象的患者，应常规行标准外伤大骨瓣开颅，硬膜减张缝合技术，去骨瓣减压；③对于单纯脑内血肿、无明显脑挫裂伤、CT 出现明显占位效应的患者，按照血肿部位，采用相应部位较大骨瓣开颅清除血肿、彻底止血，根据术中颅内压情况决定保留或去骨瓣减压，硬膜原位缝合或减张缝合；④对于后枕部着地的减速性损伤、对冲伤导致的双侧大脑半球脑实质损伤（脑内血肿、脑挫裂伤）导致的脑内多发血肿，应该首先对损伤严重侧病灶进行开颅手术，必要时行双侧开颅大骨瓣减压手术。

四、特殊类型血肿

（一）多发性颅内血肿

多发性颅内血肿是指颅脑创伤后，同时形成两个以上不同部位或类型的血肿。常伴发严重脑挫裂伤，发生率为颅内血肿的 14.4%～21.4%，同一部位多发血肿约占 40%，不同部位多发血肿占 60%。

1. 类型

①不同部位同一类型血肿，以多发性硬膜下血肿占绝大多数，见于枕部和前额部减速伤，血肿多发生于额底、额极、颞底和颞极部位。头部侧方着力的减速伤，硬膜下血肿可同时发生于着力侧和对冲部位。但多发性硬膜外或脑内血肿少见。②同一部位的不同类型血肿，多见于头部侧方着力，以硬膜外血肿和硬膜下血肿较多，其次为硬膜下和脑内血肿，以硬膜外和脑内血肿少见，也多见于额颞对冲性脑挫裂伤、急性硬膜下血肿伴脑内血肿。③不同部位不同类型的血肿见于头一侧着力的减速伤，以同侧硬膜外血肿和对冲部位硬膜下血肿较多。枕部着力的减速伤可产生同侧颅后窝硬膜外血肿和对冲部位额底、额极、颞底和颞极硬膜下血肿。其他不同部位不同类型的血肿也少见。

2. 诊断

多发性颅内血肿一般较单发性颅内血肿症状严重，伤后持续性昏迷或昏迷程度逐渐加深者较多，症状进展迅速，脑疝出现早，伤后患者常于短时间内即处于濒死状态。对可疑有多发性颅内血肿者，应及早行头颅 CT 扫描和 MRI 检查，早期明确诊断。在紧急抢救时，术前未明确为多发血肿的手术患者，应注意清除血肿后的颅内压改变，若颅内压无明显降低，或一度好转随即又增高，或血压正常而脑组织搏动欠佳，甚至仍有脑膨出时，应考虑有多发性颅内血肿的可能。对可能发生多发血肿的部位，应该认真仔细地探查，以免遗漏血肿。

3. 治疗与预后

在伤情紧急、检查条件受限的条件下，对可疑为颅内血肿的患者进行手术探查时，必须结合着力部位和着力方式考虑存在多发性颅内血肿的可能性，按次序进行钻颅探查，以防遗漏血肿。

同一部位不同类型血肿的清除：最常见的是额颞部对冲性脑挫裂伤，急性硬膜下血肿伴脑内血肿，此类血肿可在同一手术野内一并清除。对硬膜外血肿伴硬膜下血肿或局部脑内血肿，清除硬膜外血肿后，可疑时必须切开硬膜探查硬膜下，或行脑穿刺探查，以免遗漏血肿。

不同部位同一类型血肿的清除：多见于双侧硬膜下血肿，双侧硬膜外血肿少见。手术时应根据血肿大小、脑受压的症状，如患者有脑疝，应先于脑疝的一侧或血肿较大的一侧开颅清除血肿。

总之，多发性颅内血肿的诊断和处理比较复杂，病情进展快，病死率高，应尽可能一次清除颅内血肿。术后应行颅内压监测及影像学检查，严密观察病情变化，以降低病死率，提高生存质量。

（二）创伤性迟发性颅内血肿

创伤性迟发性颅内血肿是指颅脑创伤后首次行头颅检查未发现颅内血肿，经过一段时间再次检查方出现颅内血肿者；或清除血肿后经过一段时间复查头颅 CT 扫描，在不同部位又发现血肿者，均称为创伤性迟发性颅内血肿。创伤性迟发性颅内血肿包括脑内血肿、硬膜外血肿、硬膜下血肿和多发性颅内血肿。创伤性迟发性颅内血肿占颅脑创伤患者的 3.37% ~ 7.4%。迟发性颅内血肿可见于任何年龄，但以中老年人较多见。头部创伤着力部位多见于顶枕部，血肿发生部位则以额颞部为主，此与颅中窝、颅前窝的生理解剖特点以及头部减速性损伤易引起对冲性颅脑创伤有关，颅内血肿以单发多见。

1. 发病机制

目前尚无一致意见，主要有以下几种学说。①血管舒缩机制障碍，头颅创伤后引起血管（毛细血管、小静脉）麻痹，出现血管收缩机制障碍，局部二氧化碳和酸性代谢物蓄积，导致血管扩张、血细胞渗出，并形成血管周围血肿；另外，血管痉挛致小动脉各层组织缺血与坏死，最后血管破裂出血形成血肿；损伤区释放的酸性代谢产物的直接作用，也可对血管壁软化与破坏起到一定作用。②低氧血症、低血压、弥散性血管内凝血与纤维蛋白溶解等全身因素，低氧血症可使动脉压增高，转输至静脉，因脑受伤部位的血管自动调节功能丧失，有利于血细胞外渗而形成出血。低血压、颅脑创伤伴全身多处创伤者发生低血压，是预防颅内血肿的"保护机制"，当患者血压上升和有效血容量恢复后，则成为造成迟发性颅内血肿的因素。弥散性血管内凝血与纤维蛋白溶解导致凝血机制紊乱，出血是其必然的结局。③脑挫裂伤与迟发性颅内血肿，脑挫裂伤是部分创伤性迟发性颅内血肿发生的基础，脑挫裂伤后，毛细血管、小静脉扩张、充血、停滞直至淤阻，血细胞外渗，形成点状出血，融合形成血肿。④手术清除血肿、去骨瓣减压术后，使用甘露醇等降低颅内压的药物，使颅内压降低、脑血流量增加，因填充作用而发生创伤性迟发性血肿。⑤控制性过度换气，使胸内压增加，从而导致颅内静脉压升高，增加了脑出血倾向，也可产生迟发性血肿。

2. 临床表现

据血肿位置、大小以及血肿形成的速度而不同。患者伤后经过一段好转或稳定期，又出现颅内压增高的临床表现，意识障碍加重，或出现局灶性症状及体征，应及时复查头颅 CT 扫描，明确迟发性颅内血肿的诊断。迟发性颅内血肿在重复头颅扫描时，有以下几种表现：

①首次头颅扫描正常，重复扫描发现颅内血肿；②首次 CT 扫描为脑挫裂伤，重复扫描时在原脑挫裂伤基础上出现脑内血肿；③首次 CT 扫描证实有颅内血肿，再次扫描时在不同部位又出现新的血肿；④清除颅内血肿或去骨瓣减压术后，复查 CT 扫描显示在其他部位又有新的血肿形成。

3. 治疗和预后

对创伤性迟发性颅内血肿的治疗，原则上均应采取手术治疗。迟发性颅内血肿患者多预后不良，病死率为 25% ~ 55%，因此在急救过程中应高度警惕，尤其是对临床检查可疑者应立即行 CT 扫描，若发现颅内血肿引起大脑中线移位或脑组织受压者，应及时清除血肿，可望获得良好的预后。

（王海燕）

第四节 开放性颅脑损伤

开放性颅脑损伤是指由锐器、严重钝器打击或由火器穿透造成头皮、颅骨、硬膜和脑组织直接或间接与外界相通的创伤。按致伤物的不同分为非火器伤和火器伤。两者均易造成颅内感染和出血。因为两者的损伤机制、病理改变和预后均有不同，故分别阐述。

一、非火器性颅脑开放伤

非火器性颅脑开放伤是指由锐器或钝器严重打击造成的开放性颅脑损伤。常见的锐器为刀、斧、锥、剪、钉、匕首或竹竿等长条状异物。锐器造成的损伤往往与致伤物和颅脑的接触面有关，具有阔刃的利器所造成的头皮裂伤，其创缘整齐，颅骨骨折多在受力处形成槽状，伴有相应部位的颅内血肿。有尖端的锐器常引起穿通伤，伤口形态与致伤物的横截面相似。与火器伤不同的是它没有因能量的发散而造成的中心凝固性坏死区域，它也不会产生受力部位的对冲伤。其损伤以受力点附近的颅脑损伤和继发颅内血肿为主。颅脑损伤的严重程度取决于受伤部位和深度。一般来说，额部的损伤可引起个性的改变，但预后较好。颞部的损伤是由于颞部与脑干和主要血管比较接近，故损害较大；可造成海绵窦、第Ⅲ~Ⅵ对脑神经或颈内动脉的损伤（前部），以及基底动脉或脑干的损伤（后部）。后颅窝的损伤则可能致命。

在我国，随着经济建设的发展，特别是家庭汽车的普及，交通事故频发，开放性颅脑创伤有逐年增加的趋势，应引起重视。

（一）诊断

非火器开放伤的诊断比较容易，根据受伤情况，体检可作出判断。对于异物穿通伤，需要根据异物的大小、质地，深入颅内的深度及角度，来判断是否有重要脑血管和脑损伤。对于颅骨骨折、脑组织损伤、颅内异物的诊断需依靠 X 线检查和 CT 扫描来明确，对于可能的重要脑血管损伤，急诊首先考虑行 CTA 检查，必要时行 DSA 检查来明确是否有脑重要血管损伤的诊断，这对于充分术前准备、确定最佳手术方案的选择和预后评估具有重要的指导意义。

（二）治疗

及时恰当的院前急救、充分的术前评估和准备、多科协作讨论确定最佳诊疗方案，尤其是优化手术策略、术后严密的监测和治疗，是避免加重原发性损伤、减少并发症、成功救治开放性颅脑损伤，尤其是复杂性异物颅脑、眶颅穿通伤的必要条件。

尽早、彻底清创，切除糜烂、坏死的脑组织，清除颅内异物或血肿，修复缺损硬膜和头皮创口，变开放性为闭合性。开放性颅脑损伤患者，凝血功能障碍发生率高，应根据血小板计数、血细胞比容、弥散性血管内凝血（DIC）全套检查结果来确定凝血功能和纤溶功能状态，个体化补充凝血底物或抗纤溶治疗，在围术期及时纠正异常凝血功能状态，减少继发性脑损伤。

需在 72 小时内注射破伤风针。手术清创应争取在 48～72 小时内进行，如患者有休克，则先尽快纠正休克，完善术前准备。对异物穿通伤，术前的切口设计必须考虑异物的暴露、颅内脑挫裂伤和颅内血肿的相应处理。尽早彻底的清创手术、合理的抗生素使用和增强患者的免疫力是预防控制感染的关键。术中清洁创口，完全清除异物；脑组织创面可用庆大霉素盐水反复冲洗干净，非脑组织创面可用聚维酮碘溶液、过氧化氢（双氧水）及庆大霉素盐水反复冲洗清洁。经验性抗生素使用需要选择能覆盖革兰阴性菌、革兰阳性菌和厌氧菌的广谱抗生素，同时取创面分泌物做细菌涂片和培养，并根据细菌学监测做相应的调整。伤后3～6天者，伤口只做部分缝合或完全开放。伤后 7 天以上者或创口已严重感染者，不宜行清创手术，应使创面引流通畅，待感染控制后再做进一步处理。对于异物穿通伤的患者，在术前 CTA 甚至 DSA 明确异物与颅内重要血管的关系后，术前、术中应做好相应准备和手术策略，避免大出血。颅内深部的异物残留，应选择合适的手术入路，在不增加额外脑损伤的前提下，可在神经导航指引下手术去除。

开放性颅脑损伤癫痫发生率和颅脑损伤的严重程度密切相关，建议伤后 7 天内预防性使用抗癫痫药物；没有癫痫发作的患者，通常 7 天之后不建议常规预防性使用抗癫痫药物。

二、火器性颅脑开放伤

火器造成的颅脑损伤在战时多见，和平时期相对较少。相对于闭合性颅脑损伤，它造成的颅脑损伤更重，病死率更高。在第一次世界大战期间为 50% 左右，第二次世界大战期间为 15%，近年的病死率仍在 10% 以上。相比战争时的枪弹伤，和平期间的头部枪弹伤病死率更高，病死率在 90% 左右，甚至更高，大约 2/3 在事故现场死亡，而预后良好者仅占 2.4% 左右。损伤后的脑组织功能障碍、颅内血肿、并发伤及继发的颅内感染是死亡的主要原因。

（一）发病机制

研究火器伤的发病机制对诊断及治疗很有帮助，进入脑组织的能量多少决定了损伤的类型。根据物理学的基本原理：物体的动能是速度的平方。所以，火器伤的速度是主要的决定因素。越战时期，火器伤造成的病死率在 23% 左右，而其中低速度的火器伤病死率只有 7.5%。除了速度之外，致伤物的体积、直径、致伤时角度、运动类型及颅内组织的结构都能影响火器伤的范围和程度。由于火器高速度地通过脑组织，造成在弹道的出入口之外或被挤压形成弹道壁。这就形成了一个持久的、直径是火器的 3～4 倍的损伤通道。同时颅内可形成"暂时性空腔"，产生超压现象，冲击波向四周脑组织传递，使脑组织顿时承受高压和相继的负压作用而引起脑挫裂伤。"暂时性空腔"的范围可达到火器直径的 30 倍以上，它引起的损伤范围远远大于肉眼所见的弹道范围。

火器伤的发病机制主要为：①挤压和撕裂；②空腔形成；③震波效应。低速度的损伤机制为直接的挤压和撕裂，而高速的损伤机制主要是空腔形成和震波效应。动物实验发现火器伤后还可造成系统血压的升高和心输出量的减少，继而形成颅内压升高、脑灌注压下降。另外，血液凝固系统的改变对伤后脑组织水肿和出血也有一定作用。火器对脑直接接触性和非接触性损伤，包括火器穿过和大量能量急剧破坏脑组织和主要的脑血管、挤压脑干，引起心搏呼吸骤停，导致超过70%的伤者即刻死亡。火器弹道直接导致脑叶、多脑叶、皮质下白质、基底节、中脑、脑干和通道血管的损伤，并由此产生蛛网膜下隙出血、颅内血肿、创伤性颅内动脉瘤和动静脉瘘；高频和低频冲击波在极短的时间内破坏血－脑屏障并产生大范围的脑肿胀，这使得紧急开颅去骨瓣减压非常必要。低能量的火器伤，其冲击波也会使细胞骨架和弥漫性轴索损伤，而导致神经退行性变。所以，火器伤导致高病死率，存活患者易有不同程度的意识障碍、脑干功能损伤、局灶性神经功能缺损与创伤后应激障碍。

爆炸伤是战场上士兵常见的颅脑损伤。脑是爆炸伤最易损伤的器官。爆炸伤的机制分5类：①爆炸初级伤，是指爆炸气浪直接导致的损伤，含气脏器和气－液界面的脏器最常受累；②爆炸次级伤，是飞行物，包括武器弹片和环境中飞来物导致的损伤，是所有爆炸伤中最主要的死亡和损伤原因；③爆炸三级伤，是指由于爆炸浪引起周围结构倒塌或直接推力导致的损伤；④爆炸四级伤，爆炸导致的化学和热烧伤；⑤爆炸五级伤，爆炸后有害物质的损伤，包括辐射、毒气、金属和细菌等。

（二）分类

按火器损伤的弹道情况的不同，可分为3类。①穿通伤，投射物贯穿颅腔，有入口也有出口，出口一般较入口大。入口及出口附近均有头皮损伤、颅骨骨折及脑组织挫裂伤。颅脑损伤广泛，出口较入口更为严重。②盲管伤，投射物穿入颅内，停留在盲管伤道的远端，仅有入口而无出口。伤道内有异物和碎骨片存在，弹片在皮肤下可及或体内不可及。③切线伤，投射物以切线方向冲击头部，造成头皮、颅骨和脑组织沟槽状损伤，脑组织中可有碎骨片存留。此外，可以根据损伤部分为额部伤、顶部伤、颞部伤、枕部伤、后颅窝伤。按投射物速度分为高速伤和低速伤等。

（三）诊断

火器伤主要取决于武器的种类，弹片的大小、速度和距离，其导致头颈部的损伤可引起气道梗阻和严重的失血导致低血容量性休克，甚至死亡。因此最初的治疗主要是建立气道、保持气道通畅、控制出血、恢复血流动力学稳定。

复苏后，仔细检查表面的伤口，鉴定弹片的入口和出口，观察伤口是否有血液、脑脊液和脑组织流出，明确组织缺损的范围，彻底检查头颈部的损伤，进行神经专科检查和格拉斯哥昏迷量表（GCS）评分；实验室检查包括血气分析、血电解质、血常规、凝血功能、血型匹配。

放射学诊断至关重要，X线平片和头颅CT明确弹道入颅口、终端弹道、颅内的骨折碎片、弹片、弹道和血管、颅底结构的关系；判断是否存在气颅及其脑室、基底节和脑干的损伤；明确有无弹道穿过中线、多个脑叶损伤、基底池消失、脑疝形成和相关的占位效应；是否存在颅内血肿，脑水肿和脑缺血的程度。影像学检查对于手术的决断、手术的方式、开颅部位和范围、异物取出的路径的选择具有重要意义。

火器伤迟发性蛛网膜下隙出血（SAH）、无法解释的 SAH 和颅内血肿形成建议行 DSA 检查。对于高度怀疑脑血管损伤的患者，应该行 CTA 和进一步的 DSA 检查，如：弹道靠近侧裂、前床突颈内动脉、椎—基底动脉、海绵窦和主要的硬膜静脉窦。颅脑穿通伤常见的血管并发症包括创伤性颅内动脉瘤、动静脉瘘、血管痉挛、蛛网膜下隙出血、血管痉挛。创伤性颅内动脉瘤主要为假性动脉瘤，一旦 CTA 或 DSA 确诊，尽早行手术或血管内治疗。

（四）治疗

治疗原则是基本生命支持，液体复苏，控制气道，保证氧供，稳定血流动力学。软组织和骨性结构的创伤尽可能一期彻底清创并重建。无法一期清创重建时可以分期处理和重建，诊治过程中注意心理创伤的治疗。

外科手术应在伤后 12 小时内进行，以降低感染并发症。最近更趋向于相对保守的清创处理深部骨片和弹片、更加积极的抗生素预防来努力改善预后。但是，考虑到弹片等异物本身的重量和脑波动易致异物在脑内的移位，加重继发性脑损伤而造成严重的后果，可以在神经导航下，严密设计手术方案，尽可能地取出异物。因为污染的异物、皮肤、毛发、骨片沿着弹道进入脑组织中，火器伤感染并发症常见，具有很高的病死率和致残率。感染包括局部的伤口感染、脑膜炎、脑室炎和脑脓肿。感染的并发症在脑脊液瘘、气窦伤口、脑室和过中线的损伤中更多见。葡萄球菌是最常见的致病菌，革兰阴性菌也是常见菌，对于所有的火器伤患者，广谱抗生素必须尽早使用；抗生素使用时间不少于 7 天，甚至有学者建议联合使用头孢菌素、甲硝唑（灭滴灵）和万古霉素至少 6 周。

开颅术和去骨瓣减压术哪个疗效更好颇有争议。最近一个战斗伤员的大样本研究认为早期的去骨瓣减压术疗效更佳，硬膜致密缝合下的去骨瓣减压术后，快速转运到大的创伤中心，随后进行严密的神经重症监护治疗，这样战时的穿通伤疗效更佳，但战时的损伤与平民的火器伤有所不同，此数据应用于平民的损伤时应该慎重。切口的选择要根据清创的要求并考虑皮瓣的血供，凡是弹道致气窦开放，术中都应该致密缝合硬膜以避免脑脊液漏。脑脊液漏在颅脑穿通伤中常见，难以自愈、经脑室或腰大池引流不能治愈的患者应考虑手术颅底探查重建。

颅脑火器伤的患者，颅内压增高的比例更高，高病死率和颅内压增高密切相关，对于火器伤存在高颅压高危因素的患者都应该考虑给予颅内压监护。

火器伤患者因为直接的大脑皮质损伤和瘢痕的形成，其发生率和颅脑损伤的严重程度密切相关，建议伤后 7 天内预防性使用抗癫痫药物，如苯妥英钠、卡马西平、丙戊酸钠等，如果伤后没有癫痫发作，通常 7 天之后不建议常规预防性使用抗癫痫药物。

火器伤的头皮裂伤伤口通常被污染，已灭活的皮缘很难修复，早期清创并去除坏死皮缘的情况下，请整形科专家来协助，力求一期闭合创口。

（王　娜）

第三章

颅内肿瘤

第一节　脑胶质瘤

胶质瘤来源于神经上皮，是颅内最常见的恶性肿瘤，占颅内肿瘤的 40%～50%。随着对脑胶质瘤研究的深入，许多新的诊疗方法逐渐出现并不断完善，如射频热疗、基因治疗、光动力学治疗、免疫治疗、神经干细胞治疗等。

一、临床表现

胶质瘤患者常有头痛、呕吐、视神经盘水肿等一般症状，局部症状因肿瘤侵犯部位不同而表现不同，如癫痫、视力视野改变、偏瘫、共济失调、生命体征改变等。其中，胶质母细胞瘤及髓母细胞瘤恶性程度较高，病程较短，颅内压增高症状较明显；少突胶质细胞瘤常以癫痫为首发症状，也是最常见的症状；室管膜瘤恶心、呕吐、头痛是最常见的症状，而在患儿中，视神经盘水肿是最常见的体征。

二、影像学检查

1. MRI 和 MRS 联合应用

单一代谢形式对肿瘤类型诊断依然有限，而在常规 MRI 影像的基础上借助 MRS 信息而诊断正确的病例不断增加。对于患者来说，MRI 的增强对比、水肿、异质性、囊肿或坏死皆为评估要素，且成为 MRS 的分组标准，再依据 MRS 数据计算每个代谢物在病变和侧体素之间的比值，相对 IRS 定量线性判别分析，将诊断正确率由 87% 提升至 91%。MRS 通过检测特定代谢变化，可帮助 MRI 影像进一步精确诊断颅内病变的性质，合理地应用 MRS 能在临床实践中提高诊疗效率，同时可避免不必要的手术，减少手术并发症的发生。

2. PET/CT

[18]FDG-PET/CT 是一种能够检测胶质瘤复发的技术，它能有效地区分放射性坏死与治疗导致的其他损伤。[18]FDG-PET 可确认机体代谢活动的损害情况，故能鉴别复发肿瘤和放疗后或手术后的改变。有研究显示，[18]FDG-PET/CT 的准确度（80.85%）高于增强 MRI（68.09%），且[18]FDG-PET/CT 对 WHOⅢ级复发肿瘤有较高的诊断准确度（91.43%）和特异度（94.74%），但这仍需要增大亚组样本量，做进一步研究。[18]FDG-PET/CT 的优点还在于早期描述肿瘤的活动情况，有效地指导手术及放疗。虽然[18]FDG-PET/CT 诊断的效果很明显，但临床上还要

考虑其较高的假阳性率，而且，因脑组织对^{18}FDG 摄取率高和 CT 缺乏明确的病灶，故有遗漏病灶的可能。^{18}FDG-PET/CT 的敏感度较低，不建议作为检查复发的初级筛选手段，但可在 MRI 检查出病灶后，再行^{18}FDG-PET/CT 作一定的特性描述。

三、治疗

（一）外科手术治疗

手术是治疗胶质瘤最基本、最直接的方式，是最关键的一步，也是首选治疗方法。尽管显微手术技术在不断进步，但术后早期 MRI 复查证实，仅 60% 左右的脑胶质瘤可达到影像学全切除。近年来，随着显微神经外科与功能影像学技术的迅速提高，胶质瘤手术治疗正由"解剖模式"向"解剖—功能"模式加速转化，向着"保障功能的前提下最大程度切除肿瘤"进一步迈进。目前已经采用的手术新技术主要有：①术前应用功能影像学技术，包括功能性磁共振成像（fMRI）、磁共振波谱（MRS）、磁共振弥散张量成像（DTI）等；②以神经导航为主的影像学引导手术（IGS）的手术计划制订及术中应用；③唤醒麻醉技术在术中的安全应用；④术中成像技术，包括术中超声、术中 MRI 等；⑤以直接皮质电刺激技术为代表的术中脑功能定位；⑥术中荧光造影及荧光显微镜的使用。

（二）射频热疗

射频（RF）热疗技术的出现已经有 100 多年的历史，目前已应用于临床治疗的多个方面，如实体肿瘤，心血管系统、骨骼系统、妇科疾病，疼痛医学及医学美容等领域，但在神经外科肿瘤方面，尤其是对发病率最高、预后差的脑胶质瘤的治疗，还处于试验摸索阶段。

1. 热疗与放化疗的协同作用

热疗联合放疗具有协同增敏作用，可增强对肿瘤细胞的杀伤效应，临床效果显著。热疗联合化疗也可增强灭活肿瘤细胞效果，有研究显示，单独通过动脉内用药可延长生存期，但单独通过静脉内化疗无效，联合热疗则可增强静脉内及动脉内化疗的效果。

2. 联合应用热敏脂质体

脂质体是一种人工生物膜，作为抗癌药物载体，能降低药物毒性，保护被包封药物，且具有良好的天然通透性及靶向性，临床上已逐渐开展应用。热敏脂质体是脂质体靶向研究领域的一个热点，并且一开始就与肿瘤热疗结合起来。应用热敏脂质体载药，结合病变部位升温，以实现药物的靶向投递，成为一种全新的脂质体靶向策略。将抗癌药封入热敏脂质体，在恶性脑胶质瘤热疗过程中，肿瘤部位被加热到设定温度以上，在加热杀死肿瘤的同时，脂质体打开并释放抗癌药，靶向性地在加热肿瘤部位高浓度释放抗癌药。

随着射频消融技术的改进、对脑胶质瘤发病机制研究的深入，以及对热敏脂质体的不断探索，以射频热疗技术联合热敏脂质体为基础的靶向热化疗技术有望成为一种有效治疗脑胶质瘤的新方法。

（三）免疫治疗

以树突状细胞（DC）为基础的肿瘤疫苗是目前免疫治疗研究的热点。DC 疫苗可激活免疫细胞，且激活的免疫细胞能精确、特异地监测整个中枢神经系统，并于首次治疗后获得免疫记忆功能，具有潜在的持久反应能力。目前，国际上正有十几项应用 DC 疫苗治疗胶质瘤的临床研究。部分已结束的研究表明，DC 疫苗治疗脑胶质瘤是安全的，在诱导抗肿瘤免疫的同时没有诱发自身免疫性疾病；部分临床研究结果显示，肿瘤疫苗延长了患者的生存时间。但免疫治疗的具体机制仍未完全明晰，并缺乏标准、有效的监测疗效的免疫学指标，且自身免疫性破坏、选择性免疫抵抗，以及患者的免疫调节之间的平衡问题有待进一步的研究。

（四）分子靶向治疗

恶性胶质瘤的靶向治疗是全新的治疗理念。2009 年，美国 FDA 批准贝伐单抗用于在常规治疗条件下病情仍继续恶化的多形性胶质细胞瘤患者，但目前关于贝伐单抗治疗复发胶质母细胞瘤的研究仍仅限于少数几项 II 期临床试验，大型随机对照研究尚在进行中，缺乏有力的临床数据表明其可显著缓解病情或明显延长患者生存期，而国内推荐使用贝伐单抗同样是基于美国 FDA 的标准，尚存在争议。有个别研究者认为，应用贝伐单抗后肿瘤缩小可能是一种影像学上的假象，实际上肿瘤并未缩小，而是正在"积极"地向远处播散。

（五）氩氦刀冷冻消融治疗

目前，氩氦刀仅作为手术治疗的辅助手段，肿瘤经冷冻消融后术中出血减少，便于肿瘤切除，在提高了手术安全性的同时减少了术后并发症。术中 CT 和 MRI 可清晰地显示病变范围，实时监控冷冻消融形成冰球的大小，也可提供三维图像。MRI 对冰球的实时监测优于CT，冷冻过程中的实际坏死范围与 MRI 监测图像接近，MRI 还可通过恰当的模拟软件预测并绘区。对于病灶较小或难以耐受开放性手术者，可选择 CT 及 MRI 引导下微创氩氦刀冷冻消融治疗，手术可在局部麻醉下进行，肿瘤消融较为彻底，术后患者恢复快，可明显提高患者生存质量。虽然氩氦刀冷冻消融治疗恶性胶质瘤具有诸多优势，但疗效仍难以令人满意。

氩氦刀作为一种新型、有效的治疗手段，正逐渐被神经外科医生所重视。大量的基础及临床研究已经证实了氩氦刀外科辅助治疗和立体定向微创介入治疗的有效性和可行性。氩氦刀与化疗、放疗、基因治疗等其他治疗联合应用是冷冻消融治疗胶质瘤的未来发展方向。

（李　立）

第二节　脑膜瘤

脑膜瘤多为良性，只有极少数为恶性，发病率占颅内肿瘤的第二位，仅次于胶质瘤。2007 年，WHO 将脑膜肿瘤分为 4 大类：脑膜上皮细胞肿瘤、间叶性肿瘤、原发性黑色素细胞性病变、血管网状细胞瘤。各大类肿瘤再细分，共有脑膜肿瘤 40 余种。脑膜肿瘤占颅内原发肿瘤的 14.4% ~ 19.0%，平均发病年龄为 45 岁，男女发病率之比为 1 : 1.8，儿童少见。

一、临床表现

脑膜瘤多为良性，生长缓慢，病程较长，瘤体较大。头痛和癫痫常为首发症状，老年患者尤以癫痫发作为首发症状。因肿瘤生长部位不同，还可出现相应的视力视野改变、嗅觉障碍、听觉障碍及肢体运动障碍等。虽瘤体较大，但大多数患者，尤其是老年患者，颅内压增高等临床症状并不明显，即使出现视神经萎缩，头痛也不剧烈，也没有呕吐。但生长于哑区的肿瘤体积较大且脑组织已无法代偿时，患者可出现颅内压增高症状，病情会突然恶化，甚至短时间内出现脑疝。脑膜瘤可致邻近颅骨骨质改变，骨板受压变薄或被破坏，甚至肿瘤穿破骨板侵犯至帽状腱膜下，此时头皮可见局部隆起。肿瘤还可致颅骨增厚，增厚的颅骨内可含肿瘤组织。

二、辅助检查

1. 脑电图

一般无明显慢波，当肿瘤体积较大时，压迫脑组织引起脑水肿，则可出现慢波。多为局限性异常 Q 波，以棘波为主，背景脑电图改变轻微。血管越丰富的脑膜瘤，其 δ 波越明显。

2. X 线平片

脑膜瘤导致局限性骨质改变，出现内板增厚，骨板弥漫增生，外板呈针状放射增生。无论肿瘤细胞侵入与否，颅骨增生部位都提示为肿瘤中心位置。约 10% 的脑膜瘤可致局部骨板变薄或破坏。

3. 脑血管造影

脑膜瘤血管丰富，50% 左右的脑膜瘤血管造影可显示肿瘤染色。造影像上脑膜小动脉网粗细均匀，排列整齐，管腔纤细，轮廓清楚，呈包绕状。肿瘤同时接受颈内、颈外或椎动脉系统的双重供血。血液循环速度比正常脑血流速度慢，造影剂常于瘤中滞留，在造影静脉期甚至窦期仍可见肿瘤染色，即"迟发染色"。

4. CT

平扫可见孤立、均一的等密度或高密度占位性病变，边缘清楚，瘤内可见钙化。瘤周水肿很轻，甚至无水肿，富于血管的肿瘤周围水肿则较广泛，偶可见瘤体周围大片水肿，需与恶性脑膜瘤或其他颅内转移瘤相鉴别。肿瘤强化明显。约 15% 脑膜瘤伴有不典型囊变、出血或坏死。

5. MRI

大多数脑膜瘤信号接近脑灰质。在 T_1WI 图像上常为较为均一的低信号或等信号，少数呈稍高信号，在 T_2WI 上呈等信号或稍高信号。脑膜瘤内，MRI 信号常不均一。MRI 还可显示瘤体内不规则血管影，呈流空效应。因脑膜瘤血供丰富，在增强扫描时呈明显均匀强化效应，但有囊变、坏死时可不均匀，其中 60% 肿瘤邻近脑膜发生鼠尾状强化，称为硬膜尾征或脑膜尾征，是肿瘤侵犯邻近脑膜的继发反应，但无特异性。瘤周常有轻、中度的脑水肿，呈长 T_1、T_2 信号影，无强化效应，这是典型脑膜瘤的 MRI 信号特征，具有一定的诊断价值。不典型的脑膜瘤多为 Ⅱ～Ⅲ 级脑膜瘤，肿瘤较大，形态多不规则，边缘毛糙，信号常不均匀，瘤周有水肿，MRI 表现多样，容易误诊。

三、治疗

（一）治疗方式

1. 手术治疗

手术切除是最有效的治疗方法，多数患者可治愈，切除的越多，复发的概率越小。切除的范围受肿瘤的位置、大小、肿瘤与周围组织的关系、术前有无放疗等因素影响。

（1）体位：仰卧位、侧卧位、俯卧位都是常用的体位，应根据患者肿瘤的部位选择最佳体位。

（2）切口：手术入路应尽量选择距离肿瘤最近的路径，同时避开重要的血管和神经。位于颅底的肿瘤，入路的选择还应当考虑到脑组织的牵拉程度。切口设计的关键在于使肿瘤位于骨窗中心。

（3）手术要点：在显微手术镜下分离肿瘤，操作更细致，更有利于周围脑组织的保护。血供丰富的肿瘤，可在术前栓塞供血动脉，也可在术中结扎供血血管。受到肿瘤侵蚀的硬膜和颅骨应一并切除，以防复发。经造影并在术中证实已闭塞的静脉窦也可切除。

（4）术后注意事项：术后应注意控制颅内压，予以抗感染、抗癫痫治疗，还应预防脑脊液漏的发生。

2. 非手术治疗

对于不能全切的脑膜瘤或恶性脑膜瘤，应在术后行放疗；对于复发而不宜再行手术者，可做姑息治疗。

（二）鞍区脑膜瘤的治疗

1. 手术治疗

鞍区脑膜瘤占颅内脑膜瘤的 4% ~ 10% 。目前最主要的治疗方法仍然是手术治疗。80%以上的鞍区脑膜瘤患者存在视力障碍，保留或改善视觉功能是鞍区脑膜瘤治疗的主要目的。鞍区脑膜瘤的手术入路有很多，如额底入路、翼点入路、额外侧入路、纵裂入路，以及眶上锁孔入路、经蝶窦入路等。近几年兴起的眶上锁孔入路避免了常规手术入路的开颅过程，选择直接而精确的路径，微创或无创地到达病变部位。若有合适的病例实施手术，眶上锁孔入路可取得满意的疗效，但对于侵入鞍内的肿瘤及大型鞍区肿瘤切除较困难。

经蝶窦入路可避免开颅手术对脑组织的牵拉及损伤，对视神经和视交叉的干扰最小，可较早显露垂体柄，在直视下处理病灶，最大限度地避免了损伤。该入路对于局限于中线生长的，没有重要血管、神经包裹粘连的，以及蝶窦内侵犯的鞍区脑膜瘤具有明显优势。

近年来，微创技术备受青睐，神经内镜经蝶窦入路技术不断成熟，而各种锁孔入路如眶上锁孔入路、翼点锁孔入路、额外侧锁孔入路等也不断涌现。有分析表明，与其他入路相比，采用眶上锁孔入路及神经内镜经蝶窦入路治疗鞍结节、鞍膈脑膜瘤的患者，其术后视力恢复更好。

2. 放疗

随着放射外科、神经放射学的发展，放疗正向着高剂量、高精准、高疗效、低损伤的方向不断发展，立体定向放射外科（SRS）、分次立体定向放疗（FSRT）、三维适形放疗、调强适形放疗等技术也不断成熟。

3. 生物学治疗

目前，分子靶向治疗成为肿瘤治疗的研究热点。分子靶向治疗利用肿瘤细胞与正常细胞之间的生化及分子差异作为靶点，并依此设计靶向的抗肿瘤药物，其选择性更强，不良反应更低。有研究表明，脑膜瘤的发生和生长与内皮生长因子、血管内皮生长因子、血小板源性生长因子、转化生长因子 β 以及胰岛素样生长因子等因子的高表达及其相关受体上调密切相关，而这些都可以作为潜在的靶点进行分子靶向治疗。

（三）岩斜区脑膜瘤手术治疗

岩斜区位于颅底中央，位置深，与脑干相邻，周围血管、神经丰富。岩斜区脑膜瘤是岩斜区常见肿瘤，约占颅后窝脑膜瘤的 50%，肿瘤基底位于颅后窝上 2/3 斜坡和内听道以内岩骨嵴，瘤细胞起源于蛛网膜细胞或帽细胞。目前，岩斜区脑膜瘤的手术治疗尚存在一些争议。随着手术显微镜、神经内镜、神经导航及神经电生理监测等技术的应用，以及放射神经外科的兴起，岩斜区脑膜瘤的手术策略向着多元化发展，手术风险及术后残死率均显著下降。

1. 显微外科手术

（1）额—眶—颧入路：适用于肿瘤主体位于幕上，并累及颅中窝、海绵窦、蝶骨，且向眶壁侵犯的岩斜区脑膜瘤。该入路优点在于距肿瘤近，颞叶牵拉轻，安全性较好；缺点是对于中下岩斜区及桥小脑角区暴露不佳，且手术创伤较大，耗时较长，对术者要求较高。此入路目前已很少单独使用，仅作为其他入路的补充。

（2）颞下入路及其改良入路：为早期颅底手术的经典入路。该入路优点在于手术操作位于硬膜外，避免过分牵拉颞叶，减少血管、神经损伤，降低了手术风险。

（3）经岩骨乙状窦前入路：又称为迷路后入路。优点在于暴露范围大，手术距离短，小脑及颞叶牵拉轻；缺点在于手术创面较大，且在磨除岩骨后部时易损伤乙状窦、内耳及听神经。此外，因桥小脑角区血管神经遮挡严重，故肿瘤暴露及手术切除较困难。

（4）部分迷路切除入路：又称为经半规管脚入路，于迷路后入路基础上，在上半规管及后半规管壶腹部向总脚处分别开窗，并磨除部分骨迷路，完整保留膜迷路。缺点在于易损伤听神经而导致听力丧失，中耳破坏广泛致术后发生脑脊液漏，手术时间较长，风险较大。

（5）枕下乙状窦后入路及其改良：经桥小脑角暴露岩斜区，视野可达岩斜区外侧部。深部及幕上因血管、神经、岩尖以及小脑幕遮挡，暴露不佳。Sammi 等在 2000 年对该入路进行了改良，即乙状窦后内听道上入路，该入路磨除内听道上嵴，并切开小脑幕，以暴露幕上岩斜区及颅中窝，但脑干腹侧及深部斜坡的暴露仍不佳。另外，岩尖磨除及小脑幕切开过程中易损伤滑车神经、三叉神经、岩静脉以及岩上窦，且对于侵犯海绵窦及与第三脑室、中脑紧密粘连的肿瘤，该入路不适用。

（6）枕下远外侧入路：经侧方达颅颈交界，显露椎动脉入硬膜处，切除枕骨大孔后缘至枕骨髁或其背内侧，暴露下斜坡及脑干腹外侧部。该入路优点在于：下斜坡、枕骨大孔至 C_5 的脑干及高位延髓腹侧区域显露良好，无须牵拉脑干及颈髓；手术距离短，术野良好，可直视后组脑神经及大血管，肿瘤切除率高，且手术创伤显著降低；较易确认基底动脉、椎动脉及其分支，较易阻断或控制肿瘤血供；于冠状面显露肿瘤与延髓、颈髓的界面，可明确肿瘤与后组脑神经及血管的关系；可同时处理硬膜内、外病变，一期全切哑铃形肿瘤。其缺点在于：中上斜坡显露欠佳；易损伤脑神经、椎动脉、颈内静脉及颈静脉球，可致乙状窦出血及栓塞；手术时间较长。

（7）联合入路：根据颅底解剖特点可将颅底外科联合入路大致分为横向联合和纵向联合。横向联合包括前方及后方横向联合，前者如各岩骨侧旁入路联合额—眶—颧入路，可使术野前移，扩大暴露范围；后者如岩骨侧方入路联合枕下远外侧入路或乙状窦后入路，可使术野下移达下斜坡及枕骨大孔区域。纵向联合，即小脑幕上下联合，可使岩斜区暴露良好，通过进一步改良，又可暴露鞍上、海绵窦及颅中窝，并将术野扩大至岩斜区以外区域。联合入路的缺点为：因术区解剖结构复杂，手术步骤繁多，对手术者要求较高；鞍上部分显露时有颞叶过度牵拉的可能；术野仍存在如三叉神经麦克囊到海绵窦后部等死角区；手术时间较长。

2. 神经导航技术在显微手术中的应用

自1986年第一台神经导航仪应用于临床以来，导航下显微手术发展迅速。应用神经导航辅助暴露颅底术区，可在保证手术安全前提下显著增加肿瘤全切率。导航的优点在于实时反馈功能，可对肿瘤实时定位，术前利于优化切口及骨窗设计，术中可准确定位肿瘤，并避开重要血管、神经。在显微手术过程为降低手术风险，减少并发症，需注意以下几点：

（1）分离肿瘤前：应先放出脑池内脑脊液以降低颅压，再牵拉脑组织。

（2）分离肿瘤时：应暴露肿瘤与正常组织间蛛网膜界面，并沿此界面操作。术中常见肿瘤与重要血管神经粘连紧密，以及蛛网膜界面模糊的情况，需确认软脑膜界面，若此界面存在，可继续分离；若肿瘤已侵犯重要结构，而软脑膜界面已经消失，则不宜强行切除。

（3）切除肿瘤时：应先做包膜内处理，缩小肿瘤体积，以获得充足空间处理肿瘤基底部，切断供血动脉，最后处理肿瘤包膜。

（李彦茹）

第三节　垂体腺瘤

垂体腺瘤（PA）是一组源于垂体前叶和垂体后叶及颅咽管上皮残余细胞的肿瘤，是最常见的鞍区占位性病变。最新调查表明，垂体腺瘤占颅内肿瘤的8%~15%。发生于垂体前叶的垂体腺瘤，良性，约占颅内肿瘤的10%，仅次于胶质瘤和脑膜瘤。尸检垂体瘤发生率接近25%。男女发病率总体相当，小于20岁或大于71岁的人群发病率很低。男女间存在明显的年龄差异：女性有两个发病高峰，即20~30岁和60~70岁，而男性的发病率则随年龄的增长而增加。垂体腺瘤常具有内分泌腺功能，因而影响机体的新陈代谢，造成多种内分泌功能障碍。按形态和功能将其分为催乳素腺瘤、生长激素腺瘤、促肾上腺皮质激素腺瘤、促甲状腺激素腺瘤、促性腺激素腺瘤、多分泌功能腺瘤、无分泌功能腺瘤等。

一、临床表现

主要是垂体激素分泌过量或不足引起的一系列内分泌症状和肿瘤压迫鞍区结构导致的相应功能障碍。

（一）内分泌功能紊乱

分泌性垂体瘤可过度分泌激素，早期即可产生相应的内分泌亢进症状。肿瘤压迫、破坏垂体前叶细胞，造成促激素减少及相应靶腺功能减退，出现内分泌功能减退症状。

1. 催乳素（PRL）腺瘤

PRL腺瘤占垂体腺瘤的40%~60%，多见于20~30岁的年轻女性，男性约占15%。PRL增高可抑制下丘脑促性腺激素释放激素的分泌，使雌激素水平降低，黄体生成素（LH）、促卵泡素（FSH）分泌正常或降低。女性患者的典型临床表现为闭经—溢乳—不孕三联征，又称Forbis-Albright综合征。早期多出现月经紊乱，如月经量少、月经延期等，随着PRL水平进一步增高，可出现闭经。闭经多伴有溢乳，其他伴随症状还有性欲减退、流产、肥胖、面部阵发性潮红等。处于青春期的女性患者，可出现发育期延迟及原发性闭经等症状。男性高PRL血症，可致血睾酮水平降低，精子生成障碍，精子数量减少、活力降低、形态异常。临床表现有阳痿、不育、睾丸缩小、性功能减退，部分男性患者还可出现毛发稀疏、肥胖、乳房发育及溢乳等症状。

女性患者多可早期确诊，其中约2/3为鞍内微腺瘤，神经症状少见。男性患者往往因性欲减退羞于治疗或未注意到，故在确诊时大多 PRL 水平很高，肿瘤较大并向鞍上或海绵窦生长，且多有头痛及视觉障碍等症状。

2. 生长激素（GH）腺瘤

占分泌性腺瘤的20%~30%。GH 可促进肌肉、骨、软骨的生长，以及促进蛋白质的合成。垂体生长激素腺瘤过度分泌 GH，并通过胰岛素样生长因子-1（IGF-1）介导作用于各个器官靶点。若 GH 腺瘤发生在青春期骨骺闭合以前，则表现为巨人症；若发生在成人，则表现为肢端肥大症。

（1）巨人症：患者身高异常，甚至达 2 m 以上。生长极迅速，体重远超同龄人。外生殖器发育与正常成人相似，但无性欲。毛发增多，力气极大。成年后约40%的患者可有肢端肥大样改变。晚期可有全身无力、嗜睡、头痛、智力减退、毛发脱落、皮肤干燥皱缩、尿崩症等症状。此型患者多早年夭折，平均寿命为20余岁。

（2）肢端肥大症：患者手、足、头颅、胸廓及肢体进行性增大。手、足肥厚，手指增粗，远端呈球形。前额隆起，耳廓变大，鼻梁宽而扁平，眶嵴及下颌突出明显，口唇增厚，牙缝增宽，皮肤粗糙，色素沉着，毛发增多，女性患者外观男性化。部分患者可因脊柱过度生长而后凸，锁骨、胸骨过度生长而前凸，胸腔增大可呈桶状胸。脊柱增生使椎间孔隙变小从而压迫脊神经根，引起腰背疼痛或其他感觉异常；而椎管狭窄则有可能出现脊髓压迫症。因患者舌、咽、软腭、悬雍垂及鼻旁窦均可出现肥大，故说话时声音嘶哑、低沉，睡眠时打鼾。呼吸道管壁肥厚可致管腔狭窄，影响肺功能。心脏肥大者，少数可出现心力衰竭。其他器官如肝、胃、肠、甲状腺、胸腺等均可出现肥大。血管壁增厚，血压升高。组织增生可引起多处疼痛，故除头痛外，患者常因全身疼痛而被误诊为"风湿性关节炎"。少数女性患者可出现月经紊乱、闭经，男性早期性欲亢进，晚期性欲减退，还可导致不孕不育。约20%的患者有黏液性水肿或甲状腺功能亢进，约35%的患者可并发糖尿病。患者早期精力充沛、易激动，晚期疲惫无力、注意力不集中、记忆力减退、对外界事物缺乏兴趣。

少数 GH 腺瘤患者，其肿瘤大小、GH 水平高低与临床表现不尽相符，如肿瘤较大或 GH 水平显著升高，而临床表现却甚为轻微；血 GH 水平升高不显著的患者，临床症状反而明显。

3. 促肾上腺皮质激素（ACTH）腺瘤

占垂体腺瘤的5%~15%。ACTH 腺瘤多发于青壮年，女性多见。一般瘤体较小，不产生神经症状，甚至放射检查也不易发现。其特点为瘤细胞分泌过量的 ACTH 及相关多肽，导致肾上腺皮质增生，产生高皮质醇血症，出现体内多种物质代谢紊乱。

（1）脂肪代谢紊乱：可产生典型的"向心性肥胖"，患者头、面、颈部及躯干脂肪增多，形成"满月脸"，颈背交界处脂肪堆积形成"水牛背"，四肢脂肪较少，相对瘦小。患者晚期可有动脉粥样硬化改变。

（2）蛋白质代谢紊乱：可导致全身皮肤、肌肉、骨骼等的蛋白质分解过度。表皮、真皮处胶原纤维断裂，暴露皮下血管，形成"紫纹"，多见于下肢、腰部、臀部及上臂。血管脆性增加，从而易导致皮肤瘀斑，伤口易感染、不易愈合等。50%的患者可有腰背酸痛，可出现软骨病、佝偻病及病理性压缩性骨折。在儿童则影响其骨骼正常生长。

（3）糖代谢紊乱：可引起类固醇性糖尿病。

（4）性腺功能障碍：70%～80%的女性患者出现闭经、不孕及不同程度的男性化，如乳房萎缩、毛发增多、痤疮、喉结增大、音色低沉等。

（5）高血压：约85%的患者出现高血压症状。

（6）精神症状：约2/3的患者存在精神症状，如轻度失眠、情绪不稳定、易受刺激、记忆力减退，甚至精神变态。

4. 促甲状腺激素（TSH）腺瘤

占垂体瘤的比例不足1%。TSH腺瘤表现为甲状腺肿大，可扪及震颤、闻及血管杂音，有时可见突眼及其他甲亢症状，如急躁、易怒、双手颤抖、多汗、消瘦、心动过速等。TSH腺瘤可继发于原发性甲状腺功能减退，可能因甲状腺功能长期减退，TSH细胞代偿性肥大，部分致腺瘤样变，最后形成肿瘤。

5. 促性腺激素腺瘤

很罕见。促性腺激素腺瘤起病缓慢，因缺乏特异性症状，故早期诊断困难。多见于中年以上男性，主要表现为性功能减退，但无论男女患者，早期多无性欲改变。晚期大多有头痛，视力、视野障碍，常误诊为无功能垂体腺瘤。本病分为FSH腺瘤、LH腺瘤、FSH/LH腺瘤3型。

（1）FSH腺瘤：患者血FSH水平明显升高。病程早期，LH、睾酮水平正常，男性第二性征正常，大多数性欲及性功能正常，少数性欲减退，勃起功能差。晚期LH、睾酮水平相继下降，可出现阳痿、睾丸缩小及不育。女性则出现月经紊乱或闭经。

（2）LH腺瘤：患者血LH、睾酮水平明显升高，FSH水平下降，睾丸及第二性征正常，性功能正常。全身皮肤、黏膜可有明显色素沉着。

（3）FSH/LH腺瘤：患者血FSH、LH、睾酮三者水平均升高。早期常无性功能障碍，随着肿瘤体积增大，破坏垂体产生继发性肾上腺皮质功能减退症状，以及阳痿等性功能减退症状。

6. 多分泌功能腺瘤

腺瘤内含有两种或两种以上的分泌激素细胞，根据肿瘤所分泌的多种过量激素而产生不同的内分泌亢进症状，出现多种内分泌功能失调症状的混合症候，最常见的是GH+PRL。

7. 无分泌功能腺瘤

多见于30～50岁人群，男性略多于女性。肿瘤生长较缓，不产生内分泌亢进症状。往往确诊时瘤体已较大，压迫或侵犯垂体已较严重，导致垂体分泌促激素减少，出现垂体功能减退症状。一般认为，促性腺激素的分泌最先受影响，其次为促甲状腺激素，最后影响促肾上腺皮质激素，临床上可同时出现不同程度的功能低下的症状。

（1）促性腺激素分泌不足：男性性欲减退，阳痿，第二性征不明显，皮肤细腻，阴毛呈女性分布；女性月经紊乱或闭经、性欲减退，阴毛、腋毛稀少，或出现肥胖等。

（2）促甲状腺激素分泌不足：患者畏寒、少汗、疲劳、乏力、精神萎靡、食欲减退、嗜睡等。

（3）促肾上腺皮质激素分泌不足：患者虚弱无力、恶心、厌食、免疫力差、易感染、血压偏低、心音弱、心率快、体重偏轻。

（4）生长激素分泌不足：儿童骨骼发育障碍，体格矮小，形成侏儒症。

少数肿瘤可压迫后叶或下丘脑，产生尿崩症。

（二）神经症状

神经症状由肿瘤占位效应直接引起。一般无功能腺瘤在确诊时体积已较大，多有鞍上及鞍旁生长，神经症状较明显。分泌性腺瘤因早期产生内分泌亢进症状，确诊时体积较小，肿瘤多位于鞍内或轻微向鞍上生长，一般无神经症状或症状较轻。

1. 头痛

约2/3的无功能垂体腺瘤患者有头痛症状，但并不十分严重。早期出现头痛是因肿瘤向上生长时，鞍膈被抬挤所致。头痛位于双颞部、前额、鼻根部或眼球后部，间歇性发作。若肿瘤继续生长，穿透鞍膈，则头痛症状可减轻甚至消失。晚期头痛可因肿瘤增大压迫颅底硬膜、动脉环等痛觉较敏感的组织所致。肿瘤卒中可引起急性剧烈头痛。

2. 视神经受压

肿瘤向上生长，可将鞍膈抬起或突破鞍膈压迫视神经、视交叉，导致视力、视野发生改变。

（1）视力改变：视力的减退与视野的改变并不平行，双侧也并不对称，常到晚期才出现视力改变，主要原因是视神经受压、原发性萎缩。肿瘤压迫所致的视神经血液循环障碍也是引起视力下降甚至失明的原因。

（2）视野改变：多为双颞侧偏盲。肿瘤由鞍内向上生长压迫视交叉的下部及后部，将视交叉向前推挤，此时首先受压迫的是位于视交叉下方的视网膜内下象限的纤维，而引起颞侧上象限视野缺损。肿瘤继续向上生长则累及视交叉中层的视网膜内上象限纤维，产生颞侧下象限视野缺损。若肿瘤位于视交叉后方，可先累及位于视交叉后部的黄斑纤维，出现中心视野暗点，称为暗点型视野缺损。若肿瘤偏向一侧生长，压迫视束，可出现同侧偏盲，临床上较少见。一般来说，视野的改变与肿瘤的大小是成正相关的，但如果肿瘤发展缓慢，即使瘤体很大，只要视神经有充分的时间避让，则可不出现视野的改变。

3. 其他神经症状

主要由肿瘤向鞍外生长，压迫邻近组织所引起。

（1）肿瘤压迫或侵入海绵窦，可导致第Ⅲ、第Ⅳ、第Ⅵ对脑神经，以及三叉神经第一支的功能障碍，其中尤以动眼神经最易受累，导致一侧眼睑下垂、眼球运动障碍。肿瘤长至颅中窝可影响颞叶，导致钩回发作，出现幻嗅、幻味、失语及轻度偏瘫。

（2）肿瘤突破鞍膈后向前方发展，可压迫额叶而产生一系列的精神症状，如神志淡漠、欣快、智力减退、癫痫、大小便不能自理、单侧或双侧嗅觉障碍等。

（3）肿瘤长入脚间窝，压迫大脑脚及动眼神经，导致一侧动眼神经麻痹、对侧轻偏瘫，若向后压迫导水管，则可导致阻塞性脑积水。

（4）肿瘤向上生长压迫第三脑室，可导致多种下丘脑症状，如多饮、多尿、嗜睡、健忘、幻觉、迟钝、定向力差，甚至昏迷。

（5）肿瘤向下生长可破坏鞍底，长入蝶窦、鼻咽部，导致鼻塞、反复少量鼻出血及脑脊液鼻漏等。

二、诊断

垂体腺瘤的诊断需根据临床症状、体征、内分泌检查及影像学检查结果综合确定。

（一）内分泌检查

测定垂体及靶腺激素水平有利于了解下丘脑—垂体—靶腺轴的功能，对术前诊断及术后评估具有重要参考价值。诊断分泌性垂体瘤的内分泌指标是：血清 PRL 水平 > 100 μg/L；随机 GH 水平 > 5 μg/L，口服葡萄糖后 GH 水平 > 1 μg/L，IGF-1 水平增高；尿游离皮质醇（UFC）> 100 μg/24 小时，血 ACTH 水平 > 46 μg/L。皮质醇增高者，应做地塞米松抑制试验，必要时可行胰岛素兴奋试验、促甲状腺激素释放激素（TRH）试验，以及促肾上腺皮质激素释放激素（CRH）刺激试验。

垂体 ACTH 腺瘤临床表现为库欣综合征，分为 ACTH 依赖性和非 ACTH 依赖性，临床上需依靠多项检查才能明确病因。

（二）影像学检查

除需做 CT 及 MRI 外，有时也做脑血管造影以排除脑部动脉瘤或了解肿瘤供血及血管受压情况。怀疑有空蝶鞍或脑脊液鼻漏者，可用碘水行 CT 脑池造影检查。

1. CT

CT 对微腺瘤的发现率约为 50%，小于 5 mm 的肿瘤发现率仅为 30%，做薄层扫描（1~2 mm），发现率可有所提高。微腺瘤的典型表现为垂体前叶侧方的低密度灶或少许增强的圆形病灶；垂体高，女性大于 8 mm，男性大于 6 mm，鞍膈抬高；垂体柄向肿瘤对侧偏移；鞍底局部骨质受压变薄。大腺瘤增强扫描常均匀强化。瘤内可见出血、坏死或囊性变，该区不被强化。鞍区 CT 薄层扫描加冠状、矢状重建可显示蝶窦中隔与中线间的关系，从而使术者避免在凿开鞍底时偏离中线损伤颈内动脉等组织，减少手术并发症；还可显示鞍底前后左右的大小，对于明显向颅内、海绵窦扩展，或呈侵袭性生长的肿瘤，术中保证鞍底够大，增大显微镜侧方观察范围，利于肿瘤全切。

2. MRI

MRI 是目前诊断垂体瘤的首选方法。微腺瘤垂体上缘膨隆，肿瘤呈低信号，垂体柄向健侧移位，垂体增强动态扫描可显示微腺瘤与正常组织的边界，增强前后证实微腺瘤的准确率为 90%，直径小于 5 mm 的发现率为 50%~60%。大腺瘤可显示瘤体与视神经、视交叉，以及与周围其他结构如颈内动脉、海绵窦、脑实质等的关系。术前 MRI 有助于了解肿瘤的质地，以及肿瘤与颈内动脉或基底动脉的关系。对于向鞍上或颅内明显扩展或明显侵袭海绵窦的肿瘤，根据 MRI 判断肿瘤质地，选择手术入路，可提高手术切除的范围。

三、治疗

垂体腺瘤的治疗目的在于：控制激素水平，恢复垂体功能，缩小或消除肿瘤，解除颅内占位引起的症状体征等。目前常用的治疗方案包括手术治疗、药物治疗和放疗。各治疗方案各有优缺点，手术可快速解除肿瘤对周围组织的压迫，并有效地减少激素分泌，但对已侵犯到鞍旁、海绵窦的垂体腺瘤，手术常不能全切，且风险大、并发症较多；立体定向放疗常用于不能耐受手术或是拒绝手术者；放疗可控制肿瘤生长，恢复激素水平，但持续时间长，有导致垂体功能减退、放射性脑坏死、脑神经损伤，甚至诱发继发性恶性肿瘤的可能；药物治疗并发症少，但起效慢，需终身服药，费用昂贵。

（一）手术治疗

1. 经颅手术

经颅手术切除垂体腺瘤很早就应用于临床，现已是非常成熟的术式。适用于：①明显向额颞叶甚至颅后窝发展的巨大垂体腺瘤；②向鞍上发展部分与鞍内部分的连接处明显狭窄的垂体腺瘤；③纤维化、质地坚硬，经蝶窦无法切除的垂体腺瘤。临床上常用手术入路有经额入路、经颞入路、经翼点入路及眶上锁孔入路。随着显微镜及内镜技术的不断发展，经颅手术现在主要用于不适合经蝶手术的患者，如巨大垂体腺瘤、侵袭性的肿瘤、需要联合入路及分期手术的患者。

2. 经鼻蝶手术

经鼻蝶手术入路适用于：①突向蝶窦或局限于鞍内的垂体腺瘤；②向鞍上垂直性生长的垂体腺瘤；③蝶窦气化程度良好的垂体腺瘤患者。手术方式主要包括显微镜下经鼻蝶和内镜下经鼻蝶手术，是目前治疗垂体腺瘤最常用的手术入路，约96%的患者可经鼻蝶入路手术切除。以前，伴有甲介型或鞍前型蝶窦的垂体腺瘤患者，因术中定位、暴露鞍底困难，曾被列为经蝶入路手术的禁忌证，或需额外设备于术中定位鞍底，但随着手术技术发展及设备的创新，CT仿真内镜重建能显示蝶窦浅、深部结构的三维解剖图像，可模拟经鼻蝶入路手术过程。

神经内镜下经鼻蝶切除术是近几十年国内外新出现并迅速推广的一项微创垂体腺瘤切除技术，较以往显微镜手术存在明显的优点：①减少了手术对鼻中隔中上部及鼻腔底黏膜的损伤，术后很少发生鼻中隔穿孔；②不造成鼻中隔骨性骨折，不影响术后鼻外形；③照明条件好，并可放大图像，能更好地显示蝶窦内、鞍内、鞍上等解剖结构，可减少术后并发症的发生；④患者术后反应轻，恢复快。但内镜也有其缺点：内镜缺乏立体层次感，对术者熟练度有较高的要求，需在鼻腔内寻找参照物；操作空间相对于显微镜手术更狭小，手术操作需要特殊训练。

（二）立体定向放射外科

随着计算机技术和放射物理学的发展，立体定向放射外科（SRS）在垂体腺瘤的治疗中取得了较好的效果，肿瘤无进展率和生物治愈率都较高。SRS或FSRT技术在确保肿瘤靶区剂量的同时，能使瘤外的照射剂量迅速减少，保护靶区周围的重要组织，故尤为适用于瘤体较小的垂体腺瘤。SRS主要适用于：①直径 < 10 mm 的垂体微腺瘤；②直径 > 10 mm，但视力、视野无明显受损的垂体腺瘤，且MRI检查肿瘤和视交叉之间的距离在3 mm以上；③手术残留或复发者；④不能耐受手术者。

（三）综合治疗

如在手术切除大部分肿瘤后行放疗或药物治疗控制肿瘤生长，或于放疗或药物治疗使肿瘤缩小、变软后再行手术，可以起到扬长避短、提高疗效、降低风险的效果。目前，综合治疗也存在一些尚待解决的问题，如放疗与药物治疗的最适间隔时间尚未明确，药物治疗对放疗剂量的影响也尚未明确等，且目前仍无较大的临床研究用于综合治疗的疗效分析。

（曾　俏）

第四节 颅内神经鞘瘤

神经鞘瘤来源于施万细胞,又称为施万细胞瘤,神经鞘瘤通常发生于脑神经末梢的胶质—施万结,多为良性肿瘤,WHO I 级。各种年龄、不同性别均可发生,患者多为 30 ~ 40 岁的中年人,无明显性别差异。肿瘤通常为单发,有时可多发,大小不等。有细胞型、丛状型、黑色素型 3 种亚型。肿瘤累及不同脑神经,出现不同的临床症状及体征,以听神经鞘瘤为多发,其次是三叉神经鞘瘤。

一、听神经鞘瘤

听神经鞘瘤起源于听神经的神经鞘,多位于上前庭神经,少数位于该神经的耳蜗部。约占颅内肿瘤的 8.43%。听神经鞘瘤开始时多局限于内耳道,引起内耳道直径扩大并破坏内耳门后唇,而后向阻力较小的内耳道外、桥小脑角方向发展,故瘤体常为两部分,一部分在内耳道,一部分在内耳道外、桥小脑角。肿瘤充满桥小脑角池,后可向脑干和小脑方向发展,压迫蜗神经核和面神经核。若肿瘤继续增大,向小脑幕上扩展,甚至可达枕骨大孔附近,压迫三叉神经和后组脑神经。肿瘤可压迫脑干和小脑,当第四脑室受压时可导致梗阻性脑积水。约 10% 的听神经瘤为双侧听神经瘤,双侧听神经鞘瘤与神经纤维瘤病 2 型(NF-2)密切相关。

(一)临床表现

临床早期特征为进行性耳鸣伴听力丧失,之后可出现感觉性平衡失调和发作性眩晕。大多数瘤体较小者表现为单侧听力丧失、耳鸣、前庭功能异常;瘤体较大者出现三叉神经、面神经功能异常以及颅内压增高的症状;最后肿瘤体积增大,可出现脑干和小脑受压。

1. 听力丧失

听力丧失是听神经鞘瘤最常见的症状,患者出现渐进性、高频感音神经性听力丧失。

2. 耳鸣

耳鸣常见,于听力下降之前或同时出现,多为单侧持续性高调耳鸣。

3. 前庭功能异常

约 50% 的患者会出现前庭功能失调,表现为眩晕、平衡功能障碍。早期瘤体较小,患者眩晕症多见;晚期瘤体大,患者平衡功能障碍多见。

4. 三叉神经功能异常

约 50% 的患者出现三叉神经功能异常,以角膜反射消失最常见,其他症状如面颊部、颧骨隆突处麻木感或麻刺感。三叉神经症状与肿瘤体积密切相关,听神经瘤直径在 1 cm 以下者几乎不出现三叉神经症状,直径在 3 cm 以上者 48% 出现三叉神经症状,特大肿瘤者还可出现咀嚼肌薄弱,甚至萎缩。

5. 面神经功能异常

常于晚期出现,瘤体较小的患者很少有此症状。患者常出现面部肌肉抽搐、麻痹。

6. 其他症状

肿瘤占位效应可导致颅内压增高、脑积水、脑干和小脑受压症状。颅内压增高表现为渐进而持久的头痛、恶心、呕吐、感觉迟钝等。脑干受压出现患侧上、下肢功能障碍。小脑受压出现步态紊乱、共济失调。

（二）辅助检查

1. 神经耳科学检查

（1）一般听力检查：出现气导大于骨导并一致下降，双耳骨导比较试验偏向健侧，提示内耳病变；纯音听阈检查表现为以高频为主的听力减退，气导与骨导听力曲线一致或接近一致。若肿瘤压迫内耳道血管，影响耳蜗血液循环，可产生重振现象。

（2）语言听力检查：神经性耳聋不仅出现纯音听阈下降，同时还有语言审别能力的下降，即能听到谈话声，而不理解谈话的内容。

（3）前庭功能检查：目前多采用微量冷水试验法。大多数正常人在耳内注入 0.2 mL 的冰水后可出现水平性眼震。若注入量达 2 mL 仍未出现反应，则认为注水侧前庭功能丧失。肿瘤越大，前庭功能障碍越严重。

（4）听觉脑干诱发电位检查：是反映脑干内听觉过程神经机制的客观指标。声音由外界传入内耳后，用头皮电极记录耳蜗至脑干的电生理反应。诊断听神经瘤主要依靠波幅和峰潜伏期改变：无反应；仅有 I 波；仅有 I ~ II 波；I ~ V 波间潜伏期延长。

2. 影像学检查

内耳道 X 线平片包括通过眼眶显示岩锥的前后位或后前位、汤氏位、斯氏位、颅底位，其中以斯氏位最好，前后位和汤氏位可发现约 75% 的听神经瘤，其他不能增加诊断率。CT 能发现约 80% 的听神经瘤，直径在 1.5 cm 以下的肿瘤很难发现。MRI 可提供肿瘤的早期诊断，特别是内耳道内的小肿瘤。

（三）诊断及鉴别诊断

中年以上患者出现耳鸣、耳聋、眩晕、平衡障碍等表现，影像学显示桥小脑角（CPA）占位时，应考虑听神经瘤。NF-2 型听神经瘤具有一定特点：最常见于青年人，双侧发病多于单侧。双侧肿瘤可同时发生，也可先后发生，两侧肿瘤的大小和听力可明显不同。需与以下疾病相鉴别。

1. 脑膜瘤

为桥小脑角第二好发的肿瘤。脑膜瘤的特点为：肿瘤钙化、岩骨侵蚀或增生，且 CT 比 MRI 更明显。33% ~ 75% 的患者听力丧失，与内耳门之间存在一定距离，且跨过内耳门而不进入。在所有磁共振（MR）序列中几乎均为等信号，因血管变化，在 T_2 上呈高信号。增强后，脑膜瘤比听神经瘤均匀。

2. 表皮样囊肿

由进入神经管的上皮细胞聚集而成，在颅内最常见于桥小脑角。特点为：沿蛛网膜下隙生长且压迫周围脑组织。CT 上呈水样均匀影像，MRI 上呈典型沿蛛网膜下隙见缝就钻的表现。听力、前庭功能障碍均不明显。

3. 三叉神经鞘瘤

以三叉神经症状起病，早期无耳鸣、听力下降等症状。内耳道无扩大，可向颅中窝、颅后窝两个方向发展。

（四）治疗

对大型肿瘤，尤其有脑干、小脑明显受压症状者，只要无手术禁忌证，不论年龄大小都应争取手术切除。对于中小型肿瘤，选择治疗方式时应考虑肿瘤的大小、患者年龄、症状出现时间的长短、同侧及对侧听力状态、是否合并其他内科疾病、患者的意愿、经济状况等因素，设计个性化的治疗方案。若暂时无法决定，可用神经影像学动态观察。

1. 姑息疗法

对于 65 岁以上、体质虚弱且肿瘤较小的患者，除非肿瘤生长较快，否则密切的临床观察是最好的选择。年轻人采用姑息疗法尚存在争议。

2. 立体定向放射外科治疗

立体定向放射外科治疗听神经瘤具有时间短、无痛苦、手术风险低、神经功能保留较好等优点，但存在某些局限性而不能取代手术：①治疗后占位效应仍存在，不适用于伴有脑积水、脑干受压的患者；②适用于体积较小的肿瘤；③增加了面神经、三叉神经的不必要放射性损伤；④若需要手术介入，可能增加手术难度。

3. 显微神经外科手术治疗

1964 年，House 首次在经迷路入路手术中应用显微镜，听神经瘤手术治疗开始了显微外科时代。近年来，随着神经影像技术、现代显微神经外科技术的不断发展，听神经瘤的手术治疗方式发生了巨大的变化，不但可以完全切除肿瘤，还可保留面神经甚至听神经功能。

（1）手术入路的选择：听神经鞘瘤手术入路主要包括经枕下开颅乙状窦后入路、经迷路入路和经颅中窝入路。对于大型或巨大型肿瘤，有学者还采用经岩骨乙状窦后入路、经岩骨部分迷路切除入路，甚至经岩骨乙状窦前入路。经枕下开颅乙状窦后入路是最常用的入路，优点是该入路显露好，肿瘤与脑干和内听道的关系显示较为清楚，适合切除任何大小的肿瘤，并可保留面神经和蜗神经；缺点是手术创伤大，必须暴露、牵拉小脑，手术时间也较长。经迷路入路适用于小肿瘤伴听力完全丧失者，也适用于老年患者。其优点为手术完全在硬膜外操作，对脑干和小脑影响小，危险性低；缺点为听力永久性丧失。经颅中窝入路适用于小肿瘤，手术主要在耳上硬膜外操作，优点是可保留听力，缺点是须牵拉颞叶。

（2）神经内镜在术中的应用：神经内镜适用于保留听力的听神经鞘瘤切除，尤其是直径在 1.5 cm 以下的听神经瘤。显微镜下肿瘤全切除，暴露内听道底部时必须打开迷路，这样就会损伤迷路，而使用神经内镜则多可发现并切除内听道内的残留肿瘤。神经内镜辅助显微手术提高了手术的安全性和有效性，但也有学者提出，应用神经内镜并不提高术后听力保留率。

二、三叉神经鞘瘤

三叉神经鞘瘤起源于三叉神经的颅内段。多发生于三叉神经半月节部，也可发生于三叉神经根部；还可同时累及半月节部和根部，形成哑铃形，跨越颅中窝、颅后窝。极个别可破坏颅中窝，向颅外生长。三叉神经鞘瘤占颅内肿瘤的 0.07% ~ 0.33%，颅内神经鞘瘤的 0.8% ~8%，好发于中年人，早期症状多不典型，易被忽视。

（一）临床表现

以三叉神经损害为主要表现，患者常有一侧面部麻木或阵发性疼痛，患侧咀嚼肌无力及萎缩。肿瘤生长方向不同，导致不同的邻近脑神经和脑组织受损。若肿瘤位于颅中窝，可损害视神经和动眼神经，导致视力、视野障碍，眼球活动受限，眼球突出等。若肿瘤压迫颞叶内侧面，患者可出现颞叶癫痫、幻嗅等症状。若肿瘤位于颅后窝，可累及滑车神经、面神经、听神经及后组脑神经，出现眼球运动障碍、面瘫、听力下降等症状。若肿瘤压迫、损伤小脑，则可出现共济失调。晚期，肿瘤可推挤脑干，导致对侧或双侧锥体束征、脑积水等。若肿瘤骑跨颅中窝、颅后窝，除可引起相关脑神经症状外，因肿瘤紧贴、压迫大脑脚，还可影响颈内动脉，导致对侧轻偏瘫、高颅压和小脑损害等症状。

（二）辅助检查

1. X 线

平片可见典型的肿瘤进入颅后窝的特征性表现，即岩尖前内部骨质破坏，边缘整齐。

2. CT

肿瘤生长部位不同，CT 表现有所差异。若肿瘤位于岩尖部的麦克囊处，可见患侧鞍上池肿块影有均匀强化效应，若肿瘤中心坏死，瘤内可见不规则片状或条索状强化影，以及周边环状强化，并可见岩尖部存在骨质破坏。若肿瘤向颅后窝发展或起源于颅后窝，在 C-P 角可见尖圆形肿块影，还可见小脑、脑干及第四脑室受压、变形等间接征象。若肿瘤位于颅中窝，有时可出现肿瘤侵入眶内、眼球外凸等 CT 征象。

3. MRI

常见岩骨尖部高信号消失，病灶呈长 T_1 长 T_2 信号，T_2 加权显示病灶信号强度较脑膜瘤高，注射造影剂强化后效应较脑膜瘤弱。

（三）治疗

三叉神经鞘瘤为良性肿瘤，全切后可治愈，手术切除是最佳手段。

1. 开颅手术切除

若患者可耐受全麻和手术，且肿瘤直径在 3.5 cm 以上，应选择开颅手术切除肿瘤，以解除肿瘤压迫，维护神经功能。手术应选择最易接近肿瘤且不对重要神经和血管造成严重损害的入路。常用入路如下。

（1）经颅眶或经颞下入路：适用于颅中窝的神经鞘瘤，也适用于肿瘤累及海绵窦或颞下窝者。

（2）经岩骨入路或扩大经岩骨入路：适用于位于海绵窦后部、体积小到中等的肿瘤。

（3）枕下乙状窦后入路：适用于三叉神经根部的神经鞘瘤。

（4）小脑幕上下联合、经颞下经乙状窦前入路：适用于跨越颅中窝、颅后窝的"哑铃形"大型三叉神经鞘瘤。

2. 伽马刀治疗

随着显微外科及颅底手术技术的不断发展，70% 以上的三叉神经鞘瘤可做到全切或近全切，但三叉神经功能损伤率为 38% ~ 75%，永久性功能障碍发生率为 13% ~ 86%。欧美一些学者认为，海绵窦区的肿瘤即使全切后也有可能因窦内残留极少量肿瘤而导致日后复发。近年来，国内外开展了三叉神经鞘瘤放射外科治疗。伽马刀在改善患者临床症状方面，多数患者可获得症状缓解。不能耐受全麻或不愿开颅，且肿瘤直径在 3.5 cm 以下者，可采用伽马刀控制、缩小甚至消除肿瘤。对行开颅手术而未能全切仍有残留的患者，也可采用伽马刀进行立体定向放疗。

（温剑峰）

第四章

脑血管畸形

第一节　脑动静脉畸形

脑动静脉畸形（CAVM）是颅内血管畸形中最常见的一种，属于高发病率的先天性脑血管疾病，发病高峰期一般在 20~40 岁，在颅内各部位均有可能发生，主要存在颅内异常扩张的动静脉直接交通，无中间的毛细血管床，包括供血动脉、畸形血管团和引流静脉 3 个部分，发病率约为颅内动脉瘤的 1/10。

一、病因

据估计，CAVM 出现在胚胎发育期的第 4 周和第 8 周，也有假说认为，CAVM 在出生后会继续生长。CAVM 确切的病因尚不清楚，目前有以下几种说法：①CAVM 是在毛细血管丛内的永存的动静脉直接相通；②CAVM 是动态变化的，源于无序的血管生长，如"增生性毛细血管病"；③CAVM 源于毛细血管和和静脉之间结合部再塑形的功能异常；④CAVM 可能代表着瘘性的脑动脉瘤。

二、病理

1. 解剖学

CAVM 可在双侧半球分布，更多累及大脑半球或功能区。CAVM 的供血动脉主要有终末供血、穿支供血和过路供血 3 种类型。CAVM 的畸形血管团可致密存在，也可弥散分布，小则几厘米，大至整个脑半球；相邻的脑组织因既往出血的含铁血黄素沉着所染色，表面的脑膜可增厚并纤维化，也可以表现为胶质增生和钙化。多发的 CAVM 占 90%，常伴有相关的血管综合征（遗传性出血性毛细血管扩张症）。

2. 组织学

CAVM 的动脉异常扩张，管壁存在变薄、退变或缺少中膜、弹力板。以往观点认为畸形血管团内部不存在正常脑组织，而目前研究认为 CAVM 中可有正常脑组织，但一般不具有功能。畸形血管团内部可散在动脉瘤或硬化的脑组织，血管壁可存在中膜肥大，无法分辨是动脉或是静脉；静脉"动脉化"，管壁增厚，但缺乏弹力板，不是真正的动脉结构。

3. 病理生理学

CAVM 多数是高排低阻型，供血动脉和引流静脉的压力逐渐增高（尤其是流出道狭窄）

与出血直接相关。有的观点认为，CAVM 的"盗血"导致周围脑组织局部脑血流量（CBF）降低，周围脑组织的自动调节引起症状出现，但也有前瞻性研究否认了这种说法。CAVM 的发育可使功能区脑组织结构重组，增粗供血动脉、巨大畸形血管团和粗大引流静脉、静脉球等可产生占位效应，导致周围脑组织受压移位。

三、预后

CAVM 最常见的临床表现是脑出血，约占出血性卒中的 1%，年出血率在 2% ~18.7%，出血风险高低取决于既往有无出血病史，无出血病史的每年为 2% ~4%，首次出血后再出血风险显著增加，出血后第一年的再出血率约为 7%，然后逐年下降，大概第 3 年可降至基线水平。

CAVM 出血的风险差异很大，关于高风险因素争论较多，尚无明确结论，一般认为高危因素包括以下几点：①出血病史；②畸形团大小，对此尚无统一意见；③深部静脉引流；④单一静脉引流；⑤静脉引流不畅，静脉流出道狭窄或是反流；⑥幕下的病变；⑦脑深部的病变；⑧脑室周围病变；⑨血流相关性动脉瘤；⑩大脑中动脉穿支参与供血；⑪高血压；⑫炎性因子 IL6 多态性。

CAVM 的自然好转的极为少见。CAVM 出血的总病死率为 5% ~30%，低于颅内其他疾病导致的出血病死率，主要是由于 CAVM 是先天性疾病，部分病变的相邻脑组织的逐渐适应性调节。

四、临床表现

CAVM 绝大多数因出现脑出血或癫痫才被发现，一部分患者为隐匿性，伴随终身而无症状，此外，头痛和局灶性神经功能异常也很常见，少部分患者还有耳鸣症状。2 岁以下的儿童常表现为充血性心力衰竭、大头症和癫痫。

1. 出血

出血为最常见的症状，超过一半以上表现为颅内血肿，其次是蛛网膜下隙出血和脑室出血。与畸形相关严重的血管痉挛偶尔被提及，但并不常见。

2. 癫痫

可表现为局灶性的或是全身性的，表现方式常可提示病变所在部位，病变位于颞叶和顶叶的更易发生癫痫，其中病变位于顶叶的癫痫多表现为局灶性的，而额叶的动静脉畸形多引起广泛性的癫痫。

3. 头痛

未破裂的 CAVM 也可以引起头痛。曾有报道 CAVM 与偏头痛和其他头痛综合征有关。头痛部位与病灶位置无明确相关。

4. 局灶性神经功能异常

包括视觉、听觉异常，肌张力障碍，锥体束征阳性，进展性理解力、记忆力下降等。这可能与 CAVM 引起的盗血现象和脑组织重构、移位相关。

五、辅助检查

主要是影像学检查，包括 CT、MRI、CTA/MRA 和 DSA。影像学资料必须结合临床表现和神经系统查体结果才能作出 CAVM 的诊断。

1. CT

CT 为诊断急性出血的最佳影像学检查。未出血的 CAVM 的 CT 平扫常为阴性，粗大的供血动脉、引流静脉或静脉球可表现为高血管信号，巨大的 CAVM（广泛的供血动脉、畸形血管团和粗大的引流静脉、静脉球）可造成局部脑组织移位、脑室受压或脑积水。

2. MRI

对微小病变的检出率明显高于 CT，可精确定位病变的解剖位置，可检出相关动脉瘤，对开颅切除手术的指导意义很大。

3. CTA/MRA

敏感性高于 CT 和 MRI，无创、便捷，但对于手术治疗的指导性不如 DSA。

4. DSA

敏感性最高，微创、低风险，是诊断脑动静脉畸形的"金标准"，可准确分辨供血动脉（含血流相关性动脉瘤）、畸形血管团和引流静脉（含静脉球），对指导治疗可提供最有价值的信息。

六、治疗

（一）治疗原则

脑动静脉畸形（CAVM）治疗的目的是尽可能完全切除或栓塞畸形血管团，消除或者减少 CAVM 破裂出血风险，控制癫痫发作，减少局灶性神经功能损害，改善盗血，恢复脑组织正常血供。目前 CAVM 的治疗方法主要包括显微外科手术切除畸形血管团、血管内栓塞畸形血管团及立体定向放疗 3 种治疗方法，每种治疗方法既可以作为单一的治疗方式，也可以与其他治疗方式结合使用。临床工作中，影响手术方式及效果的因素较多，包括 CAVM 大小、位置、供血动脉（来源和数量），引流静脉（是否存在深部引流），是否并发动脉瘤及脑出血，患者全身状况等。因此，CAVM 的治疗应结合具体情况采取个体化治疗方案，目前临床上结合 Spetzler-Martin（S-M）分级，CAVM 推荐处理原则见表 4-1。

表 4-1 AVM 推荐处理原则

S-M 分级	深部穿支	大小	首选处理方法	次选处理方法
Ⅰ~Ⅱ级			外科手术	放疗
Ⅲ级	无		外科手术	放疗
	有	<3 cm	放疗	观察
	有	>3 cm	观察	放疗后手术或栓塞
Ⅳ~Ⅴ级	无		外科手术和栓塞	观察或放疗
	有		观察	放疗后手术或栓塞

1. Spetzler-Martin Ⅰ~Ⅱ级

CAVM 首选显微外科手术治疗，次选放疗，因为外科手术后产生永久性神经功能障碍的风险较小，但是否考虑外科手术还要考虑到神经外科医生是否具有丰富的经验。

2. Spetzler-Martin Ⅲ级

CAVM 的治疗效果主要取决于是否有深部穿支供血，若无深部穿支供血，处理原则同

Ⅰ～Ⅱ级 CAVM；若有深部穿支供血，则需要考虑 CAVM 的大小，直径小于 3 cm 的 CAVM 首选放疗，直径大于 3 cm 的 CAVM 处理原则同Ⅳ～Ⅴ级 CAVM。

3. Spetzler-Martin Ⅳ～Ⅴ级

CAVM 治疗上存在巨大挑战，一般采取先栓塞再外科手术，残余病变进行放疗的方案。大于 3 cm 的 CAVM，采取放疗的治愈率很低，外科手术效果也不理想，并可能导致一定程度的永久性神经功能缺失及较高的死亡率，因此不进行手术而动态临床观察也是一种选择。

（二）一般治疗

对于年龄较大、仅有癫痫症状且能通过药物有效控制、位于脑重要功能区、脑深部或病变广泛的患者，可以考虑临床随访观察及保守治疗。加强医患沟通，让患者了解 CAVM 的自然史并正确认识该疾病，消除患者紧张情绪，指导患者保持良好的生活习惯，避免过度疲劳和心情激动，积极控制血压，必要时给予抗癫痫药物治疗。

（三）显微外科手术治疗

显微外科手术因其可以切除病灶、并发出血时可以清除血肿，减少血肿对周围脑组织的压迫损伤，目前仍是治疗 CAVM 的重要方法。

1. 手术适应证

（1）既往或近期有颅内出血，Spetzler-Martin Ⅰ～Ⅲ级的 CAVM，除非累及下丘脑、基底核区、脑干等区域的病灶，均可行手术切除。

（2）无颅内出血史，CAVM 位于表浅非功能区，直径在 6 cm 以下，可行手术切除。

（3）药物难治的顽固性癫痫，切除病灶有助于控制癫痫发作。

（4）进行性神经功能损害。

（5）改善盗血，恢复正常脑组织血流。

（6）颅内血肿急性期，脑疝倾向，挽救生命。

2. 手术治疗指征影响因素

（1）患者因素：①年龄，年轻患者手术耐受性好、神经修复能力强；②基础身体状况，基础疾病会增加麻醉、手术风险；③症状，有进行性神经功能障碍、癫痫发作难以控制、反复出血的患者比无症状患者更能接受手术治疗；④心理因素。

（2）病灶因素：关于 CAVM 病灶的诸多分类方法中，Spetzler-Martin 分级标准可以进行初步的手术难度估计和术后神经功能情况评估，因此在临床中被广泛采用。一般认为，小型 CAVM 较大型 CAVM 具有更高的出血发生率，分析原因是小型 CAVM 供血动脉压远高于大型 CAVM 供血动脉压。根据统计学分析，Spetzler-Martin 分级Ⅰ～Ⅲ级 CAVM 的自然出血危险性高于外科手术干预的危险性，手术治疗对该级别 CAVM 有明显优势，应积极采取手术治疗。Ⅳ～Ⅴ级 CAVM 外科手术危险性高于自然出血危险性，应根据具体情况决定行综合治疗或保守治疗。

（3）医生因素：具有丰富 CAVM 治疗经验的神经外科专科医生手术治愈率较高，并发症发生率较低。

3. 手术时机

急诊（破裂出血）CAVM 和择期（未破裂出血）CAVM 的手术治疗策略应区别对待，遇到危及生命的急诊 CAVM 应紧急处理，除非病灶较小可以一并切除，治疗旨在清除血肿、彻底止血、充分减压、最大限度地保护正常脑组织，对于未处理或残留病灶可于患者病情稳定 3 周至半年后择期处理。

4. 显微外科手术切除 CAVM 的步骤

（1）辨别病灶：认真比对脑血管造影影像与镜下观察到的实际情况，动脉化的引流静脉是辨别病灶最重要的线索，对于深部的病灶往往可以循着引流静脉逆向寻找。此外，术中超声和神经导航均可以帮助确定病灶的位置。

（2）阻断表浅供血动脉：仔细辨别病变的供血动脉和病变附近的正常血管，原则上，只有进入畸形血管团的血管才是供血动脉，应小心分离、阻断。有时很难区分供血动脉和动脉化的引流静脉，可临时夹闭该血管，畸形血管团以远的血管如果塌陷了则是引流静脉，如果继续搏动则是供血动脉。对于紧邻甚至穿过病灶供应正常脑组织的动脉，小的、供应非功能区的可予以切断，但务必保留其主干。

（3）环形切除畸形血管团：手术的关键在于尽量紧贴畸形血管团边缘实施环形切除，既往发生过出血的病灶周围通常存在胶质带，可沿此胶质带进行分离、切除。

（4）切断深部供血动脉：处理深部供血动脉是 CAVM 手术的关键和难点，处理这类血管要求术者有足够的耐心、一根一根地妥善处理，遇到出血点不要简单地压迫了事，一旦动脉血管断裂回缩进脑实质，继发的出血可能导致严重的脑实质、脑室内血肿。

（5）切断引流静脉，完整切除病灶：原则上，CAVM 的引流静脉应该最后被切断，因为过早地切断引流静脉可能导致病灶内血液回流受阻，增加术中出血风险。如果重要的引流静脉出血，可用吸收性明胶海绵或其他止血物堵住出血点轻微压迫止血，切忌轻易切断该引流静脉。分离病灶过程中切忌过分牵拉，避免损伤重要的引流静脉引起出血，尤其是位于窦旁、小脑幕上下的引流静脉。应处理好供血动脉、病灶边缘完全分离后切断引流静脉，完整切除病灶。

（6）止血：完整切除病灶后应彻底止血，确认无出血后应将患者血压升高 15 ~ 20 mmHg，镜下观察 10 ~ 15 分钟再次确认有无出血，创面残腔铺上一层可吸收止血纱，术后应适当控制性降压，预防灌注压突破。

5. 并发症

（1）术中并发症：①术中血肿，CAVM 破裂或过早切断引流静脉；②脑实质挫伤，不能紧贴血管团进行游离、切除；③脑组织缺血，正常脑血管被切断。

（2）术后并发症：①出血，CAVM 残余组织出血、不牢靠的止血、灌注压突破；②癫痫发作，术后可预防性使用抗癫痫药 6 个月；③神经功能缺失，尤其见于重要功能区术中受损。

（四）立体定向放疗

利用现代立体定向技术和计算机技术，将单次大剂量高能质子束从多个方向和角度聚集到治疗靶点上，使之产生局灶性坏死而达到治疗疾病的目的。目前，临床中用于治疗 CAVM 的立体定向技术主要有伽马刀，X 刀和粒子刀等，其中由于伽马刀创伤小、无出血、并发症少，应用最为广泛。伽马刀治疗 CAVM 的原理是放射线引起的畸形血管内皮增生、血管壁发生结构破坏逐渐被胶原性物质代替，最后血管壁增厚硬变，进行性血管腔狭窄以及随之而出现的血流速度缓慢，最终导致血栓形成和 CAVM 闭塞。

1. 伽马刀治疗 CAVM 适应证

①病灶直径 <3 cm 或体积 <10 mL；②病灶位于脑深部或重要功能区；③显微外科手术切除术后或血管内栓塞治疗术后病灶残余、复发；④全身情况差，不能耐受开颅手术。

2. 伽马刀治疗时机

治疗过程中，病变位于重要功能区、位置较深、直径 <3 cm 的 CAVM 最适合行伽马刀治疗；病变并发颅内血肿者，若血肿量较小且无脑疝征象，可待血肿吸取、水肿消退后再行伽马刀治疗；若血肿量大且有脑疝征象，应立即急诊开颅清除血肿并酌情切除畸形血管团，术后需行造影等影像学检查，了解有无病变残留，残留病变可行伽马刀治疗；大型 CAVM 则宜先行血管内栓塞或手术切除治疗，减小病变体积后再行伽马刀治疗，或者分期行伽马刀治疗。

3. 伽马刀治疗效果影响因素

由于伽马刀治疗效果具有时间延迟性，其效果除了与放射剂量、病变位置、大小、靶点选择有关外，还与治疗后观察时间有关。目前认为：①决定病变闭塞率的是放射剂量，包括中心剂量和边缘剂量，其中边缘剂量起决定因素，在病变大小相同的情况下，病变的可能闭塞率 = （35.69 × 边缘剂量 − 39.66）%；②伽马刀治疗的疗效不如手术切除那样直接、迅速，其作用是渐进的、持续的，时间越长，疗效越明显，平均治愈时间为术后 2 ~ 3 年；③随着病变体积增大，完全闭塞率逐渐下降；④靶点选择定位在畸形血管团本身，不包括供血动脉和引流静脉，从而减少了治疗靶点的容积，缩小了范围，有利于提高边缘剂量，促进血管巢的闭塞，同时避免正常供血动脉受损，减少缺血并发症，也可避免引流静脉意外过早闭塞，降低脑水肿、脑出血风险。

4. 伽马刀治疗并发症

①放射性脑水肿引起的头痛、头晕、恶心、呕吐；②放射性神经功能损伤；③新发癫痫；④迟发性脑出血。

（五）综合治疗

目前，对于大型、S-M 高分级、位于重要功能区且结构复杂的 CAVM，很难依靠单一治疗手段达到治愈目的，综合治疗可结合各种治疗方案的优点，避开单一治疗方案的缺点，扩展了可治疗病变的范围，明显提高治愈率，降低致残率和病死率。根据治疗顺序，综合治疗可分为：①手术 + 放疗；②栓塞 + 手术；③栓塞 + 放疗；④放疗 + 手术；⑤栓塞 + 手术 + 放疗等几种类型。临床上，结合具体病变情况，采取个体化治疗方案。

（杨振宇）

第二节　隐匿性血管畸形

颅内隐匿性血管畸形（AOVM）是指脑血管造影检查不显影，经组织病理学或手术证实的颅内血管畸形。一般认为，其病理类型包括海绵状血管瘤、毛细血管扩张症、小型脑动静脉畸形、静脉性血管畸形等，是常见的自发性颅内出血的重要原因。

一、海绵状血管瘤

海绵状血管瘤（CA）最早于 1854 年由 Luschka 描述。Russell 和 Rubinstain 根据病变组

织由海绵状血管腔隙组成，将其命名为 CA。其实该病并非真正的肿瘤，而是一种缺乏动脉成分的血管畸形。CA 曾被认为是一种少见的脑血管畸形，只有在手术或尸检时才能明确诊断。随着医学影像学的发展，特别是 MRI 上 CA 特异性的影像学表现，该病的报告日渐增多。临床发病率仅次于 CAVM，CA 好发于 30～50 岁，男女发病率无明显差异，妊娠期及儿童期出血率较高，经自然病史研究发现，症状型患者年出血率为 1.6%～6.5%。脑内型 CA 常见于大脑半球皮层、皮层下、脑干以及侧脑室等部位。脑外型常见于颅中窝、鞍旁等部位。单发病灶患者多于多发病灶患者，多发病灶患者约占 25%。

（一）病理

CA 病变为黯红色圆形或分叶状血管团，没有包膜但边界清楚，呈桑葚状，其内为蜂窝状的薄壁血管腔隙，切面如海绵状。缺乏明显的供血动脉和引流静脉，可见大量的小血管进入病变内，内部或周围常有小的出血灶，周围脑组织常有黄染的胶质增生。镜检见丛状、薄壁的血管窦样结构，其间有神经纤维分隔，窦间没有正常的脑组织，窦壁缺乏弹力层和肌肉组织，没有明显的供血动脉和引流静脉。另外大多数 CA 都有复合型的病理改变，如纤维瘢痕形成，新近或陈旧性出血，相邻脑组织可见胶质增生，窦腔内血栓形成、机化及钙化、窦壁玻璃样变性以及囊变等。目前认为出血、血栓形成伴有机化和再通是 CA 增大的原因。

（二）临床表现

CA 可以无症状，大多数表现为癫痫、出血和局灶性神经功能缺失。

1. 无症状

患者无任何临床症状或仅有轻微头痛，占总数的 11%～44%，部分患者也可以发展为有症状者，Robinson 等报告 40% 的 CA 患者在 6 个月～2 年内发展为有症状患者。

2. 癫痫

大多数脑内 CA 位于幕上脑实质内，癫痫发作是其最常见症状，占 40%～100%，表现为各种形式的癫痫，病灶位于颞叶、伴钙化或严重血黄素沉积者发生率较高。CA 对邻近脑组织压迫造成缺血，继发于血液漏出等营养障碍，病灶周边脑组织含铁血黄素沉着以及胶质增生或钙化成为致痫灶。

3. 出血

CA 患者每人年出血率为 0.25%～3.1%。几乎所有的患者均有亚临床微出血，但有临床症状的出血者较少，为 8%～37%。首次明显出血后再出血率增高。大脑半球深部 CA 更易出血，与 CAVM 出血不同，CA 的出血一般发生在病灶周围脑组织内，较少进入蛛网膜下隙或脑室，出血后预后较 CAVM 好。女性患者，尤其是妊娠妇女、儿童及既往出血者出血率较高，反复出血者可引起病灶增大并加重局部神经功能缺失。

4. 局灶性神经功能缺失

常继发于病灶出血，症状取决于病灶部位与体积，占 15.4%～46.6%。

（三）辅助检查

1. CT 检查

脑内型 CA 表现为界限清楚的圆形或卵圆形的等密度或稍高密度影，常并发斑点状钙化。病灶周围无水肿及占位效应，急性出血可表现为较均匀的高密度，增强后，病灶无或轻度强化。

2. MRI 检查

MRI 上典型表现为"爆米花"样高低混杂信号，病灶周见低信号环环绕。瘤巢内反复慢性出血和新鲜血栓内含有稀释、游离的正铁血红蛋白，使其在所有的序列中均呈高信号。陈旧性血栓及反应性胶质增生呈长 T_1、长 T_2 信号。病灶内胶质间隔和沉积的含铁血黄素表现为网格状的长 T_1、短 T_2 信号。病灶内钙化在 T_1WI 和 T_2WI 上均为低信号。病灶周边可见含铁血黄素沉积呈环状低信号，T_2WI 最明显。增强扫描可见瘤体轻度强化或不强化。磁共振磁敏感加权成像（SWI）与常规 MRI 相比，对 CA 内出血的检测更为敏感，尤其是早期和微量出血。

3. PET 检查

CA 表现为正常或低放射性核素摄入，有别于高摄入的肿瘤。

（四）诊断与鉴别诊断

对于初次癫痫发作、颅内自发出血，或有局灶性神经功能障碍的患者应该考虑脑 CA。脑内型主要与高血压脑出血、脑内肿瘤出血相鉴别，脑外型须与脑膜瘤、神经鞘瘤、垂体瘤等相鉴别。

（五）治疗

1. 保守治疗

无症状或仅有轻微头痛的 CA，可保守治疗，定期随访。建议早期 6 个月复查 1 次，病变稳定则以后每年复查 1 次。

2. 手术治疗

（1）适应证：有癫痫表现的患者应该积极考虑手术。反复出血、位置表浅、进行性神经功能障碍的脑干 CA 也可以手术治疗。儿童患者致癫痫的发生率显著高于成人，早期手术可以防止癫痫对儿童智力的长期损害以及消除癫痫对认知与精神行为的影响。

（2）手术方法：对 CA 伴癫痫者，手术时应同时切除病灶和周边不正常的脑组织。术前对致痫灶评估和术中皮质脑电图监测有利于致痫灶的定位和切除。术中不仅要切除病灶，同时应该将病灶周围的致痫组织全部切除。脑干 CA 手术时，入路应以最近为原则，同时要利于暴露和操作，术中应仔细辨认解剖标志、血管走行路径、脑干形态和颜色，并结合影像学资料对病灶区进行定位。脑外型 CA 多位于颅中窝海绵窦区，手术相当困难，术中见肿瘤呈紫红色，边界清晰，被膜光滑与颅中窝底硬膜相延续，瘤内实质成分少，出血凶猛，常因术中大出血被迫终止手术，手术并发症和病死率较高。

3. 放疗

立体定向放疗对 CA 的疗效不肯定，不能有效阻止海绵状血管瘤增长和再出血。伽马刀治疗效果欠佳，仅对位于重要功能区或手术残留的病灶才辅助放疗。脑海绵状血管瘤无明显血供，不适于血管内介入治疗。

CA 属良性病变，经正确的诊断及治疗，预后良好。

二、毛细血管扩张症

（一）概述

颅内毛细血管扩张症（ICT）是一种罕见的小型脑血管畸形，又名脑毛细血管瘤，与脑动静脉畸形（CAVM）、脑静脉性血管畸形和脑海绵状血管瘤一起构成脑血管畸形的 4 种基本类型。ICT 常发生在颅后窝，大脑半球也可见到。患者极少发生破裂出血，一般无症状且影像学表现不明显，诊断较困难。病灶通常直径小于 3 cm，表现为正常脑实质中小型、红色、斑块状、边界不清的病灶，有时呈瘢痕状，没有粗大或异常的供血动脉。镜下由许多细小扩张的薄壁毛细血管构成，只有一层内膜细胞，没有弹力纤维，缺乏肌层及纤维组织，管腔内充满了红细胞，到处可见到小静脉杂于其间，间质内常混杂有神经组织，内含变性的神经元、神经胶质及髓鞘纤维，这是 ICT 与海绵状血管瘤的根本区别，其周围少有胶质细胞增生及含铁血黄素沉积现象。

（二）临床表现及检查

通常无症状，可因并发其他脑血管病而被意外发现。有症状者的 ICT 极罕见，若不行病理检查无法确诊。虽然症状性 ICT 多数表现为出血，但在各种类型的脑血管畸形中，ICT 是出血率及侵袭性最小的一种。

1. CT

平扫一般没有异常发现，有时可见颅内出血，增强后可呈不同程度的强化。

2. MRI

MRI SE 序列上，ICT 于 T_1WI、T_2WI 常表现为等信号或稍低信号，T_2WI 可以表现为稍高信号，无占位效应及出血，增强后 T_1WI 表现为轻度强化。磁共振磁敏感加权成像（SWI）利用组织间磁敏感性的差异产生图像对比，ICT 在 SWI 上磁敏感性增强，有特征性表现，SWI 对其检出优于常规 IVIRI。

3. DSA

大多数无阳性发现，也可有以下表现：①出现丛状小血管；②出现消失延迟的毛细血管；③出现伸展扭曲的小动脉；④出现早期充盈的扩张静脉或水母头状的髓质静脉等。

ICT 与 CAVM 和静脉性血管畸形的鉴别较为简单。CAVM 在 DSA 上可见供血动脉、引流静脉和畸形血管团，CT 和 MRI 上也可见畸形血管。静脉性血管畸形在 DSA 静脉期呈现"水母头"征，而动脉期和毛细血管期正常，典型者在 MRI 和 MRA 上即可确诊。ICT 与海绵状血管瘤在 DSA 上均无异常，但后者在 MRI 上有特异性改变。

（三）治疗

ICT 大多数无症状，不需要治疗。有症状者可给予对症治疗，若出现破裂出血则根据血肿的大小及部位采用保守或手术治疗。此病预后良好，个别脑干 ICT 出血者预后较差。

三、脑三叉神经血管瘤病

（一）概述

脑三叉神经血管瘤病又称为斯德奇-韦伯综合征（SWS）或脑面血管瘤病，是一种罕见的以颜面部和颅内血管瘤病为主要特征的神经皮肤综合征，属脑血管畸形的一种特殊类型，也是错构瘤病的一种。

确切病因不清，一般认为是胚胎的 4～8 周时原始血管发育异常所致。SWS 多为散发，近年来仅在少数病例中发现有 3 倍体染色体，故 SWS 同其他错构瘤病不同，为先天性疾病而非遗传性疾病。

SWS 无明显的性别差异，白种人发病率高于黑种人，黄种人发病率目前尚不清楚。

病理改变为一侧面部、软脑膜和脉络丛的血管瘤。面部血管瘤为毛细血管扩张或毛细血管瘤，类似于胚胎期毛细血管，缺乏弹力层与平滑肌，常位于一侧三叉神经的分布区。患侧半球可见萎缩、变硬，软脑膜局限性增厚，血管异常增生、充血。常见于顶叶与枕叶。镜下见软脑膜毛细血管—静脉性畸形，由薄壁小静脉及毛细血管组成，部分血管透明变性、闭塞，周围神经纤维及神经元减少与变性，胶质增生钙化。钙化呈松散状或团块状，部分可见于皮质血管内或血管周围间隙。进行性钙化、继发性脑实质变性和胶质增生可能是导致智能进行性衰退的原因。SWS 常累及同侧眼球脉络膜与视网膜，呈蜂窝状，致先天性青光眼。

（二）临床表现

患者多于 10 岁前发病，表现为癫痫、智力障碍及偏瘫，占 89%。主要临床特征为一侧颜面的焰色痣（NF），肢体抽搐，对侧偏盲，偏瘫，智能减退，同侧青光眼。面部血管瘤多呈葡萄酒色或灰红色，边缘清楚，扁平或轻度隆起，手指压可褪色，常位于一侧三叉神经的分布区。肢体抽搐多为对侧肢体局限性运动性发作，其次为全身大发作，与脑部病变的部位有关。偏瘫多晚于癫痫，癫痫出现越早，偏瘫发生率越高。癫痫与面部 NF 的相关性较低，与智能和肢体功能障碍有关。约半数患者有不同程度的智力障碍，可能与软脑膜血管瘤附近皮质慢性缺氧、频繁癫痫和反复静脉阻塞有关。当病灶累及枕叶和视放射时，常发生对侧偏盲。先天性青光眼常在同侧，发生机制可能为小梁发育异常和巩膜静脉高压，与面部 NF 相关，上睑部 NF 患者多发生严重的青光眼。眼底检查可见脉络膜血管瘤，视网膜变性、视网膜剥离和萎缩，可致患者视野缺损或视力下降。

（三）辅助检查

1. 头颅 X 平片

脑组织钙化，呈散在状、线状或脑回状，多见于枕叶，患者年龄越大，钙化越明显。其他部分患者可见局部颅骨增厚。

2. 头颅 CT 及 MRI

局部脑萎缩引起脑沟脑回增宽，蛛网膜下隙扩大。皮质下可见迂曲的脑回状钙化。多见于顶枕叶。患侧颅骨代偿性增厚。增强后可见局部脑萎缩的皮质脑回样强化，是最特征的表现。MRA 示皮质静脉数量减少，深静脉增多增粗。

3. 脑血管造影

顶枕叶毛细血管在毛细血管期和静脉期呈弥漫性均匀性密度增高，皮质静脉减少，深部髓静脉扩张增多，皮质血流主要由扩张的深髓静脉经室管膜静脉系进入深静脉系统。

4. 脑电图

患侧半球皮质电活动减少，出现痫样放电与局限性慢波。

5. SPECT

患侧半球局限性灌注下降。

6. PET

患侧半球脑代谢率下降，氧利用率增高。

（四）诊断

典型患者根据临床表现即可诊断；非典型者（如缺乏面部 NF）以及早期患者需辅以影

像学检查。目前头颅 CT 和 MRI 是诊断该病最有效的临床手段，文献报道 SWS 典型的影像表现包括：①脑回样钙化，假性加速化的髓鞘化，脉络丛增大，以及其他静脉异常改变，缺血及脑萎缩；②颅板增厚；③眼球改变为眼球增大或缩小，为眼积水及牛眼、脉络膜血管瘤、巩膜毛细血管扩张等所致。

（五）治疗

目前该病尚无根治性方法，主要采取对症治疗，防止病变发展及产生继发性损害。控制癫痫以药物为主，难治性癫痫用手术方法将钙化、强化区域脑叶切除，术后癫痫发作次数可能减少。关于手术时机尚有争议，有学者主张早期手术以防止正常脑组织发生不可逆损害，并能改善学习状况，防止智力进一步衰退，而晚期手术仅能防止癫痫发作，对已形成的智力障碍无效。静脉血栓形成可能是 SWS 进行性神经损害的主要原因之一，目前主张口服阿司匹林（60～325 mg/d）以预防静脉血栓的形成，有研究显示小剂量阿司匹林能减少 SWS 患者卒中样发作的频率。面颈部浅表血管畸形或血管瘤多采用激光治疗。对伴有青光眼者，予药物降眼压或行抗青光眼手术，多数眼压可被控制，也有报道称非穿透性深层巩膜切除术对控制 SWS 相关的青光眼短期效果较好。

（李晓飞）

第三节　静脉性血管畸形

一、概述

脑静脉性血管畸形，又名发育性静脉异常（DVA）或静脉血管瘤，是由放射状排列异常的髓静脉汇入中央扩张的静脉干构成，周围是正常的神经组织。随着 MRI 的应用和影像技术的发展，现已是常见的脑血管畸形之一。

DVA 病因尚不清楚，多认为在脑的胚胎发育过程中，当动脉系统发育即将完成时，由于宫内意外因素，造成正常静脉通路阻塞，致胚胎髓静脉代偿扩张，扩张的深髓静脉被大的穿支静脉引流至邻近表浅静脉窦和（或）室管膜下静脉而形成。另外，后天因素如肿瘤压迫、血栓形成、动静脉分流引起的静脉压升高，造成静脉回流受阻，导致髓静脉代偿性扩张，甚至形成畸形血管团。有些病例研究显示，其发生与人类第 9 对染色体短臂的基因突变相关，遵循常染色体显性遗传规律。

DVA 病理所见为：异常静脉管壁由覆盖扁平上皮的纤维结缔组织构成，无内弹力板，肌纤维及弹力纤维丧失，管壁可增厚、透明变性。镜下见畸形静脉成分，其间有正常脑组织相隔。组织学上，DVA 的组成是单个或多个扩张的髓质静脉，汇集到一支中心静脉，穿越大脑半球或小脑半球引流入浅静脉或深静脉后进入相邻的静脉窦，无明显供血动脉及直接的动—静脉引流短路。

二、临床表现

大多数 DVA 患者临床上很少出现症状，经常为偶然发现的颅内病灶。DVA 的症状与其部位有关，癫痫发作是最常见的临床症状，其次为局部神经功能障碍。幕上病变患者多有慢性头痛、癫痫及局部神经功能受损等表现；幕下病变表现为步态不稳或颅后窝占位症状，小脑病灶更易出血。

三、辅助检查

1. CT

CT 平扫可以显示正常，约半数发现异常，常见圆形高密度影，为扩张的静脉网，也可见高密度的含铁血黄素沉着或钙化，增强扫描可见圆形、线形增强血管影。CTV 特征性表现在静脉中晚期出现伞状或树枝样深部髓静脉汇集到单根粗大的引流静脉，然后汇入表浅皮层静脉或硬膜窦。

2. MRI

MRI 表现为引流静脉在 T_1WI 呈低信号，T_2WI 也呈低信号，部分引流静脉在 T_2WI 呈高信号或显示不清，与血管管腔较细、流速较慢或空间伪影有关。髓静脉网在 T_1WI 呈等信号或低信号，T_2WI 呈等信号或高信号，与血流较慢有关，且发现率明显较引流静脉低。SWI 对 DVA 非常敏感，对其血管细节显示较好，在无须使用造影剂的情况下，借助 SWI 的静脉血管的磁敏感效应，能直观地观察到引流静脉的形态特征、引流去向，清晰显示 DVA 的"水母头"样改变及更多更细小的髓静脉血管。

3. DSA

DSA 是诊断 DVA 的最佳影像学方法，典型表现是在静脉期出现许多细小扩张的髓静脉呈放射状汇入一条或多条粗大的导静脉，表现为"水母头"征或"海蛇头"状、"车辐状"改变。

与 DVA 并存的血管性病变并不少见，常见的是海绵状血管畸形、毛细血管扩张症等。DVA 患者中 13%~40% 并发海绵状血管畸形。这些患者的脑出血发生率明显高于单纯海绵状血管畸形患者。有学者认为，DVA、海绵状血管畸形、毛细血管扩张症本质上属于同类疾病。

四、治疗

早期认为 DVA 有较高的出血率，需手术治疗。近年来的文献认为，与其他脑血管畸形相比，DVA 属良性病变，主张保守治疗。许多作者发现：DVA 的引流静脉同时是正常脑组织的引流静脉，切除后会致静脉引流突然中断，出现脑充血和脑水肿，尤其在颅后窝中线部的风险更大。目前多数学者反对手术治疗，尤其是对无症状、无出血、症状轻或功能区的 DVA 更是如此。对有癫痫或头痛者给予抗癫痫药或止痛药，对反复出血或形成较大血肿者可考虑手术。

（李晓飞）

第四节　硬膜动静脉瘘

一、概述

硬膜动静脉瘘（DAVF）是指动静脉交通在硬膜及其附属物大脑镰和小脑幕的一类血管性疾病，也称为硬膜动静脉畸形（DAVM）。

发病机制尚不清楚，先天性学说认为：硬膜存在极其丰富的血管网，存在 50 ～ 90 μm 直径的正常"动静脉交通"的特殊结构，以静脉窦附近为最多，在胚胎发育过程中，如血管发育不良，极易导致 DAVF 发生。获得性学说则认为：生理情况下，硬膜上存在动静脉的细小分流或潜在连接，当颅脑外伤、头部手术、炎症及体内雌激素水平的改变等引起静脉窦闭塞时，静脉压逐渐升高，并逆向传递，使硬膜上原来存在的动静脉间细小分支扩张，进一步失去自动调节功能，直至形成 DAVF。

DAVF 占颅内血管畸形的 10% ～ 15%。总体出血率为 12.7% ～ 42.0%，年发生率为 1.8%，出血病例病死率为 20% ～ 35%。好发年龄为 40 ～ 60 岁。

DAVF 多以瘘口部位和引流静脉分类，根据瘘口所在位置分为横窦、乙状窦、海绵窦等多种类型，也可按照病变所属区域进行划分，如：硬膜窦区、海绵窦区、天幕区、颅底区等。该分类由于对临床诊治的指导作用较为局限，目前已逐渐被引流静脉分型所替代。

二、临床表现

DAVF 各病例之间临床差异很大，患者可能无症状或有较轻的临床症状，也可能有急进性神经系统症状。研究表明 DAVF 的静脉引流方式决定临床风险和自然史。根据静脉引流方式的不同可分为 4 类：①自皮层向静脉窦引流，称为顺流，症状主要由动静脉短路引起，可表现为搏动性耳鸣及颅内血管杂音，海绵窦区 DAVF 可表现为突眼、球结膜充血水肿；②静脉高压，血流自静脉窦逆流至皮层，称为逆流，症状由扩张、迂曲、薄壁的静脉引起，可发生颅内出血、头痛、神经功能障碍；③直接引流到蛛网膜下隙或皮层静脉，使这些静脉呈瘤样扩张，是蛛网膜下隙出血的主要原因；④硬膜动静脉瘘伴有硬膜或硬膜下静脉湖，血流直接引流到静脉湖中，该型病情严重，常出现占位效应。

从发生率来看 DAVF 主要症状为搏动性颅内血管杂音，占 67%，杂音可在病变局部或遍及整个头部，瘘口部位杂音最响，并向周围传导，音调高低取决于动静脉短路情况。半数患者可出现头部钝痛或偏头痛，也可呈搏动性剧痛，活动、体位变化或血压高时症状加重。其原因为：静脉高压导致的颅内压增高；扩张脑膜动静脉对脑膜的刺激；小量颅内出血等。轻偏瘫和呕吐发生率也达 50%，原因为颅内压增高和巨大静脉湖占位效应。颅内出血占 20%，多因粗大迂曲的引流静脉破裂所致，与瘘本身无关。出血后，表现为相应的占位效应，重者出现昏迷，甚至死亡。癫痫发作与耳鸣各占 15%，多因正常脑静脉回流受阻，局部充血、水肿所致。其他还包括视力减退、眼部症状、步态障碍、眩晕、脑积水及心功能不全等，发生率多在 10% 以下。

三、辅助检查

1. CT

主要表现为骨质异常、硬膜窦异常扩大及脑血管的异常，如颅骨内板血管压迹明显、大静脉窦的异常扩张。病情发展严重时甚至可见广泛的脑皮层静脉迂曲扩张，呈蚯蚓状。

2. 磁共振成像（MRI）

可以提供患者蛛网膜下隙及脑实质的情况，能较清楚地显示瘘口、增粗的供血动脉，迂曲扩张的引流静脉及静脉窦，MRI 显示瘘口紧邻硬膜窦，并有"流空"现象，可提示本病。

3. DSA

选择性脑血管造影是目前确诊和研究本病的可靠手段，了解供血动脉，瘘的位置和引流静脉和静脉窦。其方法为：①选择性颈内动脉和椎动脉造影，除外脑动静脉畸形，并了解这些动脉的脑膜支参与供血的情况；②颈外动脉超选择造影，显示脑膜的供血动脉及动静脉瘘的情况，寻找最佳的治疗方法和途径；③了解引流静脉及方向、瘘口位置和脑血流紊乱情况，有助于解释临床症状和判断预后。

四、治疗

近年来，DAVF 的治疗方法主要包括介入神经放疗、外科手术和立体定向放疗等。治疗原则是闭塞硬膜静脉窦壁上的瘘口。各治疗中心所采取的治疗策略和具体方法各有不同，但疗效已明显提高。

血管内栓塞治疗逐渐成为治疗 DAVF 的发展趋势。主要包括经动脉栓塞、经静脉栓塞和联合栓塞。早期选用的栓塞材料主要是颗粒和弹簧圈，但弹簧圈和颗粒栓塞常只能闭塞供血动脉主干，不能闭塞瘘口，由于硬膜动脉吻合丰富，所以常只能缓解症状而不能治愈且易复发，目前已基本放弃这两种栓塞材料。NBCA 粘管严重、弥散性差，临床应用栓塞 DAVF 治愈率低。Onyx 具有不易粘管、弥散性好、注射易控制等优点，使用可较为容易地通过动脉将引流静脉栓塞，从而达到治愈的目的。经静脉途径栓塞是治疗 DAVF 的主要方法，最安全、有效。术中采取的静脉途径包括固有的静脉窦、皮质引流静脉、未显影的静脉窦及通过手术暴露静脉或静脉窦直接穿刺。栓塞材料主要是可控或游离的纤毛弹簧圈或普通弹簧圈，也可使用液体栓塞剂。

手术治疗应将病变全部切除，关键是闭塞硬膜与软膜之间的异常沟通。由于瘘口所在位置特别是脑深部结构如小脑幕缘、环窦等处的瘘口完全切除是不可能的，并具有较高的手术危险，因此外科治疗主要采取窦孤立、窦切除等方法，适用于上矢状窦和侧窦区。对小脑幕区、枕骨大孔区和大脑凸面的，由于常经皮质静脉引流，可通过外科手术切断引流静脉而治愈。

立体定向放疗 DAVF 的文献较少，报道的治疗效果较理想，但尚不能作为主要的治疗方法。

（赵德明）

第五章

中枢神经系统感染性疾病

第一节　颅内细菌性感染

随着新抗生素的出现、细菌学检测技术的进步、影像学水平的提高，以及外科手术技术的完善，颅内细菌性感染的治疗取得了巨大进步，以前病死率很高的疾病现在已经能够治愈。但是，颅内细菌性感染仍然是神经外科一个严重问题，不少患者因未能得到及时诊断和治疗，发生了不可逆的神经系统损害，甚至死亡。因此，早期发现、及时有效的治疗不仅可以挽救患者的生命，而且能最大限度地恢复患者的神经功能。

一、颅骨化脓性骨髓炎

大多数与直接感染有关，如开放性颅骨骨折、开颅或颅骨钻孔手术、颅骨牵引术后感染等，以及放疗、皮肤移植失败等使颅骨裸露而遭受感染，也可由邻近部位的感染如副鼻窦炎、中耳炎、头皮脓肿等直接播散而来。抗生素的广泛应用，使这一类感染以及血源性感染（如败血症等）已变得少见。

（一）病理

颅骨化脓性骨髓炎根据病理形态可分为增殖性和破坏性两种。增殖性骨髓炎以局部骨质增生为主，它是由慢性炎症刺激骨膜所致。在感染的急性期，病变区有渗出性改变，骨髓腔内有渗出液和炎性细胞浸润。进入慢性期后，渗出性改变逐渐由修复性改变所替代，病变区出现纤维母细胞和成骨细胞，形成肉芽肿和致密的新骨。颅骨骨髓炎有两种蔓延途径：一是沿板障血管，通过血栓性静脉炎向四周扩大；二是先引起邻近硬膜的血栓性静脉炎或头皮感染，然后再经导静脉蔓延到邻近的颅骨。前一种蔓延灶与原发病灶相连，后一种蔓延灶可与原发灶相隔离，形成多灶性颅骨骨髓炎。在儿童，由于骨缝未愈合，颅缝内没有血管，有阻止感染蔓延到邻近颅骨的作用，故病变多局限于一块颅骨。开颅骨瓣成形术后骨髓炎也只影响骨瓣，骨窗邻近颅骨多不受累。由于板障内积聚脓液的侵蚀，颅骨板可被穿破，其中内板较外板更易受侵蚀呈破坏性骨髓炎表现。外板穿破后可形成骨膜下脓肿，内板破坏则可并发硬膜外脓肿，甚至脑脓肿。由于骨膜在病变早期即被破坏，故颅骨化脓性骨髓炎的骨膜下新骨形成较少。此外，它不像在长骨那样容易产生死骨，即使形成死骨也往往较少，这与颅骨及其附着的头皮有充分的血液供应等因素有关。

金黄色葡萄球菌是最常见的致病菌（约占43%），其次是表皮葡萄球菌（20%），其他少见的还有厌氧链球菌、黏质沙雷菌、肺炎球菌、各类肠杆菌等。

（二）临床表现

颅骨骨髓炎有急性、亚急性和慢性3种类型，急性很少见。大多数患者仅有局灶症状而没有全身症状。在急性期，可有头痛、发热，大多数颅顶部骨髓炎患者有病灶局部头皮红、肿、热、痛等炎症反应，并可形成头皮下脓肿。额骨受累时可出现眼睑水肿。慢性期有两种类型：①头皮下脓肿或自行穿破，或经切开排脓形成慢性瘘管，有时有死骨排出，可反复发作、长期迁延、经久不愈；②头皮未穿破，有局部颅骨增厚。颅底部骨髓炎可引起较少见的格拉代尼戈综合征，此乃经颞骨岩尖的三叉神经和展神经受累的表现：三叉神经一二支痛、眼球外展不能，少数伴三叉神经运动支麻痹。亚急性的表现则介于急性与慢性之间。开颅术后出现下列情况应怀疑有骨髓炎：原因不明的头皮切口裂开伴颅骨裸露、颅骨失去正常光泽而呈象牙色。

（三）诊断

诊断主要依靠上述临床表现。辅助诊断有头颅X线平片、CT和MRI。骨髓炎的X线平片表现与临床表现常不平行。感染早期X线平片常无阳性发现，一般发病2周后，化脓性坏死发展至一定大小时，才显示出骨质疏松和细小的透亮灶（斑点状）。随后不规则蜂窝状透亮区逐渐扩大，周围的骨质常有硬化增生。病灶与正常骨质的分界不清。骨质破坏主要在板障，可波及内、外板，破坏区内可见米粒般细小的致密死骨。慢性病例的颅骨呈大片骨质增生，如牙质状硬化，以内板增厚为主。在骨质增生区内常见大小不等的圆形透亮区，为慢性脓肿所在，其中可见到死骨。头颅CT（平扫和骨窗片）不仅可了解颅骨骨髓炎的范围，还可发现颅内结构受累情况。在MRI的T_1加权图像上，正常骨髓组织的高信号变成与脑组织相同的等信号。

（四）鉴别诊断

若化脓性骨髓炎的骨质破坏范围较大，而骨质增生不多，应与下列病变鉴别。①黄色瘤，其骨质破坏形态多呈地图样，边缘锐利，没有较宽阔的骨质硬化带。②神经母细胞瘤颅骨转移，常有广泛颅骨侵蚀破坏，多沿颅缝分布，也没有附近骨质增生硬化，局部皮肤没有炎性征象。若化脓性骨髓炎增生较显著，需与硬化型纤维异常增生症和脑膜瘤骨质增生区别。一般骨髓炎的骨增生范围更广泛，若找到死骨和脓腔则可作为鉴别的有力证据。全身和头皮局部感染有助于诊断的确定。③颅骨结核的鉴别有时甚为困难，但颅骨结核的骨质破坏轮廓较锐利，周围硬化增生较少，死骨也较少见。

（五）治疗

到目前为止，对颅骨骨髓炎还没有最佳治疗方案。一般认为，长期充分的抗生素治疗结合彻底的外科清创术能取得最好的结果。急性期先用抗生素控制感染，待病变局限或局部蜂窝织炎消退后再采用外科手术。如有头皮下积脓，应及时切开排脓。病变转入慢性期，应及时进行彻底的手术治疗。手术方法是彻底切除病变颅骨。虽可借助CT或头颅X线平片来确定应切除的病灶范围，但更可靠的是手术时的判断。对有脓性分泌物、软而不出血的颅骨和死骨均应切除，直至见到出血的健康颅骨边缘为止。要注意不要遗漏与原发病灶不相连的继发病灶。如无硬膜下脓肿则严禁切开硬膜。手术切口内引流物置放与否视感染的急性程度而定。脓液应做革兰染色涂片、需氧菌和厌氧菌培养等。术后抗生素选用应根据革兰染色结果或细菌药敏试验决定。在急性感染征象消退后，至少还要应用 4～6 周，以减少骨髓炎不愈或复发的可能。小的颅骨缺损可不必处理，大的颅骨缺损（直径 >3 cm）如需修补，应在骨髓炎治愈 1 年以后。开颅术后骨瓣感染，可先局部应用抗生素灌洗，较长期的感染则要对局部失去活力的组织反复修剪，如上述处理无效或脓液分泌物增多，应及时去除骨瓣。

二、颅骨结核

较少见，好发于儿童，常由身体其他部位的结核病灶，经血行扩散至颅骨。额和顶骨为好发区，可单发或多发。病变从板障开始，有干酪样坏死和肉芽组织形成，可向内侵及内板和硬膜，向外破坏外板至软组织。有时有死骨形成。

（一）临床表现

起病较缓慢，无急性过程。开始头部形成包块，轻度疼痛，以后形成冷脓肿，不红不痛，穿刺可得稀薄的脓液，溃破后瘘管经久不愈。局部可有压痛，患者有时有头痛等症状。

（二）X 线表现

多见于颅缝附近的颅骨穹隆部，少数也见于颅底。按骨质形态改变可分下列两种类型。

1. 局限型

早期仅显示小片状骨质吸收、脱钙，脱钙区逐步扩大并发生骨质破坏，呈单个或多个圆形或卵圆形或带有波浪状的骨质缺损，边缘及其周围的骨质密度可不规则增生，病程长者密度增生显著。缺损处若有死骨，多较细小，偶在单发病灶中可见含一个纽扣样死骨。

2. 广泛浸润型

骨质破坏呈葡萄状向四周浸润蔓延，范围广泛而不规则，往往伴有骨质增生。病变在颅缝附近更为严重。在儿童，骨质破坏并不受颅缝限制，此与化脓性颅骨骨髓炎不同。软组织切线位摄片可见局部头皮肿胀或因瘘管形成而高低不平。

（三）治疗

感染局限者应在全身抗结核治疗下做病灶清除术。

三、颅骨真菌性肉芽肿

多数为放线菌或酵母，少数为球孢子菌引起。发生于全身抵抗力减弱者，真菌由呼吸道或身体某些寄生部位经血循环侵入颅骨。

病程进展缓慢，常呈慢性肉芽肿，肉芽肿软化溃破后形成多个瘘管，流出的脓液中可找到真菌。如见到"硫黄"颗粒，则可能为放线菌感染。

颅骨 X 线平片可见骨质破坏与反应性骨质增生、死骨形成，但无骨膜反应。应注意与颅骨结核区别。脓液检查常可确诊，必要时做活组织检查和脓液真菌培养。

治疗包括手术、抗生素和碘化钾等综合性治疗。

四、硬膜外脓肿

硬膜外脓肿占颅内感染性疾病的 5%～25%。由邻近感染灶如副鼻窦炎、中耳炎、颅骨骨髓炎直接蔓延到硬膜外间隙而成，也可继发于开放性颅脑损伤、开颅术和先天性皮肤窦等感染之后。在儿童，副鼻窦炎和中耳炎是最主要的易感因素，而外伤病例则与异物有关。由于硬膜对化脓性炎症的扩散有阻挡作用，它使脓液积聚于硬膜外间隙，形成局部积脓。大约20%的硬膜下脓肿患者合并硬膜外脓肿。常见的致病菌为金黄色葡萄球菌和肠杆菌。

（一）临床表现

早期患者常有头痛、发热等，但一般颅内压增高与局灶症状较不显著。当脓肿增大到一定体积，引起颅内压增高时，产生相应临床表现，并可有意识障碍、癫痫、局灶神经体征。炎症可经硬膜导静脉扩散至硬膜下和脑内，产生化脓性脑膜炎、硬膜下脓肿、脑脓肿或化脓性血栓性静脉窦炎等。

（二）辅助检查

X线平片上可显示颅骨骨髓炎、副鼻窦炎和乳突炎的变化。增强头颅 CT 和 MRI 可显示脓肿部位。在区别脓肿位于硬膜外还是硬膜下，以及发现颅内有无其他并发症方面，MRI 比 CT 更加敏感。

（三）治疗

治疗以脓肿清除为主。由于炎症使硬膜坏死而变得很脆弱，因而手术清除脓液和肉芽组织时要轻柔小心，以免撕破硬膜，使感染扩散至硬膜下。手术局部用抗生素生理盐水冲洗。术后硬膜外放置引流物数天，同时要处理原发病灶。清除的脓液应立即做革兰染色涂片、需氧菌和厌氧菌培养。抗生素应在术前就开始应用，直到术后感染完全控制。开始宜用广谱抗生素，待细菌培养和药敏结果出来后，再酌情选用敏感抗生素。

五、硬膜下脓肿

硬膜下脓肿占颅内细菌性感染的 13% ~ 23%。超过一半的病例继发于副鼻窦炎，15% ~ 20% 的病例继发于中耳乳突炎，较少来源于开放性颅脑损伤、开颅术后感染、硬膜下血肿感染或血源性感染、胸腔化脓性感染、面部感染、咽喉感染，以及帽状腱膜下感染等，也可继发于脑脓肿破裂。硬膜下腔的积脓常只有薄薄一层，但范围较广，甚至可波及对侧与后颅和椎管内，伴严重脑水肿。此病变容易并发脑血栓性静脉炎或静脉窦炎，更加重脑水肿，因此病情发展凶险，病死率较高。另外，由于硬膜下积脓可因败血症的脓性栓子引起，这些栓子也可引起脑脓肿。据统计，约 1/4 的患者合并脑脓肿，约 9% 患脑脓肿的儿童同时有硬膜下积脓。

常见致病菌为链球菌、葡萄球菌、流感嗜酸杆菌和肠杆菌，有时为厌氧菌。

（一）临床表现

早期患者出现头痛、发热和颈项强直，常有偏瘫、失语和局灶性癫痫发作。多数患者在数小时至数天内病情迅速恶化，偏瘫可在 24 小时内变得完全，少数患者由于免疫力强或细菌毒力低而使病情呈亚急性发展。

（二）诊断

本病的诊断主要依靠放射学检查，尤其是 CT 和 MRI。CT 典型表现为：大脑凸面有新月形或椭圆形低密度肿块，其靠近脑实质一面包膜可增强，少数慢性病例的包膜可发生钙化。CT 同时可显示脑水肿、脑脓肿和脑受压情况等。对急性硬膜下积脓而言，MRI 可以看得更清楚，尤其是在冠状位和矢状位片上。因为在冠状位和矢状位片上可以很容易地看出颅底和突面的积脓，而在这些部位 CT 经常会错漏。

（三）治疗

硬膜下脓肿属于神经外科急症，需要紧急手术清除脓肿。手术可以是多孔引流或大骨瓣切除后引流。由于脓液易积聚在脑沟或脑裂内，以及炎症引起硬膜下腔内粘连，因此单纯多孔引流难以彻底清除脓肿，特别是多房脓肿、大脑镰旁和颅后窝脓肿。手术宜以脓肿最厚处为中心做骨瓣开颅并摒弃骨瓣，尽可能多地清除脓液和坏死组织以及近硬膜的一层包膜，与脑皮质粘连的包膜不要勉强切除。硬膜敞开，术后脓腔内放导管或引流物，便于术后引流和抗生素液冲洗，一般在术后 7 天内拔除，抗生素应用同脑脓肿。同时对原发感染灶给予相应的治疗，有癫痫的患者，需早期应用抗癫痫药。

六、脑脓肿

近年来，由于神经影像学诊断的发展如 CT 和 MRI 的应用，微生物特别是厌氧菌检出率的提高，有效抗生素和微侵袭外科技术的应用，脑脓肿的诊断和治疗水平显著提高。脑脓肿如未及时诊治，病死率和病残率仍较高。虽然随着社会经济的发展、人民生活水平的提高，以及医药卫生事业的进步，脑脓肿的发生率一度有所降低，但是，近年来由于条件感染，如获得性免疫缺陷综合征、器官移植、恶性肿瘤化疗等增多，脑脓肿发生率又有增高趋势。一般在发展中国家如印度，脑脓肿占颅内占位性病变的 8%，在欧美国家为 1%～2%，我国则介于两者之间。

（一）病因

脑脓肿大多数继发于颅外感染，少数因开放性颅脑损伤或开颅术后感染所致。根据感染来源可分为以下 5 种。

1. 直接来自邻近化脓性病灶的脑脓肿

其中以慢性化脓性中耳炎或乳突炎并发胆脂瘤引起者最常见，称为耳源性脑脓肿，占全部脑脓肿病例的 25%～50%。脓肿约 2/3 发生于同侧颞叶，1/3 在同侧小脑半球。大多为单发脓肿，也可以是单发多房性的。额窦或筛窦炎可引起同侧额叶突面或底面的脓肿，称为鼻源性脑脓肿。蝶窦炎可引起鞍区或颞叶、脑干等脓肿。头皮疖痈、颅骨骨髓炎等也可直接蔓延至颅内形成脑脓肿。

2. 血源性脑脓肿

多因脓毒血症或远处感染灶经血行播散到脑内而形成，占全部脑脓肿病例的 20%～35%。随着中耳炎等防治有成效地开展，耳源性脑脓肿有减少趋势，故血源性脑脓肿发病率逐渐增高。此类脓肿通常多发、位置深在，最初诊断时包膜不明显，常分布于大脑中动脉供应区。如原发感染灶为胸部化脓性疾病（如脓胸、肺脓肿、支气管扩张症等），称为肺源性脑脓肿；心脏疾病（细菌性心内膜炎、先天性心脏病等）引起者称为心源性脑脓肿。此外，皮肤疖痈、骨髓炎、牙周脓肿、腹腔盆腔感染等均可成为感染源。在小儿，有些发绀型先天性心脏病如动脉导管未闭，肺动静脉瘘，心房、室间隔缺损，先天性发绀四联症等均易并发脑脓肿。

3. 创伤性脑脓肿

创伤性脑脓肿占 2.5%~10%。在开放性颅脑损伤中，脓肿常与异物和碎骨片进入脑实质有关，当然细菌也可从骨折裂缝侵入。非金属异物所致的脑脓肿多发生在伤后早期，金属异物所致者则多在晚期，有长达 38 年后发病的报告。脓肿部位多位于伤道或异物所在处。颅底骨折后发生的脑脊液漏也与外伤后脑脓肿有关。

4. 医源性脑脓肿

因颅脑手术后感染所引起，占 0.06%~0.2%，如发生于开颅术、经蝶（或筛）窦手术、立体定向术、脑室分流术后感染。

5. 隐源性脑脓肿

隐源性脑脓肿占 10%~35%，来源不明，大多在手术探查时发现。一种可能因原发感染灶很轻微，已于短期内自愈或经抗生素药物治愈。但当时已有细菌经血行潜伏于脑内，一旦人体的抵抗力减弱，潜伏的细菌就繁殖成脑脓肿；另一种可能是原发病灶深在隐蔽，常不引起人们注意，如慢性咽部感染、压疮感染等。

（二）病理

1. 致病菌

致病菌随感染来源而异。耳源性脓肿多为链球菌或变形杆菌为主的混合感染；鼻源性脓肿以链球菌和肺炎球菌多见；血源性脑脓肿取决于其原发病灶的致病菌，胸部感染多属混合性感染；创伤性脑脓肿多为金黄色葡萄球菌。20 世纪 80 年代以来，由于细菌分离技术和培养方法的改进，发现厌氧菌在脑脓肿特别是耳源性脑脓肿和开放性颅脑损伤后继发感染中最常见。结核分枝杆菌、真菌（如放线菌、隐球菌等）、溶组织阿米巴原虫及肺吸血等偶尔也引起脑脓肿。新生儿和婴儿脑脓肿的致病菌多见变形杆菌和枸橼酸菌属，占该年龄组脑脓肿致病菌的 77%~90%。这显然与新生儿体内缺乏免疫球蛋白和补体有关。

2. 细菌侵入颅内的途径

细菌侵入颅内的途径随病因而异。耳源性脑脓肿的细菌主要入侵途径是经邻近的骨结构直接蔓延至硬膜、蛛网膜、血管、血管周围间隙，从而进入颞叶脑实质，先引起局限性化脓性脑膜脑炎，以后中央坏死形成脓肿。这种途径约占耳源性脑脓肿的 90% 以上。感染经鼓室盖或鼓室入颅，脓肿位于颞叶中后部；如经乳突内侧硬膜入颅，则脓肿常位于小脑的侧叶前上部。儿童由于乳突骨质菲薄，感染很容易经 Trautman 三角（位于迷路周围的间隙，上方为岩上窦、下方为面神经管、后方为乙状窦）直接蔓延至小脑半球。在少数病例，感染经导静脉或血栓性静脉炎或动脉感染栓子传入颅内，引起远隔部耳源性脑脓肿，如额叶、顶叶、小脑蚓部及大脑白质深部脓肿等。鼻源性脑脓肿的感染是细菌经额或筛窦壁，侵犯硬膜形成硬膜外（或下）脓肿，进而炎症扩散入脑实质和血管（特别是静脉），形成脑脓肿。额窦、筛窦炎症所产生的脑脓肿多位于额叶底部或额极，蝶窦炎则可引起少见的垂体脓肿、脑干脓肿及颞叶脓肿。血源性脑脓肿的形成是远隔部位感染经动脉栓子传入，也可以经静脉逆行而抵颅内。脓肿常呈多发性、多房性、痛性，单发者也不少见。它可散布于脑的任何部位，但以大脑中动脉分布区最为多见。枕叶、基底节、小脑、脑干、下丘脑相对少见，非来源于脓肿破入脑室的原发性脑室脓肿很罕见。损伤性脑脓肿因硬膜破损，异物侵入颅内将细菌带入。

3. 病变的演变过程

病菌侵入脑内形成脑脓肿是一个连续的过程，不能硬性地分割为"期"。但为便于说明，Britt 等根据动物脑脓肿模型的研究，把脑脓肿形成分为下列 4 个阶段。

（1）脑炎早期（1~3 天）：病变中心为坏死伴血管外膜四周炎症反应，一般在发病 3 天达高峰，伴明显脑水肿。病变与周围脑组织无明确分界。

（2）脑炎后期（4~9 天）：由于脓液形成使中心坏死区扩大，周边炎症反应带有炎症细胞和吞噬细胞，成纤维细胞形成纤维网—胶原包膜的前身。脑水肿在此期达高峰。

（3）包膜形成早期（10~13 天）：脓肿周边逐渐形成包膜，这是机体重要的防御反应，以防止炎症扩大和脑组织进一步受损。由于深部白质血供较皮质差，脓肿包膜近脑室或中线处形成较慢和较不完善。

（4）包膜形成后期（≥14 天）：①中央坏死、脓液聚集带；②周边炎症细胞和成纤维细胞侵袭带；③外围为致密胶原细胞包膜；④紧邻脑脓肿包膜为一层新生血管和残存脑炎组织；⑤最外围为神经胶质增生和水肿带。实验研究和临床观察证实脑脓肿形成至少需 2 周，经 4~8 周包膜趋于完善。但少数患者因其抵抗力差或病菌的毒力强大，脑部化脓性病灶长期不能局限，感染范围不断扩大，脑水肿严重，除形成多灶性少量积脓外，无包膜形成，称为暴发性脑脓肿。这是一种特殊类型的脑脓肿，预后多数不良。另外，脑脓肿可大小不一，可单房或多房，单发或多发。在脑脓肿周围常有局部的浆液性脑膜炎或蛛网膜炎，有时合并化脓性脑膜炎、硬膜外（或下）脓肿，增加鉴别诊断的困难。

（三）临床表现

一般来说，多数患者具有 3 类典型症状，即全身急性感染性症状、颅内压增高症状及脑部局灶性症状。

1. 全身急性感染性症状

起病初期一般都有全身感染的表现或慢性中耳炎急性发作史，患者有发热、头痛、全身乏力、肌肉酸痛、脉搏频数、食欲不振、嗜睡倦怠等表现。周围血象呈现白细胞增多、中性粒细胞比例增高、红细胞沉降率加快等。此时神经系统并无定位体征。广谱抗生素的应用常使这一阶段的症状很快消失，一般不超过 2 周。隐源性脑脓肿可无这些症状，脑脓肿趋向于局限化时即进入潜伏期，时间长短不一，可从数天到数年不等。患者仅略有头痛或稍有全身不适。

2. 颅内压增高症状

颅内压增高虽然在急性脑膜炎期可出现，但大多数患者在脓肿形成后才逐渐表现出来。有程度不一的头痛，可以是持续性、阵发性加重，剧烈时伴呕吐、脉缓、血压升高、呼吸变慢等。半数患者有视神经乳头水肿，严重患者可有意识障碍。上述诸症可与脑膜炎期的表现相互交错，也可于后者症状缓解后再出现。不论幕上或幕下脓肿，都可引起脑疝而危及生命。脑脓肿所引起的脑疝较脑瘤者发展更加迅速，有时以脑疝为首发症状而掩盖其他定位征象。

3. 脑部局灶性症状

脑脓肿的局灶症状和神经系统体征与脓肿所在部位有关。颞叶脓肿可出现欣快、健忘等精神症状，对侧同向偏盲、轻偏瘫、感觉性失语或命名性失语（优势半球）等，也可无任何定位症状。小脑脓肿的头痛多在枕部并向颈部或前额放射，眼底视神经乳头水肿多见，向患侧注视时出现粗大的眼球震颤，还常有一侧肢体共济失调、肌张力降低、腱反射降低、强迫性头位和脑膜刺激征等，晚期可出现后组脑神经麻痹。额叶脓肿常有表情淡漠、记忆力减退、个性改变等精神症状，也可伴有对侧肢体局灶性癫痫或全身性大发作、偏瘫和运动性失语（优势半球）等。顶叶脓肿以感觉障碍为主，如浅感觉障碍、皮质感觉丧失、空间定向障碍，优势半球受损可出现自体不认症、失读、失写、计算不能等。丘脑脓肿可表现偏瘫、偏身感觉障碍和偏盲，少数有命名性失语，也可无任何定位症状。

4. 不典型表现

脑脓肿也可溃破引起急性化脓性脑膜脑炎、脑室管膜炎。患者突然出现寒战、体温骤升、颈项强直等严重感染症状，同时脑脊液内白细胞明显增多，甚至呈脓性。这种情况如不迅速救治，常会造成患者死亡。除上述典型表现外，部分患者呈不典型表现，大致可归纳为下列 5 种类型。

（1）急性暴发型：起病突然，呈发展迅速的化脓性脑炎症状。患者头痛剧烈，全身中毒症状明显，伴寒战、脉搏频数、心音低。早期出现昏迷，可迅速导致死亡。

（2）脑膜炎型：以化脓性脑膜炎表现为主。脑膜刺激症状明显，脑脊液内白细胞和蛋白含量显著增高。这是由于脓肿位置表浅，邻近蛛网膜下隙炎性反应严重，掩盖了脓肿本身症状。

（3）潜伏型：患者无明显的颅内压增高及神经系统症状，仅有轻度头痛、精神和行为改变、记忆力减退、嗜睡等。诊断困难，脑脓肿常被忽略。

（4）脑瘤型：脓肿包膜形成较好，周围水肿均已消退。病情发展缓慢，临床表现很像脑瘤，甚至在手术时仍认不出为脓肿。

（5）混合型：临床表现不一，不能简单地归入上述任何一类。患者可出现从化脓性脑炎到脓肿形成过程中的各种症状，或以一类症状为主同时并发脑膜炎、静脉血栓形成或硬膜外或硬膜下脓肿，使症状复杂化。

（四）诊断

1. 诊断依据

脑脓肿的诊断依据有三：①患者有化脓性感染灶，并有近期急性或亚急性发作；②颅内占位性病变表现；③在病程中曾有全身感染的表现。对疑似病例应进行各种辅助检查。

2. 实验室检查

（1）周围血白细胞计数和红细胞沉降率：在脑脓肿患者缺乏诊断价值。白细胞计数多数正常或略增高（$\leqslant 15 \times 10^9$/L），若白细胞计数 $> 20 \times 10^9$/L，多提示合并脑膜炎或全身系统急性感染。虽然 90% 脑脓肿患者中红细胞沉降率加速，但缺乏特异性。在先天性发绀型心脏病中，红细胞增多可降低红细胞沉降率，使红细胞沉降率检查不可靠。

（2）腰椎穿刺和脑脊液检查：在脑膜脑炎期颅内压多正常或增高，脑脊液中白细胞可达 $1\,000 \times 10^9$/L以上，以中性粒细胞为主，蛋白量也相应增高，糖降低。脓肿形成后，颅内压显著增高，脑脊液中的白细胞可正常或略增高（多在 100×10^9/L左右），糖正常或略低。若化脓性脑膜炎与脑脓肿并存，则脑脊液变化的诊断意义不大。而且，腰椎穿刺如操作不当会诱发脑疝。因此，当临床上怀疑脑脓肿时，腰椎穿刺要慎重。操作时，切勿放脑脊液过多和过快，只能取少量脑脊液进行实验室检查。

3. 神经影像学检查

（1）头颅 CT：是目前诊断脑脓肿的主要方法，适用于各个部位的脑脓肿。由于头颅 CT 检查方便、有效，可准确显示脓肿的大小、部位和数目，故已成为诊断脑脓肿的首选和重要方法。脑脓肿的典型 CT 表现为：边界清楚或不清楚的低密度灶（0～15 HU），静脉注射造影剂后，脓肿包膜，特别是包膜的内侧面呈均匀环状高密度增强（30～70 HU），脓肿中央密度始终不变，即使是延期扫描。脓肿附近脑组织可有低密度水肿带，脑室系统可受压、推移等。如脓肿接近脑室，可引起脑室管膜增强征。少数脑脓肿的增强环不均匀，或有结节状。但是脑 CT 显示的"环征"并非脑脓肿特有，也可见于神经胶质母细胞瘤、转移瘤、囊性胶质细胞瘤、脑栓塞和脑内血肿等，因此应结合病史注意鉴别。一般脑脓肿有感染史、CT 显示的环（特别是环的内侧面）较均匀，伴有室管膜增强，还是容易识别的。在脑炎晚期，CT 也可显示"环征"，此乃因脑炎引起血脑屏障改变、血管周围炎性细胞浸润和新生血管形成等所致，因此脑炎的"环征"与脓肿包膜的"环征"在本质上不同。两者的区分，除结合发病时间外，可采用延迟 CT 检查法，即在静脉注射造影剂 30 分钟后扫描，脑炎原来低密度中央区也变成高密度，但脓肿中央区密度不变。类固醇激素有抑制炎症反应、成纤维增生和新生血管形成的作用，从而影响脓肿包膜形成，因此，应停止激素后重复 CT 检查。一般类固醇激素可减轻脑炎期的"环征"密度，但对已成熟脓肿包膜的密度则影响很小。

（2）头颅 MRI：是近年来应用于临床的新检查方法。在脑炎期病灶在 T_1 加权成像，呈边缘不清的低信号，T_2 加权成像则为高信号改变；周边脑水肿在 T_1 为低信号，T_2 则为高信号，脑灰白质对比度消失。脑炎晚期病灶中央区低信号（T_1 加权）或高信号（T_2 加权）区扩大。包膜形成期病灶的中央区在 T_1 加权成像为明显低信号，其周边为略低信号水肿区，两者之间为等信号或略高信号的环状包膜。在 T_2 加权成像中水肿区信号明显提高，病灶中央区脓液为等信号或略高信号改变，包膜则为低信号环。T_1 加权成像增强时，包膜信号呈均匀、显著增高，病灶中央区和周围水肿区的信号不改变，邻近脑灰白质对比度恢复正常，在弥散加权成像（DWI）脓液为高信号，包膜为低信号环。因此，MRI 显示早期脑坏死和水肿比 CT 敏感，区分脓液与水肿能力比 CT 强，但确定包膜形成、区分炎症与水肿不及 CT 敏感。另外，约 1/3 的脑脓肿特别是术后脓肿 DWI 不呈高信号。近年来，质子磁共振波谱也用于细菌性脑脓肿的诊断以及与颅内囊性坏死性肿瘤的鉴别诊断。细菌性脑脓肿患者的特征 MRS 能显示在脓腔内出现多种氨基酸共振峰、丙氨酸共振峰、乙酸共振峰和琥珀酸共振峰、双 L 波（乳酸和类脂），但 Cho/NAA 却无明显变化，有别于囊性坏死性恶性胶质瘤患者。

4. 钻孔穿刺

具有诊断和治疗的双重意义，适用于采取上述各种检查方法后还不能确诊，而又怀疑脑脓肿的病例。在无上述检查设备的单位，对临床上高度怀疑脑脓肿者，可在脓肿好发部位钻孔穿刺。

（五）鉴别诊断

脑脓肿应与下列疾病鉴别。

1. 化脓性脑膜炎

一般化脓性脑膜炎起病较急，中毒症状和脑膜刺激症较明显，多无定位体征，脑脊液中白细胞和蛋白量增加显著，不难与脑脓肿相鉴别。但若脑脓肿与化脓性脑膜炎相伴随，则临床上难以严格区别两者，可采用脑 CT 加以鉴别。

2. 硬膜外和硬膜下脓肿

一般单纯的硬膜外脓肿很少有颅内压增高及神经系统局灶性体征。而硬膜下脓肿临床上脑膜刺激征严重，病情发展快，多有较严重的意识障碍。CT 或 MRI 都可有较明确的特征性图像。

3. 耳源性脑积水

有耳部疾病致横窦或乙状窦血栓形成，引起颅内压增高而缺少定位体征，病程较长。可采用 CT、CTV 或 IRV 检查来与小脑脓肿区分。经治疗耳疾后症状逐渐自行消退。

4. 化脓性迷路炎

可出现头痛、眼震、共济失调和强迫头位，颇似小脑脓肿，但本病眩晕较头痛严重，共济失调都是两侧性的，无脑膜刺激征，无视神经乳头水肿，无神经系统局灶体征。经药物治疗数周后多好转。

5. 脑瘤

一般根据病史、CT、MRI 可鉴别，有时需通过手术才能最后确定诊断。

（六）治疗

应根据患者的不同情况、不同病期采用不同的治疗方法。

1. 治疗原则

（1）在原发病灶与脑脓肿治疗的先后问题上：原则上应先治疗原发灶，特别是当原发灶可以根治时。但经常由于脑脓肿的症状比较危急，不宜拖延，因此多先处理脑脓肿，术后一旦情况许可，再处理原发病灶。对于不能彻底根治的原发灶，则在进行脑脓肿治疗过程中同时进行治疗，不另做特殊处理。

（2）在考虑用内科治疗还是外科治疗时：原则上脑脓肿应外科治疗，但下列情况可在密切观察随访下进行内科治疗，①包膜尚未完全形成如早期脓肿；②多发性脓肿（直径≤2.5 cm）；③基底节区等深部脓肿；④年迈体弱不能耐受手术者。但如果患者颅压很高，出现脑疝迹象，则不论是否已经局限均须采用适当的手术措施。

（3）抗生素的选择：原则上应根据致病菌的种类进行。由于大多数脑脓肿为厌氧菌与需氧菌混合感染，故治疗中应重点注意抗厌氧菌药物的使用。同时，由于血脑屏障的存在，抗生素在脑脊液和脑组织中的浓度比血中要低。因此，应用抗生素要注意：①用药要及时，剂量要足，一旦诊断，即全身给药（最好在取得脓肿标本后），必要时可鞘内或脑室内给药；②开始时选用抗菌谱广的药物，以后根据细菌培养和药敏结果改用敏感抗生素；③用药持续时间要够长，必须体温正常、脑脊液和血常规正常后方可停药。在脑脓肿手术后应用抗生素不应少于 2 周。

2. 手术治疗

（1）手术时机：当脑脓肿估计已有包膜形成便可考虑手术。由于脑脓肿的病情变化莫测，除有引起脑疝的可能外，常可自行破溃，故一旦脓肿的部位确定，应尽早进行手术处理。如有脑疝先兆征象，则应紧急处理。

（2）选择手术类型：不同的情况可选择不同的手术类型，有时也可联合应用。

1）穿刺抽脓术：简便安全，既可诊断，又可治疗，适用于各种部位的脓肿，尤其是对位于脑功能区或深部的脓肿（如丘脑、基底节）或老年体弱、婴儿、先天性心脏病及病情危重不能耐受开颅术者。穿刺法失败后，仍可改用其他方法。这种手术的主要缺点是排脓不够彻底，常需反复多次穿刺，治疗过程较长，对多房性或多发性脓肿效果不佳，对病原菌具有抗药性者效果也不理想。

穿刺抽脓时，应根据脓肿部位，选最近脓肿而又不在功能区或大血管的地方钻孔，在CT指导下，穿刺入脓腔后，应保持针尖在脓腔中央，把脓液尽量抽吸出来，并反复小心地用生理盐水做脓腔冲洗，防止脓液污染术野。最后向脓腔内注入抗生素。术后定期做CT随访。如脓肿不见缩小，或甚至扩大，可再次穿刺。一般需 2~3 次穿刺可获治愈或临床好转。临床症状、体征消失，CT复查显示脓肿缩小（直径 <1.5 cm）、皱缩，则表明脓腔已闭合，可停止穿刺。但临床应定期随访 0.5~1 年。近来 Nath 等报道应用弥散张量成像（DTI）中的 FA（各向异向）值来判断疗效，脓肿腔内 FA 值呈动态显著下降伴脓腔缩小，反映神经炎症分子下调，提示治疗有效。

2）脓肿切除术：经穿刺抽脓失败者，多房性脓肿、小脑脓肿或脓腔内有异物者以及真菌性脓肿，均应行脓肿切除术，对脓肿破溃者也应紧急开颅切除脓肿，并清洗脑室内积脓。手术时应注意防止脓液污染伤口。本法治疗彻底，颅内减压满意，术后使用抗生素的时间也可明显缩短，但需要一定的医疗技术和条件。

上述两种方法各有利弊，应根据患者情况合理选用。一般而言，手术方法与术后癫痫发生率、脓肿复发率及神经系统并发症之间并无显著关系。不论采用什么方法，最重要的是及时诊断和治疗，在脑干尚未发生不可逆的继发性损伤以前消除病变，解除脑受压。其他治疗应包括术前后高渗、利尿脱水剂（如20%甘露醇等）的应用和抗癫痫等对症治疗。同时要注意营养和水电解质平衡。由于术后30%~50%患者发生癫痫，以术后 4~5 年为高峰，特别是术前已有癫痫者术后更易有癫痫。对这些患者术前和术后应用抗癫痫药已无争议。但是对术前无癫痫者，究竟术后癫痫预防治疗要持续多长时间，迄今没有定论。由于类固醇激素有抑制炎症反应的作用，不利于脓肿包膜形成，易引起CT假象，目前多不主张常规应用，仅在合并有严重脑水肿患者中短期应用。

3. 复发脑脓肿治疗

复发脑脓肿发生率为 5%~10%。见于下列情况：①不适当的抗生素治疗，包括抗生素选用不当和应用持续时间不够长；②穿刺引流不当；③脓肿内有异物或存有硬膜瘘；④引起脑脓肿的原发病灶未根除等。

大多数复发脑脓肿发生在前次治疗后 6 周，少数可数年后复发。

复发脑脓肿的处理原则和方法同一般脑脓肿。

4. 多发脑脓肿治疗

发生率：在 CT 应用以前，多发脑脓肿占脑脓肿的 1%~15%；应用 CT 以后，其发生率增高，有高达 50% 的报道。

以血源性多见，致病菌因宿主免疫状况而异。机体免疫状况正常者，常见致病菌有链球菌、葡萄球菌、肠杆菌、嗜血杆菌属和厌氧菌等，原发病灶有牙龈脓肿，皮肤、骨骼、肺、腹腔、肾或心源性感染。免疫状况异常者如获得性免疫缺陷患者或医源性造成机体免疫能力低下者，致病菌可来自诺卡菌、单核细胞增多性李斯特菌、曲霉属、毛霉科和念珠菌属、新型隐球菌、鼠弓形体和粪类圆线虫等，可单独或与其他细菌混合感染。

（1）内科治疗：免疫功能正常者，可应用广谱、大剂量抗生素。如果从原发病灶培养出细菌，则可根据细菌选用敏感抗生素，如表皮葡萄球菌可用万古霉素，与利福平联合应用；金黄色葡萄球菌则用半合成耐青霉素酶的青霉素类。大多数口腔厌氧菌对青霉素敏感；紫固染色阴性厌氧菌，特别是脆弱拟杆菌（慢性中耳炎、鼻窦炎和腹腔来源的败血症），则对甲硝唑（灭滴灵）敏感。

免疫功能低下者的致病菌异于一般人群。重要的是，应认识到从宿主机体解剖缺损和免疫防御缺陷方面可预测可能感染的潜在病菌。例如，淋巴细胞免疫系统受损的易感染星形诺卡菌或鼠弓形体，磺胺类药物对星形诺卡菌最有效。乙嘧啶和短程磺胺，再与叶酸联合应用是治疗中枢神经系统鼠弓形体感染的基本用药。真菌感染也常见于细胞和单核巨噬细胞缺陷者。新型隐球菌感染可用两性霉素 B 和 5 - 氟胞嘧啶。对毛霉科和曲霉属感染，可单独用两性霉素 B 或与 5 - 氟胞嘧啶联合应用。粪类圆线虫感染用硫苯咪唑治疗。对单核细胞增多性李斯特菌感染（见于肾移植、血液病或接受大剂量类固醇激素者），氨苄西林仍是一线用药。急性白血病或淋巴瘤者易感染铜绿假单胞菌，一般对庆大霉素、阿米卡星和妥布霉素与抗假单胞菌青霉素或某些第三代头孢类如头孢他啶（复达欣）联合应用敏感。免疫机制缺陷者可感染厌氧菌或需氧菌与厌氧菌混合感染，但霍奇金病或其他淋巴瘤患者例外。联合应用青霉素 G、第三代头孢类抗生素和甲硝唑对肠道类杆菌和厌氧链球菌或肠道杆菌混合感染有效。

上述内科治疗时，应每周随访头颅 CT。如临床和 CT 显示改善，可继续抗生素等治疗；否则应更改抗生素或采用外科治疗。

（2）外科治疗：①占位征明显（脑疝或脑疝前期）；②内科治疗无效或病情进展。

CT 指导立体定向穿刺和开颅脓肿切除各有优缺点，应根据患者具体情况选用。对于全身情况差、多发脓肿位置深在者，宜用立体定向穿刺脓肿引流；对全身情况较好、脓肿浅表或脓肿位于易手术切除部位又合并脑疝者，应采用紧急开颅手术。

（3）治疗注意事项：①全身应用抗生素时间不少于 3 个月，开始可大剂量，治疗有效后改为维持量；②注意仔细寻找潜在的系统感染和解剖或免疫机制缺陷；③定期头颅 CT 随访，开始应每周一次，病情改善后改每 2 周一次，治疗结束后也应隔 2～4 个月复查一次，以防复发。

5. 脑脓肿伴发脑瘤治疗

原发颅内肿瘤如高级别胶质瘤同时伴有脑脓肿非常罕见。此病的诊断与治疗至今仍是一种挑战。这种脑瘤伴发的脑脓肿一般要在手术后才能被确诊，而整个治疗过程必须考虑到伴发感染而进行适当调整。David 等报道了一例多形性胶质母细胞瘤伴发多发性小脓肿，该患者的脑脓肿来源于牙周脓肿的播散转移。他们先进行病灶切除，然后根据细菌培养结果选用敏感抗生素进行正规抗感染治疗，同时辅以对胶质瘤的放、化疗。结果显示，抗生素治疗效果良好，感染没有复发。该患者在大约一年半后进行了复发肿瘤的第二次手术，在首次诊断两年后死亡。

目前，对这种非常少见的原发脑瘤伴发瘤内脓肿的病例尚没有太多的治疗指导意见，最佳治疗方案仍在摸索中。

（七）预后与预防

新型抗生素的广泛应用、诊断技术的不断改进及神经外科的技术发展使脑脓肿的治愈有显著进步。自 CT 广泛应用以来，脑脓肿的诊治更为及时，平均手术病死率已锐减至低于 10%；神经系统后遗症的发生率也显著降低。在各类脑脓肿中，血源性脓肿的预后较其他差，其中尤以胸源性与心源性显著。小儿的预后比成人差，耐药菌株引起的脓肿较其他细菌引起者预后差。另外，原发灶的彻底清除可杜绝脑脓肿再发，也是关系着预后的一个因素。

各种疗法都可能有不同程度的后遗症，因此脑脓肿的处理应防重于治。防止和减少耳、鼻部慢性炎症性疾病，尽早彻底治疗耳、鼻部化脓性炎症，以及胸腔和其他部位的感染病灶，对开放性颅脑损伤应及时彻底清创，去除异物，是减少颅内脓肿的有效措施。

七、脑结核瘤

本病多继发于身体其他部位的结核病灶，由血源性播散入颅内，可单发或多发，颅内任何部位都可发生，但以小脑幕下者多见，儿童尤其如此。

（一）病理

脑结核瘤在小脑幕下好发于小脑半球，幕上以额、顶叶多见，其次为颞叶，少数可见于硬膜、硬膜下腔、眶上裂、四叠体、胼胝体、脑干、脑桥小脑角、小脑扁桃体、枕大池、脉络膜丛、脑垂体等。脑结核瘤大小不一，直径可从数毫米到 9 cm，甚至可占据整个小脑半球或大半个大脑半球。外观为边界清楚、黄白色结节状或不规则、少血管的肿块，多位于脑皮质下，少数表浅者可与硬膜粘连。病灶周围脑组织水肿或萎缩。瘤剖面中心为淡黄色干酪样坏死或肉芽组织，显微镜检见类上皮细胞、郎格罕细胞、淋巴细胞、浆细胞和中性粒细胞等。石炭酸品红染色能找到抗酸杆菌。病灶周围脑组织有退化的神经元、神经纤维、栓塞的血管、格子细胞和肿胀的星形胶质细胞和少突胶质细胞。少数结核瘤中央的干酪坏死区呈囊性变或合并化脓性细菌感染或形成结核性脑肿胀。

以前本病的发生率很高，占颅内肿瘤的 30%～50%，随着抗结核药物的广泛应用，本病的发生率显著降低，一般在 0.9%～2.5%，但在某些发展中国家和地区其发生率仍达 8%～12%。

（二）临床表现

多见于青少年和儿童，约 1/3 的患者有其他部位原发结核病病灶，1/3 有结核病或结核病接触史。绝大多数患者有头痛、呕吐、视神经乳头水肿等高颅压征，婴幼儿可见头颅增大、头皮静脉怒张。局灶体征据病灶部位而定，小脑幕上者以各种形式的癫痫为突出表现，其他依次为运动、感觉障碍，失语等。小脑幕下者则以小脑共济障碍常见。约半数患者有低热、盗汗、体重下降、营养不良、红细胞沉降率增快等全身慢性感染病征。

（三）辅助检查与诊断

头颅 X 线平片有时有病理性钙斑，50% 的患者胸片有肺结核，仅半数患者腰椎穿刺有白细胞稍增高、蛋白轻度增高，可是颅内压增高见于大多数患者，因此应尽量避免腰椎穿刺，以防诱发脑疝。脑 CT 是本病最理想的诊断方法，其典型表现为：均匀或不均匀的低密度病灶，其间有高密度钙化灶，增强后其包膜呈环状密度增高（"靶征"），邻近脑组织可有低密度水肿区。小结核瘤（直径 <1 cm）可表现等密度或高密度病灶。脑结核瘤在 MRIT_1 加权成像上为低信号，可明显增强，T_2 加权成像为高信号，可伴有水肿，这些表现易与胶质瘤混淆。

对颅内占位性病变有下列情况者，应怀疑脑结核瘤：①青少年患者；②身体其他部位有结核病灶或有结核病史者；③有头痛、低热、抽搐、盗汗、乏力、体重下降和红细胞沉降率增快者。如经上述影像学检查仍不能明确诊断，可做立体定向活检。

（四）治疗

主要是药物治疗，药物治疗无效或有不能控制的高颅压或占位症状明显或术前不能定性者才手术治疗。除位于重要功能区的病灶外，应争取全切除。如术前已怀疑本病，术前必须应用抗结核药物。术中谨防结核瘤破裂污染术野，手术结束时用 0.05% 链霉素溶液彻底冲洗术野。术后应进行长期的抗结核药物治疗。药物治疗一般采用链霉素 1 g/d、异烟肼 400~600 mg/d，对氨基水杨酸 8~12 g/d，三者联合应用；或利福平 600~1 200 mg/d、异烟肼 300~400 mg/d 和乙胺丁醇 15~25 mg/（kg·d）三者合并应用，总疗程为 18~28 个月，同时给予维生素 B_6 50~100 mg/d，以防抗结核药物引起的神经毒性反应。如术时脑室开放、术野受干酪样物质污染或术后合并粟粒型结核或脑膜炎者，可加用肾上腺皮质激素，以减轻脑水肿。

以前本病手术病死率高达 50%~70%，自应用抗结核药物、脱水剂和激素后，手术病死率已降为 10%~20%。如早期诊治，80% 患者可治愈，但常留有后遗症。同时术后应强制性进行密切的临床和影像学随访。

八、脑梅毒瘤

脑梅毒瘤少见，占颅内肿瘤的 0.1%~0.6%，为一种慢性肉芽肿性晚期神经梅毒。大多累及脑皮质下区或经血管、脑膜扩散至邻近脑实质。好发于大脑半球，偶见于小脑和脑干、第四脑室、垂体、下丘脑等。单发为主，呈不规则圆形或卵圆形，直径大小不一，质地如橡皮，切面呈灰红色。镜检可分 3 个区域：中心区为广泛坏死，含大量嗜银纤维（为本病的特点）；其外围为细胞结构，有浆细胞、淋巴细胞、单核细胞、纤维母细胞、类上皮细胞和巨细胞等，伴有血管炎或血管周围炎；最外围为胶原纤维组成的包膜。

（一）临床表现与诊断

近似颅内肿瘤，有高颅压征和局灶神经征。颅骨平片可有慢性高颅压表现、松果体钙化移位等。如病灶与脑膜广泛粘连，可侵犯颅骨而使局部颅骨板变薄和破坏。脑 CT 检查显示占位征象，表现为低密度，注射造影剂后可增强。在脑 MRI 上显示为中央低信号，周边高信号环（T_1 加权图像），增强后信号明显提高。在 T_2 加权图像为低信号伴梅毒瘤周边高信号水肿区。如发现阿-罗瞳孔、血和脑脊液梅毒反应阳性，对本病判断很有价值，但血梅毒反应阴性者仍不能排除本病。

（二）治疗

治疗包括应用铋剂、碘剂和青霉素等抗梅毒药，药物治疗无效或有高颅压征或严重局灶征时，应手术治疗切除梅毒瘤，术后仍需抗梅毒治疗。

九、脑真菌性肉芽肿和脓肿

脑真菌性肉芽肿和脓肿属深部真菌感染。凡能引起深部组织感染的真菌，均可以是本病的致病菌，如新型隐球菌、曲霉、球孢子菌、类球孢子菌、诺卡菌、放线菌、荚膜组织胞质菌、芽生菌、分子孢子菌、念珠菌、波伊德霉样真菌、藻菌等，但以隐球菌和曲霉、放线菌多见。近年来，由于抗生素、激素和免疫抑制剂在临床上的广泛应用以及器官组织移植手术的推广，加上医务人员对真菌病认识的提高，真菌感染的发生率有增加趋势。在自然界中真菌分布很广泛，很多真菌是机会致病菌，寄生在人体中，当人体抵抗力降低时乘虚而入，可侵犯肺、脑膜和脑、脊髓、皮肤、淋巴结、肠、肝、脾、肾上腺等。真菌入侵脑的方式，常先从呼吸道吸入，形成肺部病灶，再由肺经血行播散于全身器官和入颅，少数真菌（如曲霉、放线菌和芽生菌）可经头面部的口腔、鼻腔、副鼻窦、眼眶、脊椎等处的病灶直接入侵中枢神经系统，个别病例可经腰椎穿刺、手术植入而发生脑部真菌感染。单核巨噬细胞系统恶性肿瘤、糖尿病等患者较易发生本病。

（一）病理

感染使脑膜局限性或广泛性形成不规则的肉芽肿，有淋巴细胞、浆细胞或多核巨细胞浸润。脑呈不同程度的水肿，真菌沿血管周围和软脑膜下聚集，形成多数小囊样病灶，呈急性或慢性化脓性炎症反应，甚至形成脑脓肿或肉芽肿。多位于脑实质内，偶见脑室内。在脓肿和肉芽肿中可见大量真菌体或菌丝。不同种类的真菌感染，引起的病理变化也不相同。白念珠菌常引起小灶性化脓和肉芽肿；隐球菌早期形成胶冻样病变，无纤维包膜，晚期则形成肉芽肿；放线菌主要形成多发性脓肿和肉芽肿，脓肿壁呈黄色，脓液含"硫黄颗粒"。慢性病程者常有广泛脑萎缩。

（二）临床表现及诊断

病程多为亚急性、慢性或隐匿性发展，可迁延或反复发作达十余年之久，未经治疗者多死亡。临床表现颇似颅内肿瘤，有颅高压征和局灶神经征。可有发热，但常不明显。常伴因脑底蛛网膜粘连引起的交通性脑积水。脑脊液常规、生化检查可发现压力、蛋白和细胞计数增高，但非特异性；头颅 X 线摄片、放射性核素脑扫描、脑血管造影等仅显示颅内占位迹象，不能确定占位的性质。脑 CT 和 MRI 表现与化脓性脑脓肿相同，包膜可有或无增强，肉芽肿则呈等密度或略高密度（或信号）病灶，中等增强，可有或无钙化。周围脑水肿常不明显。因此，单纯根据临床表现和上述检查难以诊断。诊断的重要依据是：脑脊液涂片染色、培养和接种、脑组织的肉芽组织标本的病理检查，以发现病原菌。真菌皮肤试验呈阳性反应，其他器官、组织发现真菌感染有辅助诊断价值，如皮肤瘘道分泌物有黄色、奶油黄、棕色和有时为黑色的"硫黄颗粒"（可把分泌物稀释于生理盐水中，取沉淀物过滤后寻找），则很可能为放线菌感染。

（三）治疗

以手术切除肉芽肿或脓肿为主，术后辅以药物治疗。

（赵德明）

第二节　椎管内细菌性感染

椎管内细菌性感染远较颅内感染少见，在诊断上也较困难，特别是尚未出现神经功能损害的患者。因此，常因延误诊断而发生不可逆的脊髓功能损害，甚至危及患者生命。一般而言，术后神经功能的恢复直接与术前神经功能受损的程度有关。因此，早诊早治是处理本病的关键。

一、硬脊膜外脓肿

硬脊膜外脓肿是一种少见的疾病，常因误诊而造成对患者的损害。近年来，由于硬脊膜外麻醉、血管内介入治疗、手术植入物及椎管内穿刺性操作的增加，硬脊膜外脓肿的发病率有所增高；人口的老龄化及静脉内药物的滥用也是此病增多的原因。容易导致硬脊膜外脓肿的因素包括：糖尿病、慢性肾病、免疫缺陷、酗酒、恶性肿瘤、静脉内药物滥用、脊柱手术和外伤等。以前认为此病男女发病比例为1：1，最近研究资料显示男性更容易受累。硬脊膜外脓肿少发生于儿童，虽然有报道 7～87 岁均可发病，但好发平均年龄段是 60 岁。

（一）病因

1. 血源性

由远处感染灶，如皮肤、软组织、呼吸道、口腔感染以及静脉注射部位的感染，经血行播散而来。

2. 直接来自邻近感染灶

由椎体化脓性骨髓炎、骶尾部瘘管等附近组织的感染灶直接或沿淋巴管蔓延入硬脊膜外间隙。

3. 创伤性

脊髓手术、外伤或腰椎穿刺引起，但少见。

4. 隐源性

有 12%～15% 的患者找不到感染源。

（二）病理

硬脊膜外间隙内充满脂肪组织和静脉丛。此间隙主要存在于脊髓背侧（腹侧硬脊膜与椎体骨膜紧密相连），故硬脊膜外脓肿多位于脊髓背侧。在第 7 颈椎以下，硬脊膜外间隙逐渐变宽，至第 4～8 胸椎处硬脊膜外间隙达 0.5～0.7 cm，自第 9 胸椎至第 2 腰椎，间隙又逐渐狭小，因此硬脊膜外脓肿好发于下颈段至上、中胸椎段。

病菌侵入硬脊膜外间隙后，在富于脂肪和静脉丛组织的间隙内形成蜂窝织炎，有组织充血、渗出和大量白细胞浸润，进一步发展为脂肪组织坏死、硬脊膜充血、水肿，脓液逐渐增多而扩散，形成脓肿。脓肿主要位于硬脊膜囊的背侧和两侧，很少侵及腹侧。上下蔓延的范围可达数个节段，在个别情况下可累及椎管全长，甚至向颅内扩散。脓肿多为单发，少数病例有多个散在小脓腔与一个主要脓腔相沟通。脓肿的形式和动态改变与致病菌、机体和局部组织的免疫反应、硬脊膜外腔的解剖特点、血管和淋巴系统结构等有关。呼吸运动和血管搏动可使椎管内负压差增大，这对炎症通过血管或淋巴系统向硬脊膜外腔扩散具有"吸引"作用。而头和躯干屈伸活动引起的脊髓和硬脊膜的移动性，则为脓肿上下扩散创造了有利条件。后期由于脓液逐渐吸收，结缔组织增生而最终形成肉芽组织。脓肿除直接机械性压迫脊髓外，还可引起血管的炎性血栓形成，使脊髓的血供发生障碍，最后引起脊髓软化，造成不可逆性损害。根据炎症的病理形态，硬脊膜外脓肿可分为：①急性型，全部为脓液；②亚急性型，脓液与肉芽组织并存；③慢性型，以炎性肉芽组织为主。临床上以亚急性型和慢性型多见，急性型少见。常见的致病菌为金黄色葡萄球菌、白色葡萄球菌、链球菌、假单胞菌、伤寒杆菌等，也偶为真菌，如放线菌、芽生菌等。

（三）临床表现

大多数患者首先表现为全身感染征象，如发热（38～39.5 ℃）、全身倦怠、精神萎靡、头痛、畏寒、外周血内白细胞增多、红细胞沉降率加快；少数患者或病程发展较缓慢者，全身感染征象不明显。多数伴有局限性腰背痛、棘突压痛或叩击痛，程度剧烈，呈针刺或电击样，具有定位价值。脊柱运动受限，局部皮肤可有轻度水肿，由于病变部位的神经根受炎症刺激而出现神经根痛，因病变部位不同而向胸部、腹部或下腹部放射。早期出现尿潴留。上述表现持续数天或数十天不等，接着出现脊髓压迫征。典型表现为痉挛性瘫痪，如肢体麻木、运动或感觉障碍、腱反射亢进、病理反射阳性和大小便障碍等。经数小时或数天发展为弛缓性瘫痪，表现为运动、感觉障碍，腱反射和病理反射全部消失。

（四）诊断

硬脊膜外脓肿因为很少见，以及临床表现的多样性，常使得诊断被耽误。在一项研究中，35 例硬脊膜外脓肿入院时诊断出来的只有 7 例，有 22 例被诊断为脊柱病变。儿童患者因没有典型的临床表现常被误诊，所以预后很差。

1. X 线平片

有 33%～65% 的患者在 X 线平片上显示椎体及其附件异常变化，其中 70% 见于慢性硬脊膜外脓肿，10% 见于急性硬脊膜外脓肿病例。这是因为椎体及其附件感染导致骨质破坏、增生，而椎体塌陷和椎旁感染需要时间。

2. 放射性核素扫描

阳性率为 67%～100%。

3. 脊髓碘油造影

脊髓碘油造影曾是诊断硬脊膜外脓肿的主要方法，可明确病变的节段和范围，以利于手术。

4. CT 和 CT 椎管造影

增强 CT 检查阳性率可达 100%，CT 椎管造影阳性率也可达 90%，但要明确显示病灶范围仍有困难。

5. MRI

是目前诊断硬脊膜外脓肿最为可靠和准确的方法，它可显示椎体骨髓炎（T_1 低信号、T_2 高信号）、椎间隙和软组织感染（T_2 信号增高）和脊髓受压移位，以及肿胀（T_1 为低信号或等信号）的范围。如 MRI 和 CT 仍不能明确诊断，应采用脊髓碘油造影。

硬脊膜外脓肿应与下列疾病鉴别。①急性脊髓炎，常无原发化脓感染史，体检无局限性棘突叩击痛或压痛，腰背痛也不明显。一般在发病后 3 天内病变节段以下肢体即完全瘫痪，脊髓蛛网膜下隙没有阻塞。②脊柱转移癌，常可找到原发癌肿，如肺、乳腺、前列腺或消化道等肿瘤，X 线片可见到"手风琴"样椎体压缩和破裂。③蛛网膜炎，一般起病缓慢，症状时轻时重，感觉障碍分布常不规则，且不能以单节段损害来解释其全部症状；椎管造影时碘油流动缓慢、分散，呈不规则的点滴状、条状或片状阴影，碘油受阻端的边缘不整齐。④椎管内肿瘤，常无感染史，必要时可做椎管碘油造影或脊髓 MRI 检查，手术探查也可区别。⑤脊柱结核，有肺结核或身体其他部位结核病史，腰背痛和低热症状历时较长，脊柱可有后突畸形，X 线片可见骨质破坏和椎旁冷脓肿阴影等，CT 和 MRI 也有助于鉴别诊断。⑥急腹症和其他疾病（如肋间神经痛等），仔细询问病史和检查，不难加以鉴别。不少情况下误诊原因是没有考虑到本病的可能性，以致延误诊治。

（五）治疗

硬脊膜外脓肿应作为神经外科急症进行治疗，在脊髓发生不可逆损伤以前即应紧急手术减压和排脓。临床实践表明，瘫痪时间在 2 小时内者，手术效果满意；>36 小时则效果差；而完全瘫痪 48 小时后再手术，仅可能挽救患者生命。因此，缩短瘫痪至手术的时间是提高疗效的关键。椎板切除要充分，清除脓液和肉芽组织，炎性肉芽组织常在硬膜外包绕和压迫脊髓，应尽量清除干净，使硬脊膜恢复正常搏动，以达到彻底减压和防止感染扩散的目的。Safavi-Abbasi 等报道采用微侵袭管状牵开器显微外科治疗多节段脊髓硬膜外脓肿也取得了很好的疗效。LynRK 等也报道了 1 例采用计算机引导下经皮穿刺抽脓的病例，抽脓后辅以 6 周的抗生素治疗取得了满意的疗效。他们认为经皮穿刺抽脓对不能耐受外科手术减压的患者来说是一种合理的替代办法。脓液做细菌涂片，进行厌氧菌、需氧菌、结核分枝杆菌和真菌培养。手术切口的处理有 3 种：①切口不缝合，填以纱条；②部分缝合切口留置引流物；③全部缝合切口，以达到一期愈合。除皮肤缝线用丝线外，皮内缝线宜用肠线。对手术切口干净、未受严重污染者，可用含庆大霉素生理盐水反复冲洗后，一期将切口缝合以缩短病程；如切口肌肉层已有脓液或术时脓液污染伤口，即不应缝合切口或部分缝合。有学者主张硬脊膜外放置导管，术后进行冲洗和注入抗生素，导管保留 5～7 天。上述各种情况下，均应术前、术后全身应用强有力的广谱抗生素，待细菌培养和药敏结果出来后，再酌情更改抗生素。如果培养结果阴性，根据细菌涂片革兰染色结果选择抗生素。如果没有伴随的椎体骨髓炎，术后静脉给抗生素 3～4 周，否则给 6～8 周。静脉给药停止后，要继续口服抗生素数周。可适当应用神经营养药物，以促进神经功能恢复。同时注意纠正水电解质紊乱，加强营养，防止压疮和并发症。最近有学者提出用高压氧治疗，并取得满意效果，其理论依据：①对厌氧菌增殖产生不利环境；②有利于中毒症状的改善。

二、硬脊膜下脓肿

硬脊膜下脓肿很少见，从 1927 年第一次诊断此病到 1993 年，文献报道的硬脊膜下脓肿不到 50 例。男女发病比例几乎相等，发病年龄为 9～77 岁，但 49～70 岁占近半数。大多数由远处的感染灶（如疖病）经血行播散到硬脊膜下间隙，少数继发于腰背部中线的先天性皮肤窦道（或藏毛窦）感染，以及脊柱手术或麻醉、腰椎穿刺等操作后感染。糖尿病和静脉药物滥用是诱发的危险因素。最常见的致病菌是金黄色葡萄球菌。

（一）临床表现

常见表现有：发热（>50%）、腰背痛或神经根痛（85%）、运动障碍（82%）、感觉缺失（58%）、膀胱和直肠功能障碍（53%）。

与硬脊膜外脓肿很相似，硬脊膜下脓肿的发展可分为 3 个阶段：第一阶段，发热伴或不伴有腰背痛或神经根痛；第二阶段，出现运动、感觉和括约肌功能障碍；第三阶段，包括受损节段以下的肢体瘫痪和完全性感觉消失。症状持续时间从 1 天到 1 年，但大多数病例的发展是在 2～8 周。局部脓肿形成后对脊髓的压迫可造成继发的脊髓水肿和严重、不可逆的神经功能缺失。硬脊膜下脓肿最多见于腰段，其次是胸段，再其次是颈段。

（二）诊断

血常规检查可见白细胞计数增加伴有核左移现象，红细胞沉降率通常加快。脑脊液检查可见淋巴细胞增多、蛋白增多、糖降低，但脑脊液中经常找不到细菌。脊髓造影诊断硬脊膜下脓肿的准确率相当高，但如无梗阻则难以定位。此时碘葡酰胺椎管内造影辅以 CT 扫描能显示病变的大小和范围。MRI 通过在 T_1 加权图像上看到椎体与脊髓之间等信号或增强信号可以显示病灶的部位和范围。然而，利用 MRI 明确区分硬脊膜外与硬脊膜下脓肿也非常困难。若伴有椎体骨髓炎或椎间盘间隙的感染，则提示硬脊膜外脓肿。鉴别诊断包括硬脊膜外脓肿、急性横贯性脊髓炎、椎体骨髓炎、硬脊膜外血肿，以及椎管内肿瘤。临床上，区别硬脊膜外与硬脊膜下脓肿几乎是不可能的。

（三）治疗

一旦明确诊断为硬脊膜下脓肿，应立即手术清除脓肿。椎板切除范围应包括病灶全长，硬脊膜切开减压。切开硬脊膜时应仔细保护好硬脊膜四周术野和蛛网膜下隙。小心切除脓肿，避免污染蛛网膜下隙。同时，术野需用含抗生素盐水反复冲洗干净，并放置外引流管数天，缝合肌层和皮肤。在脓液送培养和革兰染色后，广谱抗生素即开始应用。一旦培养结果出来，则马上给予敏感抗生素。

三、脊髓内脓肿

脊髓内脓肿很少见，自从 1830 年被首次诊断以来，报道的病例数不到 100 例。Courville 在 40 000 例尸检中只发现 1 例，这可能与本病发病较隐蔽，以及尸检很少常规检查脊髓有关。本病可以急性发作，也可以是持续较长时间的慢性起病，临床上与硬脊膜外脓肿相似。本病可见于任何年龄，但以儿童和青少年多见，男性较女性多见。

（一）病因

感染的原因和途径如下。①远处感染灶的血行性播散，约占总报道病例的 50%，可经动脉或静脉进入脊髓。临床上常见继发于肺部、心脏（亚急性心内膜炎）、泌尿生殖系统、人工流产并发感染，以及体表皮肤化脓性感染等。脓肿可发生于任何脊髓节段，但以胸髓背侧好发。②邻近感染灶的蔓延，在解剖上脊髓的蛛网膜下隙经脊神经与纵隔、腹腔、腹膜后间隙的淋巴管相通，因此感染可经淋巴管进入脊髓，伴或不伴脑膜炎。半数患者来源于腰骶部感染和尾部藏毛窦感染。脓肿大多发生于原发感染灶相邻近的脊髓。③创伤后感染，多见于开放性脊髓外伤、腰椎穿刺等。④隐源性感染，指感染来源不明。⑤其他来源，有报道至少有 2 例脊髓内脓肿是由于患者感染了人类免疫缺陷病毒。

（二）病理

脊髓内脓肿的病理变化因脓肿大小、病程长短而异。小脓肿常多发，需借助显微镜才能看到。大多数为单发，可累及数个脊髓节段，偶尔波及大部脊髓。急性期的粟粒状脓肿是由单核细胞、淋巴细胞和多形性细胞及上皮细胞组成的小结节沿小血管蔓延。小结节内和小血管内可找到细菌，小结节附近常伴出血。病变可融合成较大脓腔或引起化脓性脊髓炎伴脊髓中央软化和坏死。慢性期的脓肿包膜，内层由网状胶原纤维和多核细胞，中层由新生毛细血管、成纤维细胞、组织细胞和浆细胞，外层由结缔组织构成。脊髓内脓肿多位于脊髓实质中心部分，沿脊髓长轴扩展，把纵形的传导纤维分离后占据其中空隙，呈圆柱状，并不破坏纤维传导束，也不同于硬脊膜外脓肿，很少发生广泛性静脉梗塞。致病菌大多为金黄色葡萄球菌，少数为链球菌、肺炎球菌、大肠埃希菌、真菌（如放线菌）等。曾发现绦虫裂头蚴导致脊髓内脓肿者，$1/5 \sim 1/3$ 的病例找不到致病菌。

（三）临床表现

因脓肿的部位、大小、单发或多发以及病程的长短不同而不同。虽然一些患者主诉背痛、颈痛或手痛，但大多数仅表现为脊髓功能障碍的进行性加重，如长束征、尿潴留、受累脊髓平面以下的肌力减退和不同类型的感觉缺失。根据疾病进展的快慢，腱反射可以减弱或增高，巴宾斯基征可以存在或不存在。许多患者即使是急性发病者也可能从不发热。

（四）诊断

外周血白细胞计数可能升高，但有时升高很轻微。脑脊液白细胞计数及蛋白均升高。脑脊液培养几乎总是阴性。脊柱平片一般是阴性的，但如果平片显示有椎间盘炎、脊髓炎或椎旁感染，必须怀疑感染会扩散至脊髓。

过去脊髓造影常能看到与髓内病变一致的脊髓增宽现象，经常有椎管完全梗阻。近年来，MRI 已取代脊髓造影而作为首选检查。MRI 显示脊髓增粗伴水肿，T_2 加权图像为髓内高信号，T_1 加权图像为髓内呈等信号或低信号的病灶。T_1 加权增强后可见髓内病灶有强化。

（五）治疗

对于髓内脓肿来说，能挽救生命及保证神经功能恢复的最佳治疗方案是及时手术引流加上适当使用抗生素。一旦疑及本病，即应紧急手术切除椎板，切开硬膜，用细针穿刺脓肿抽出脓液，并酌情切开背侧脊髓，以达到充分的引流和减压，用含抗生素的生理盐水反复冲洗术野。硬脊膜缝合或不缝合，需分层缝合肌层和皮肤。脊髓内脓肿可多房性或可能复发，因而多达 25% 的患者需要再次引流。术后抗生素的应用同脑脓肿，并可应用皮质类固醇、甘露醇等减轻脊髓水肿。

（六）预后

自抗生素广泛应用以来，约 75% 的患者存活，但治疗的成功很大程度上取决于脓肿的及时诊断和有效的引流。大约 2/3 的患者经过及时正确的治疗，神经功能得到很好改善，不足 25% 的患者遗留重要的神经功能障碍。运动和括约肌功能恢复最好，感觉缺失恢复则稍差。

四、椎管内结核性肉芽肿

脊柱结核向背侧扩散入椎管内，即可形成椎管内结核性肉芽肿，因此本病是脊柱结核的一种并发症，$1/10 \sim 1/5$ 的脊柱结核可伴硬脊膜外结核性肉芽肿，单纯的椎管内结核性肉芽肿少见。以青年好发，多见于胸椎，约占 60%，其余依次为颈胸椎交界处、胸腰椎交界处及腰椎。

（一）病因及病理

结核分枝杆菌经血行或淋巴侵入脊柱，引起脊柱破坏和硬脊膜外结核性肉芽肿。肉芽肿以硬脊膜外比硬脊膜下多见，外观为紫红色或灰白色肉芽肿，少数还有少量脓液。显微镜检可见典型结核性改变。脓肿可直接从椎体或间接由椎旁经椎间孔进入椎管腔，压迫脊髓，少数由于病灶愈合过程中新骨压迫脊髓和神经根。结核性肉芽肿和干酪样病变也可侵入硬脊膜本身，引起结核性硬脊膜炎，增厚的硬脊膜又加剧对脊髓的压迫。胸椎上段的结核性脓肿较易引起脊髓压迫症，因此处椎管较狭窄，脓肿多局限于病灶附近，而腰椎的脓肿常沿腰大肌向下方流动。脊髓受压初期，除脊椎本身神经组织受压外，还因血供障碍加重脊髓缺血和水肿，最后导致脊髓不可逆损害。

（二）临床表现

常有病灶双侧根痛，如枕部痛、颈痛、肩和上肢痛（颈椎），肋间神经痛或束带样感觉（胸椎），下肢神经痛（腰椎），并出现相应的脊髓压迫征和棘突压痛或叩击痛、椎旁肌肉痉挛等。全身可有慢性感染症状，如低热、消瘦、盗汗、红细胞沉降率增快等。此外还有下述特点：身体其他部位常有活动性结核病灶，病程一般较短，多在 3 个月以内。

（三）诊断

根据病史、临床表现、X 线平片（脊柱结核的变化）等不难作出诊断。必要时做椎管造影、脊髓 CT 或 MRI 检查。

（四）治疗

最好的治疗方法是行椎板切除术及清除结核性肉芽肿，以解除对脊髓的压迫。同时还需进行全身抗结核治疗、增加营养和防治因脊髓受压产生的截瘫后的各种并发症。

（马东营）

第三节　病毒感染

一、概述

中枢神经系统（CNS）的急性病毒感染有 3 种临床表现形式：病毒性（无菌性）脑膜炎、脑炎和脊髓炎。病毒性脑膜炎通常呈自限性，典型临床特征为脑膜刺激征阳性。脑炎累及脑实质，临床可有惊厥发作、意识改变和局灶性神经症状。当同时有脑膜炎和脑炎症状时，称为脑膜脑炎。病毒感染累及脊髓时引起脊髓炎；可表现为运动神经元感染（麻痹性疾病或脊髓灰质炎）、感觉神经元感染、自主神经元感染（膀胱麻痹）和白质的脱髓鞘病变（横贯性脊髓炎）。当同时有脑炎和脊髓炎的症状时，称为脑脊髓炎。上述 3 种形式病毒感染的脑脊液表现相似：脑脊液压力升高、细胞数不同程度增加（多为淋巴细胞）、蛋白轻至中度升高、糖正常。

（一）病理和发病机制

同属一种病毒科中的不同病毒，因具有相似的生物学特性，它们感染中枢神经系统的途径和导致的疾病可能具有相似的临床表现。例如，微小核糖核酸病毒（如柯萨奇病毒和埃可病毒），可能引起相似的临床症状。但不同病毒科属中的病毒具有不同的细胞嗜性和神经系统易感部位。如黏病毒组病毒侵犯室管膜细胞，而单纯疱疹病毒（HSV）引起额叶和颞叶的感染。某种疾病呈流行或散发，也与病毒的生物学特性相关。大部分流行性脑膜炎、脑炎或脊髓炎由肠道病毒（EV）或虫媒病毒（包膜病毒、虫媒病毒、布亚病毒）引起。肠道病毒耐酸耐热，常在炎热季节经粪—手—口途径传播。虫媒病毒在感染人类之前需在蚊或蜱内繁殖，在炎热季节引起人类感染流行。其他病毒引起的神经系统疾病可呈散发或作为病毒引起其他系统感染的一个并发症。

（二）诊断

依据流行病学、临床表现和微生物学检查作出诊断。小核糖核酸病毒和虫媒病毒感染夏秋多见，其他病毒如腮腺炎病毒冬春多发。微生物学检查技术包括病毒分离培养、血清学实验、病毒核酸扩增。根据病毒的生物学特性不同，从脑脊液（CSF）中分离到的概率不同。如腮腺炎病毒易于从 CSF 中分离，而脊髓灰质炎病毒和 HSV-1 则很难分离。引起脑膜炎的病毒较脑炎和脊髓炎病毒易于分离。血清学检查适用于所有引起神经系统感染的急性病毒感染，血清中特异性病毒抗体常呈 4 倍升高。抗体在感染后数天内可能检测不到或呈较低效价，发病后 3～5 周效价开始升高。当抗体效价固定不变时，一般提示既往感染。尸检或脑活检进行脑组织的免疫染色检查（免疫荧光技术、免疫过氧化物酶）可以确定脑组织中有无病毒抗原存在，电镜检查可确认有无病毒粒子存在，制备脑组织悬液感染易感动物或组织培养细胞系进行病毒的分离。含有病毒的组织标本可用于病毒核酸扩增，进一步用探针杂交技术鉴定病毒。因为血清学和病毒培养用时较长，PCR 技术可作为诊断病毒感染的首选方法。

（三）治疗和预防

目前，针对以下几种病毒的抗病毒药物可供选择：阿昔洛韦抗 HSV 感染；阿昔洛韦、泛昔洛韦、伐昔洛韦、膦甲酸治疗水痘—带状疱疹病毒感染；更昔洛韦和膦甲酸抗巨细胞病毒；抗 HIV 感染的反转录酶抑制剂、蛋白酶抑制、整合酶抑制、融合抑制剂等。减毒活疫苗或灭活疫苗用于预防狂犬病、脊髓灰质炎、甲型肝炎和乙型肝炎、流行性腮腺炎、流感、风疹、麻疹、水痘和牛痘。虫媒病毒的免疫接种只适用于实验室工作人员和军事人员。尽管将来可能有很多的抗病毒药物问世，但控制传播媒介和大规模免疫接种是最好的预防病毒感染的措施。

二、肠道病毒（微小 RNA 病毒）感染

小核糖核酸病毒是在细胞质中复制的不含包膜的微小 RNA 病毒。它们是最小的 RNA 病毒，因此得名"微小 RNA 病毒"。人小核糖核酸病毒可分为 4 个亚组：主要发现于胃肠道；鼻病毒，主要发现于鼻咽部；甲肝炎病毒（肝病毒）和小 RNA 病毒（原来的埃可病毒 22 型和 23 型）。肠道病毒包括脊髓灰质炎病毒、柯萨奇病毒和埃可病毒，它们均可引起中枢神经系统感染。还有些未分类的肠道病毒 68～71 型，其中肠道病毒 70 和 71，以及甲型肝炎病毒和小 RNA 病毒都可引起中枢神经系统感染。肠道病毒对肠内容物中的酸和胆汁有较强的耐受力，能在污水中生存较长时间。它们仅能在灵长类动物细胞中繁殖，细胞毒性较强。

（一）脊髓灰质炎病毒感染

急性脊髓前角灰质炎（小儿麻痹症）是由脊髓灰质炎病毒引起的急性全身性疾病。脊髓、大脑、脑干运动神经元受损，导致支配的肌肉瘫痪。

1. 流行病学

急性脊髓前角灰质炎呈世界流行，温带地区为著。可呈散发或流行，每年任何季节均可

发病，夏末和早秋最常见。该病曾是最常见的神经系统病毒感染，但自从疫苗问世后，发病率显著下降，只在未接种的人群中有小规模的流行。尤其在非洲和亚洲，该病仍是一个重要的公共卫生问题。脊髓灰质炎病毒有3种抗原型，均可引起麻痹性脊髓灰质炎和病毒性脑膜炎，其中1型是最常见的致麻痹病毒。

该病可发生于任何年龄，6个月以下婴儿少见。19世纪末和20世纪初该病由地方性疾病变为流行性疾病。在流行早期，90%的瘫痪病例发生于5岁以下儿童。大规模流行后，发病患者群向成人扩散，多数病例发生于5岁以上儿童和青少年。年轻成人中也常有麻痹病例发生。

2. 病理和发病机制

病毒由口进入体内，首先在咽部的扁桃体和回肠的派尔集合淋巴结处的淋巴组织中增殖；然后病毒扩散到颈部和肠系膜淋巴结，再播散至血流引起病毒血症。病毒血症通常无症状，或伴短暂轻微症状（发热、寒战）。目前尚不清楚该病毒是如何进入中枢神经系统的，最可能的途径有病毒直接由不完整的血脑屏障侵入，或经由神经肌肉接头处或肠道侵入。

脊髓灰质炎病毒对大运动神经元有亲嗜性，引起细胞染色体溶解，形成嗜酸性包涵体，细胞坏死。病理改变有神经元退行性改变，伴邻近脑膜和血管周围炎症反应，小胶质细胞增生。部分感染受损的细胞可以恢复，但严重受损细胞将被吞噬清除。腹侧细胞和髓质的运动神经元退行性改变最为严重。灰质后角、后根神经节及中枢神经系统的其他部位较少累及。白质炎症罕见。尽管脊髓、髓质和大脑皮质的运动区域病变最为严重，但中枢神经系统的任何部位均可感染，包括中脑、脑桥、小脑、基底神经节和大脑皮质的非运动区域。

3. 临床表现

起病初期有发热、寒战、恶心、乏力，25%的患者36～48小时后上述症状可缓解，维持2～3天的无症状期，之后体温再次升高，出现脑膜刺激征。但大部分患者在急性期症状后立即出现脑膜刺激征表现，而无暂时缓解期。病情严重者伴头痛、肌痛（颈背部常见）。偶有嗜睡和木僵，被唤醒时易激动、恐惧。婴儿患者可发生惊厥。

麻痹通常发生于中枢神经系统症状出现后的第2天和第5天，但也可为始发症状，或2～3周后出现。出现麻痹后，3～5天运动功能丧失。发热常持续4～7天后下降，在麻痹发生前或出现时体温可恢复正常。四肢肌肉最常受累，重症患者呼吸机和心肌也可累及。也有发生急性小脑共济失调、面神经麻痹、横贯性脊髓炎的报道。

4. 实验室检查

血常规白细胞增高；CSF压力升高；细胞数增加，开始以多形核白细胞为主，数天后以淋巴细胞为主；蛋白轻度升高，重症麻痹者可升至100～300 mg/dL，持续数周。

5. 诊断

根据急性非对称性迟缓性瘫痪伴有脑脊液改变的典型临床表现，诊断急性脊髓灰质炎并不困难。疾病流行期间，对于麻痹发生前或未出现麻痹的病例可进行疑似诊断。可采集粪便（常持续2～3周）、咽拭子（第1周内）、脑脊液或血进行病毒的分离培养。如从粪便或咽喉部分离病毒，需结合血中抗体效价4倍升高才能明确诊断。脑脊液病毒核酸扩增常呈阳性。MRI检查可发现脊髓前角炎症改变。小儿麻痹偶由其他病毒引起，尤其是其他肠道病毒和西尼罗河病毒（WNV），需进行鉴别。

6. 治疗

主要为支持治疗。需密切关注患者呼吸、吞咽、膀胱和肠道的功能。呼吸机麻痹或病变累及延髓者尤要注意，必要时给予机械性呼吸辅助治疗。如患者出现焦虑，需警觉脑缺氧或高碳酸血症可能。恢复期的治疗包括理疗、肌力锻炼、矫正设备的使用和矫形外科手术。

7. 预防

减毒脊髓灰质炎口服疫苗（OPV）可预防本病。抗体反应强弱与减毒活疫苗在胃肠道的增殖相关。OPV 较肌注疫苗（IPV）诱导机体产生抗体快、效价高且持久，但 OPV 具有传染性，接种该疫苗者可能发生疫苗相关的脊髓灰质炎。故在美国，建议疫苗接种全部改为IPV。然而，在地方流行地区仍推荐 OPV 接种。

8. 预后

急性感染病死率低于10%。死亡原因多为呼吸衰竭或肺部并发症。累及延髓时死亡率可高达50%。当麻痹范围广泛或缓慢进展时预后较差。运动功能的恢复依患者年龄和麻痹范围不同，婴儿或儿童恢复理想，部分肌肉麻痹者功能恢复概率大。30～40 岁的患者中约50% 在急性感染后可出现新的症状，这些新的症状统称为脊髓灰质炎后综合征。有些患者，肌肉呈缓慢进展性虚弱和震颤，称为脊髓灰质炎后进行性肌萎缩。

（二）柯萨奇病毒感染

柯萨奇病毒有两个亚型 A 和 B，根据引起乳鼠不同病变而区分。在小鼠，A 组病毒引起肌炎，导致迟缓性瘫痪和死亡；B 组病毒引起脑炎、心肌炎、胰腺炎和棕色脂肪坏死。动物在死亡前可有震颤、痉挛和瘫痪。目前已知 A 组病毒有 23 种血清型，B 组病毒有 6 种血清型。

在人类，柯萨奇 A 组和 B 组病毒通常引起无菌性脑膜炎。婴儿感染肠道病毒，可能遗留认知、语言和发育异常的后遗症，偶可引起脑炎，罕见瘫痪和小脑共济失调。A 组柯萨奇病毒引起的典型神经外表现为疱疹性咽峡炎、手足口病（HFMD）及其他皮疹。B 组柯萨奇病毒引起心包炎、心肌炎和流行性肌痛（胸膜痛，博恩霍尔姆病）。它们也可引起播散性感染，在婴儿引起重症脑炎，孕早期感染可导致胎儿先天畸形。

1. 临床表现

柯萨奇病毒引起的脑膜炎与其他病毒引起的脑膜炎症状相似。急性或亚急性起病，有发热、头痛、乏力、恶心和腹痛。最初症状出现后24～48 小时出现颈强直和呕吐。体温呈轻中度升高。肌肉麻痹、感觉障碍和反射异常少见。如出现瘫痪，常为轻度和暂时性的。除脑膜症状外，偶可伴有肌痛、胸膜痛或疱疹性咽峡炎。脑脊液压力正常或轻度增加。脑脊液细胞数轻中度增加，25～250/mm^3，开始以中性粒细胞为主，12～24 小时后转为淋巴细胞为主。蛋白轻中度升高，糖正常。

2. 诊断

柯萨奇病毒感染的诊断有赖于从粪便、咽拭子和脑脊液中分离出病毒，或血清病毒抗体升高 4 倍以上。应用 PCR 技术进行病毒核酸扩增有助于诊断。柯萨奇病毒引起的脑膜炎需与其他病毒引起的无菌性脑膜炎进行鉴别。依据脑脊液细胞数较低和糖正常可与化脓性细菌和真菌感染进行鉴别。另外，还需要与其他表现为脑脊液淋巴细胞增多的疾病相鉴别，包括结核、真菌、梅毒性脑膜炎；莱姆病；李斯特菌、支原体和立克次体感染；弓形体病；其他病毒引起的脑膜炎；或脑膜附近的感染。相比上述病原体感染，柯萨奇病毒引起的感染常呈良性经过，脑脊液糖含量正常。

3. 治疗

主要为支持治疗。做好手卫生和个人防护措施以预防疾病流行。广谱抗小核糖核酸病毒药物普来可那立正在临床试验中。

三、风疹病毒感染

风疹病毒被分类为囊膜病毒，不属于虫媒病毒。它是一种 RNA 病毒，含有包膜，可引起风疹（德国麻疹）。风疹是一种伴皮疹的呼吸道传染病，孕期感染可引起胎儿神经系统损害，即先天性风疹综合征（CRS）。澳大利亚眼科医生 Gregg 首次证实了新生儿先天性白内障与母亲孕期前 3 个月感染风疹病毒有关。CRS 可有多种缺陷，包括耳聋、智力低下、心脏异常。先天性缺陷的发生率在孕期前 3 个月感染最高，随孕期延长而降低。风疹病毒导致胎儿的慢性持续性感染。出生后很长时间可从鼻咽部、眼或脑脊液排出病毒。对于风疹儿童，体内产生中和抗体和血凝抗体后病毒仍可复制。

（一）病理

CRS 神经系统病变表现为慢性软脑膜炎，可见单核细胞、淋巴细胞和浆细胞浸润。基底节、中脑、脑桥和脊髓可见小范围坏死和神经胶质细胞增生。镜下可见血管炎和血管周围钙化。

（二）临床表现

风疹脑炎婴儿通常表现为出生时或出生后数天或数周出现嗜睡、肌张力减低、不活泼，数月后出现多动、头部萎缩、角弓反张和僵直。可伴惊厥和脑膜炎症状。前囟增大和小头畸形常见。儿童可出现其他缺陷，如耳聋，心血管异常，慢性心力衰竭（CHF），白内障，血小板减少，脐周、前额和面颊色素沉着。6 ~ 12 个月龄后可有不同程度的慢性心力衰竭改善。

（三）实验室检查

脑脊液细胞数增加（以淋巴细胞为主），蛋白中等度增加。风疹病毒可在 25% 的患者脑脊液中分离出，1 岁内可持续存在。

（四）诊断

从咽拭子、尿液、脑脊液、白细胞、骨髓、结膜中分离出病毒，血清学实验室检查阳性可明确诊断。在新生儿可行风疹特异性 IgM 血清学检查。核酸扩增也有助于明确诊断。

（五）治疗

CRS 主要治疗方法是阻止胚胎感染。1 岁至青春期儿童可接种活风疹病毒疫苗预防风疹病毒感染。血清学检查显示对风疹易感的青少年女孩和非妊娠妇女应给予预防接种。疫苗接种效果很理想。

四、腺病毒感染

腺病毒是二十面体 DNA 病毒，无包膜，有 30 多个血清型，于 1953 年从切除的扁桃体和增殖腺中被首次分离培养出。

（一）临床表现

腺病毒可经呼吸道和胃肠道传播，引起一系列临床症状。呼吸道感染最常见，表现为鼻炎、咽炎或肺炎。也可出现咽结膜热、流行性角结膜炎、百日咳样综合征、出血性膀胱炎。感染多见于儿童，约50%的感染为无症状性。神经系统累及主要发生于儿童，较少见，表现为脑炎或脑膜脑炎。脑炎通常为中重度，伴假性脑膜炎、嗜睡、意识障碍、昏迷和惊厥，也可出现共济失调，病死率达30%。

（二）诊断和治疗

依据血清学检查，从脑组织、脑脊液、咽喉、呼吸道分泌物和粪便中分离培养出病毒可以明确诊断。组织学改变包括血管周围白细胞聚集、单核细胞浸润，少数患者无炎症或轻微炎症反应。脑脊液细胞数增多，蛋白正常或轻度增加。PCR核酸扩增也有助于诊断。本病无特效治疗。

五、疱疹病毒感染

疱疹病毒是一群中等大小、有包膜的DNA病毒，在细胞核中复制。疱疹病毒通常引起潜伏性感染。病毒长时间处于休眠状态，一些诱发因素可导致其再激活。在细胞内，病毒粒子通常聚集于细胞核内形成嗜酸性包涵体。目前已知与人类感染有关的疱疹病毒有8种：HSV1型和2型、VZV、EBV、CMV、HHV-6、HHV-7和HHV-8（卡波西肉瘤疱疹病毒）。所有上述病毒均可引起神经系统疾病，HHV-7和HHV-8引起者少见。

（一）单纯疱疹病毒感染

1. 发病机制

单纯疱疹病毒（HSV）原发感染通常发生于儿童和青少年，常为亚临床感染，也可引起口炎、咽炎或呼吸道感染。HSV原发感染后1周左右，血中出现中和抗体。3~4周达高峰，可持续多年。到15岁时，约15%的人群体内HSV-1抗体阳性，成人中50%~90%抗体呈阳性。这些抗体可中和游离病毒，阻止病毒在体内扩散，但不能消除病毒。病毒以潜伏状态长期存在宿主体内，而不引起临床症状。研究表明，神经节中神经细胞是病毒潜伏的场所。HSV-1潜伏于三叉神经节和颈上神经节；HSV-2潜伏于骶神经节。当人体受到各种非特异性刺激，如发热、寒冷、日晒、月经、某些细菌或病毒感染，或使用肾上腺皮质激素等，潜伏的病毒被激活，转为增殖性感染。此时病毒沿感觉神经纤维轴索下行到末梢而感染邻近的黏膜或皮肤上皮细胞，进而增殖，引起复发性局部疱疹。

HSV-1脑炎可发生于任何年龄人群，超过50%的病例年龄>20岁。脑炎主要为病毒再激活导致的内源性感染而非原发性感染。病毒可能沿三叉神经分支进入脑膜基底部，使得脑炎局限在颞叶和框额叶。另有血清学研究表明，25%的HSV-1脑炎病例为原发感染所致。实验性研究结果显示，病毒经过嗅球传播到眶额叶，之后再播散至颞叶。单纯疱疹脑炎呈散发性，发病无季节差异。单纯疱疹脑炎可表现为免疫缺陷人群的机会性感染。一些细胞免疫缺陷或长期使用免疫抑制治疗的患者，局部或全身性HSV感染均加重，表明机体在抗HSV感染的免疫中，细胞免疫较体液免疫起更重要的作用。

2. 病理

死亡病例尸检脑组织可见脑膜强烈炎症反应和脑实质广泛坏死。可见炎症、坏死、出血病变，额颞叶多见，也可有脑水肿伴坏死。神经元内出现核内嗜酸性包涵体，电镜下可见包涵体内含疱疹病毒颗粒。

3. 临床表现

（1）HSV 脑炎：新生儿 HSV 感染以中枢神经系统为主要表现。妊娠期妇女因 HSV-1 原发感染或潜伏感染的病毒被激活，病毒可经胎盘感染胎儿，诱发流产、早产、死胎或先天性畸形。孕妇生殖器有疱疹史者，分娩时病毒可传给婴儿而发生新生儿疱疹感染，70%以上的新生儿疱疹病毒感染表现为脑炎。如不予治疗，病死率可达 65%，播性散 HSV 脑炎的病死率更是高达 85%。儿童和成人中枢神经系统 HSV 感染则少见，95% 由 HSV-1 型引起。全年均可发病，年龄分布有 5~30 岁和 50 岁以上两个高峰。临床表现为急性起病、发热、头痛、呕吐、行为异常、幻觉、言语障碍和局灶性癫痫发作。局灶性体征，如偏瘫、偏身感觉缺失、局灶性抽搐发作、共济失调为疱疹病毒脑炎的特征性表现，但仅见于不到 50% 的感染者。部分患者可在短期出现定向力丧失、抽搐、颈项强直、轻瘫和昏迷。HSV 脑炎病情一般较重，死亡多发生在第 2 周。未治疗经脑活组织检查证实的 HSV 脑炎的病死率为 60%~80%，治疗后病死率可下降 30%~50%，存活者中 90% 以上遗留神经系统后遗症。

（2）HSV 脑膜炎：通常与原发性生殖器疱疹有关。病原为 HSV-2 型，常能自脑脊液中分离出来。临床上有发热、头痛、恶心、呕吐、畏光和颈项强直等症状及体征。脑脊液中淋巴细胞增多，也可有红细胞增多，蛋白轻度升高，糖多在正常范围。但有些病例脑脊液糖量降低。病程约为 2 周，呈自限性，预后良好，后遗症罕见。15%~25% 的患者可有 1 次以上的复发。

4. 实验室检查

血白细胞升高。脑脊液压力中度或明显升高，细胞数增多（10~1 000/mm³），常以淋巴细胞为主，急性期可以中性粒细胞为主，之后转变为以淋巴细胞为主。脑脊液中红细胞常见，糖含量通常正常，也可降低。脑脊液中不易分离出病毒，5%~10% 的患者脑脊液检查结果可正常。起病后数周 EEG 和 MRI 检查异常。EEG 表现为弥漫性慢波或颞区局灶性改变，呈周期性。90% 的患者 CT 检查显示有低密度病灶，但在发病 1 周内可为正常。故 CT 早期诊断不可靠。MRI 检查较 CT 敏感，发病第 1 周内可发现 CT 不能发现的局灶性病变。有报道称，DWI 成像异常可早于 FLAIR 成像出现。

5. 诊断

HSV 脑炎病死率高，临床应争取早诊断、早治疗。根据临床表现、脑脊液、EEG、CT 和 MRI 检查可进行临床诊断。确诊有赖于从脑组织或脑脊液中分离出病毒，扩增出病毒 DNA 或发现病毒抗原。因隐性感染者或再发的 HSV 皮肤感染者可出现血清抗体效价升高，所以由其他病因导致的脑炎患者血清疱疹病毒抗体效价也可呈 4 倍升高，血清学检查有时可误诊。且抗体多在发病 10 天后增高，血清学检查无助于早期诊断，可用于回顾性诊断。脑活组织检查及病原学检查特异性高，是目前 HSV 脑炎极可靠和最有效的诊断方法。

HSV 脑炎的鉴别诊断包括其他病毒性和感染后脑炎，细菌、真菌和寄生虫感染，肿瘤等。

6. 预后和治疗

未经治疗的患者病死率高达 70%~80%，存活者多遗留严重的神经系统后遗症。脑实质和脑膜广泛炎症的主要并发症是颅内压增加、癫痫发作和昏迷，治疗原则为在不可逆脑损伤发生前采取有效的预防与治疗措施。

（1）颅内压增高的处理：颅内压增高是由脑和脑膜的炎症、脑水肿、出血和脑脊液循环障碍引起。广泛炎症性脑病可引起抗利尿激素分泌过多，也可造成颅内压过高、意识障碍或癫痫发作。甘露醇或利尿剂常可使颅内压暂时性降低，限制液体及降温也能降低颅内压。重度脑水肿可危及生命，可用糖皮质激素治疗。

（2）癫痫发作的治疗：意识障碍的患者癫痫发作可引起吸入性肺炎、缺氧和颅内压增高等。可予苯妥英钠每天300～400 mg口服或静脉滴注。如在苯妥英钠治疗中仍发生癫痫，可加用苯巴比妥（每6小时30～60 mg）。

（3）抗病毒治疗：许多抗病毒药物可干扰疱疹病毒DNA的合成。阿糖腺苷和阿昔洛韦治疗中枢神经系统疱疹病毒感染有效，但对潜伏的疱疹病毒无效。研究表明，阿昔洛韦较阿糖腺苷有效，且较阿糖腺苷毒性低，目前为首选药。

1）阿糖腺苷：该药对HSV脑炎和新生儿HSV感染均有良好的疗效。双盲对照研究表明，静脉使用阿糖腺苷每天15 mg/kg，用10天（静脉滴注维持12小时）能减少HSV脑炎的病死率，新生儿感染的病死率也明显下降，可使婴儿神经系统HSV感染或播散性HSV感染的病死率从74%下降至38%。静脉使用阿糖腺苷最常见的不良反应是神经系统毒性，如震颤、感觉异常、共济失调和抽搐等，可在抗病毒治疗后数天出现，通常为可逆性。肾病与肝病患者应用该药易发生肾毒性。有肾功能不全时，阿糖腺苷的剂量至少要减少25%。

2）阿昔洛韦：阿昔洛韦有3种剂型可供选用，即软膏（5%）、针剂和片剂。阿昔洛韦的使用是治疗疱疹的重要进展。对原发性生殖器疱疹有明显的效果，一般多采用口服给药，剂量为每次200 mg，每天服5次，疗程为10天。HSV脑炎和播散性HSV感染的治疗应采用静脉给药。在治疗HSV脑炎时，阿昔洛韦的疗效（病死率降至28%）优于阿糖腺苷（病死率降至51%）。阿昔洛韦的推荐剂量为每天30 mg/kg，疗程为14～21天。在治疗新生儿播散性感染时，由于阿昔洛韦使用方便，故为首选。阿昔洛韦的不良反应较小，偶有药物相关的神经系统毒性，如可引起意识障碍、嗜睡、幻觉、震颤、共济失调和抽搐等。大剂量静脉滴注或快速注射阿昔洛韦可引起可逆性肾功能异常。

7. 预防

如孕妇产道发生HSV-2感染，分娩后可给新生儿注射丙种球蛋白做应急预防；碘苷、阿糖胞苷等滴眼，对疱疹性角膜炎有较好疗效。近年应用阿昔洛韦（ACV）对HSV有抑制作用。ACV的抗病毒机制是其很易被HSV编码的胸苷激酶磷酸化，形成ACV-MP，再经细胞酶作用形成ACV-TP。ACV-TF与dGTP竞争而抑制病毒DNA合成。ACV毒性低，对生殖器疱疹、疱疹性脑炎、免疫减弱患者的复发性疱疹及播散性疱疹有良好的疗效，但仍不能彻底防止潜伏感染的再发。由于HSV在组织培养中能转化细胞，有潜在致癌的危险，所以一般不宜用活疫苗或含有病毒DNA的疫苗。

（二）带状疱疹病毒感染

带状疱疹可以引起神经节后根炎症病变，临床表现为疼痛和受累神经节支配区域的皮疹。只有少部分患者感染累及运动根和中枢神经系统。

1. 病因

致病病毒为水痘—带状疱疹病毒（VZV），是一种含有包膜的DNA病毒。首次感染VZV，表现为水痘。成人如既往患水痘，VZV再次激活则表现为带状疱疹。水痘相关的中枢神经系统并发症包括急性小脑共济失调、脑炎、脊髓炎、脑膜炎，通常由感染后的自身免疫反应引起，偶可由病毒直接侵犯所致。带状疱疹常发生于有其他系统感染、接受免疫抑制治疗、脊髓或神经根局灶性病变（如急性脑脊膜炎、结核、霍奇金病、肿瘤转移、脊髓创伤）患者。

2. 发病机制

病变常局限于一两个神经根分布区域。病理改变为受累脊髓神经根或脑神经根肿胀伴炎症。炎症反应以淋巴细胞浸润为主，中性粒细胞和浆细胞少见。炎症常波及脑膜和神经根入口处（脊髓后角灰质炎），累及腹侧和脊髓白质较少见。颅神经根和脑干病理改变与脊髓根和脊髓相似。

3. 临床表现

感染早期症状表现为神经支配区域神经痛和感觉迟钝。3～4天后疼痛区域皮肤发红，出现簇状水疱。水疱内含清晰液体，分界清晰或融合成片。10天～2周皮损可结痂，脱屑后遗留色素沉着。数月后皮肤颜色恢复正常。如有溃疡形成或水疱继发感染可出现瘢痕。带状疱疹虽主要感染脊神经节，但约20%的患者可出现脑神经节感染。各节段脊髓累及依发生频率高低依次为胸、腰、颈、骶段，常为单侧感染。除疼痛和皮疹外，少见临床表现有感染神经节区域皮肤感觉减退和肌无力、乏力、发热、头痛、颈抵抗和意识障碍，后面这些症状的出现往往提示脑膜感染。颈腰段感染常伴肌无力，还可出现上下肢的肌萎缩。骶段感染最为少见，可导致膀胱麻痹，引起尿失禁或尿潴留。也有发生眼球运动麻痹的报道。

20%的患者有三叉神经节感染，其中眼支受累表现为眼带状疱疹，病情严重，仅次于全眼球炎或角膜瘢痕形成，动眼神经支配的眼肌可能遗留永久性麻痹。

膝神经节受累引起耳疱疹，临床少见，但可引起面肌瘫痪。皮疹局限于鼓膜和外耳道，也可累及外耳表面，或颈部。超过50%的患者舌前2/3味觉丧失，味觉一般能部分或完全恢复。Corti 和 Scarpa 神经节感染可引起耳鸣、眩晕、恶心和听力丧失。

带状疱疹的神经系统并发症包括带状疱疹脑炎，临床可有意识障碍、共济失调、局灶神经症状；眼带状疱疹并发症有急性对侧偏瘫、失语，数月后发生同侧颈动脉及其他血管动脉炎等血管病变。疱疹后神经痛老年患者多发，多为肋间神经痛，表现为持续、剧烈、烧灼样痛，对触觉敏感。疼痛持续数月或数年，难治，对各种治疗无效。

4. 实验室检查

脑脊液细胞数增多，可早于皮疹出现，无并发症的带状疱疹患者也可出现。只有一个胸节感染的患者脑脊液检查可为正常。感染累及脑神经，出现麻痹和其他神经体征时脑脊液多为异常。细胞数从10/mm^{3}到数百不等。增高的细胞以淋巴细胞为主，蛋白正常或轻度增加，糖正常。

5. 诊断

根据特征性皮疹表现，带状疱疹诊断并不困难。出疹前的疼痛需与其他表现为胸痛、肋间神经痛等的疾病进行鉴别。临床出现神经根痛表现，而无皮疹，病程4天以内的患者应怀疑带状疱疹。皮疹较少或无皮疹者（无疹性带状疱疹）易误诊为其他疾病。必要时行水疱液 VZV 培养，电镜下病毒检查、皮损细胞免疫组化检查明确诊断。血、水疱液、脑脊液病毒 DNA 核酸扩增，以及脑脊液抗 VZV IgG 抗体检查也有助于诊断。

6. 治疗

60岁以上的老人建议接种疫苗。接种疫苗可使带状疱疹发病率减少51%，带状疱疹后神经痛发生率降低61%。并发症带状疱疹患者可给予镇痛药和减轻皮疹的非特异性的外用药治疗。皮疹局部使用抗病毒药物的作用目前尚不肯定，但外涂抗生素可以防治继发感染。急性期带状疱疹患者可给予阿昔洛韦全身用药（口服或静脉注射）。研究表明，新一代抗病毒药物，包括伐昔洛韦和泛昔洛韦，可减轻疼痛、缩短病毒外排和皮疹愈合的时间，比阿昔洛韦抗病毒活性强。并且，泛昔洛韦可显著减少疱疹后神经痛的持续时间。以上抗病毒药物均可控制病毒的播散以及并发症的发生。推荐并发症者使用抗病毒药物，尤其是免疫缺陷人群、并发带状疱疹脑炎和动脉炎者。

因动脉炎有可能因过敏反应所致，需联合使用激素和抗病毒药物。带状疱疹免疫球蛋白用于免疫缺陷儿童可预防水痘的发生，但对带状疱疹无效。带状疱疹后神经痛的治疗甚为棘手，很难治愈，常规镇痛药一般无效。后根神经节阻断治疗通常不能减轻疼痛。激素的作用甚微。激素可缩短急性神经炎的持续时间和愈合时间，但并不能降低疱疹后神经痛的发生率和持续时间。对于免疫抑制患者慎用激素，有可能导致病毒播散。阿米替林及其他三环类抗抑郁药，以及抗惊厥药（卡马西平、苯妥英钠、加巴喷丁）是主要的带状疱疹后神经痛的治疗方法。

（三）巨细胞病毒感染

巨细胞包涵体病是一种经胎盘传播的宫内感染。致病的病原为疱疹病毒成员之一巨细胞病毒（CMV）。CMV感染引起细胞肿胀变大，内含核内和胞浆嗜酸性包涵体。

1. 临床表现

胎儿宫内神经系统感染可致死产或早产。大脑表现为肉芽肿脑炎，室管膜下广泛钙化。可出现脑积水、无脑畸形、小头畸形、小脑发育不全及其他脑发育缺陷。存活的婴儿常见惊厥发作、局灶性神经症状和智力低下。也可有肝脾肿大伴黄疸、紫癜、溶血性贫血。头颅影像学检查可见室周钙化。多数感染婴儿在新生儿期死亡，极少数可存活较长时间。CMV亚临床或先天性感染可引起耳聋和发育异常，也可有进展性中枢神经系统损害，后者是婴儿出生后持续病毒感染的结果。

成人也可见CMV感染，产生单核细胞增多症。神经系统累及少见，然而在免疫缺陷者中中枢神经系统CMV感染较常见。免疫缺陷者中枢神经系统CMV感染通常为无症状性，也可发生致死性脑炎。脑炎常呈亚急性或慢性感染，临床与HIV脑炎（HIV相关痴呆）很难鉴别。25%的患者MRI表现为弥漫性或局灶性白质异常。CMV感染也可引起亚急性多发性神经根脊髓病，导致下肢无力或迟缓性瘫痪。

2. 诊断和治疗

对于巨细胞包涵体病，诊断依据为从尿液、唾液或肝活检标本中分离出CMV，补体结合实验或中和实验血清学检查。尿沉淀或唾液中找到典型巨细胞可进行疑似诊断。对于成人CMV感染，病毒可从神经外标本中分离出。免疫缺陷患者抗体检查无助于诊断。脑脊液中很难培养出CMV，PCR进行核酸扩增为最好的微生物学检查方法。在多发性神经根脊髓病患者，脑脊液中的中性粒细胞常见。MRI检查可见脑膜强化。

对于先天性CMV感染无特效治疗。出生后获得的感染可给予更昔洛韦、膦甲酸或西多福韦抗病毒治疗。

（四）EB 病毒感染

EB 病毒（EBV）感染引起传染性单核细胞增多症是一种全身系统性感染，可累及淋巴结、脾、肝、皮肤，偶可累及中枢神经系统。常呈散发，也可有小范围的流行。儿童和年轻成人常见。

1. 临床表现

主要表现有头痛、乏力、咽喉痛、发热、颈部淋巴结肿大，偶有脾肿大。不常见的表现有皮疹、黄疸和神经系统症状。神经系统并发症为第一位致死原因，引起急性大脑皮质炎，炎性渗出物中可见淋巴细胞和小神经胶质细胞，表现为原发脑炎的特征；少数患者出现白质血管周围淋巴细胞浸润和脱髓鞘病变，表现为急性播散性脑病的特征。

EBV 引起神经系统感染的具体发病率不详，目前研究显示为 1%～7%。患者无神经系统症状时也可出现脑脊液淋巴细胞增多。严重头痛和颈抵抗可为中枢感染的始发症状，且是唯一症状（无菌性脑膜炎）。EBV 脑炎者出现谵妄、惊厥、昏迷、局灶性神经功能异常等表现。某些患者可出现视神经炎、面神经和其他脑神经麻痹、急性自主神经病、传染性多神经炎（格林－巴利综合征）、横贯性脑炎等。也有发生急性小脑共济失调的报道。中枢神经系统表现多在起病后 1～3 周出现，但也可见于疾病早期。EBV 脑炎预后良好，病死率低，很少遗留后遗症。

2. 实验室检查

外周血白细胞增多，淋巴细胞比例升高，出现异常单核细胞（非典型淋巴细胞）。常伴肝功能异常。90% 的患者嗜异性抗体呈阳性。感染累及脑膜时，脑脊液淋巴细胞增多，蛋白正常或稍微增加，糖正常。血清梅毒试验可呈假阳性反应。

3. 诊断和治疗

依据神经系统症状和感染的其他系统表现可进行临床诊断。需与其他病毒引起的脑膜炎鉴别。血常规、嗜异性抗体检查、针对 EBV 抗原的特异性抗体检查有助诊断。自口咽部分离 EBV 可助明确诊断。PCR 扩增也可用于诊断。25% 的患者 MRI 检查异常，表现为灰质和白质病变。研究表明，阿昔洛韦和更昔洛韦在体外具有抗 EBV 活性。但目前尚无抗病毒药物用于治疗神经系统并发症的报道。伴重度咽扁桃体炎和急性播散性脑脊髓炎（ADEM）的患者可用类固醇激素治疗。

六、急性播散性脑脊髓炎

急性播散性脑脊髓炎（ADEM）可发生于多种感染，尤其是儿童急性发疹性疾病和疫苗接种后。因此，ADEM 又称为感染后脑脊髓炎（PIEM）和接种后脑脊髓炎。无论哪种感染或疫苗接种导致的该病，其临床和病理表现都是相似的，病程为单相性，发病机制为免疫介导的髓磷脂破坏。

（一）病因和发病机制

1790 年英国外科医生 James Lucas 描述了第一例麻疹后脑脊髓炎：患者为 23 岁女性，麻疹皮疹消退后出现下肢轻瘫和尿潴留。许多病原感染和免疫接种后都有可能出现 PIEM，包括麻疹、风疹、水痘、天花、流行性腮腺炎、流感、副流感、传染性单核细胞增多症、伤寒、支原体感染、上呼吸道感染和其他潜在的发热性疾病。针对以下疾病的疫苗：麻疹、流行性腮腺炎、风疹、流感和狂犬病，及伤寒菌苗或破伤风菌苗。破伤风菌苗诱发者临床表现类似于单神经炎或全身多神经炎的表现。

ADEM 的发病机制目前不清。1960 年 Koprowski 提出 PIEM 为自身免疫性疾病，其假设是基于实验性自身免疫性脑脊髓炎和脱髓鞘疾病的病例临床特征与 Semple 疗法（起源于注射 Semple 疫苗预防狂犬病）引起的免疫并发症相似。目前，过敏反应或自身免疫反应介导的假说仍是对本病发病机制的最可能的一种解释。通常不能自脑脊液中分离出病毒。病毒不直接侵犯中枢神经系统，通过免疫机制介导损伤，产生病变。

（二）临床表现

ADEM 或 PIEM 的症状和体征与神经系统受累部位有关。因神经系统任何部位均有可能受累，故临床表现多样。某些患者有全身性表现，轴突的一个或多个部位病变严重，引起多种临床表现，如脑膜、脑炎、脑干、小脑、脊髓或神经炎。

在所有临床表型中，脑膜炎症状常早期出现，表现为头痛和颈抵抗。某些患者可不再出现其他症状。有些患者可进一步出现大脑受累的症状，呈现为脑炎型，出现惊厥、木僵、昏迷、偏瘫、失语，以及其他局灶性大脑体征。脑神经麻痹，尤其是视神经炎，或小脑功能不全的症状和体征在某些患者可能为主要表现。水痘相关 PIEM 患者中，约 50% 表现为急性小脑共济失调，而麻疹和牛痘相关 PIEM 患者则更多累及大脑和脊髓。

总的来说，脊髓比脑干和小脑受累更常见，可表现为播散性或急性横贯性脊髓炎（ATM），呈急性发病，数小时或数天内进展；或亚急性发病，潜伏期为 1~2 周。最常见的表现为横贯性脊髓炎，在同一水平同时阻断运动束和感觉束，脊髓胸段常见。病程早期，有局限性背痛或神经根痛，随后突发两下肢感觉异常，感觉平面上移、下肢轻瘫，进一步发展为截瘫。早期可累及膀胱和肠道，症状明显。

通常，疾病快速进展者和发生病变水平以下瘫痪者的预后较差。ATM 也可表现为上行性脊髓炎、弥漫性或节段性脊髓炎，脊髓半切综合征。ATM 患者仅 25%~33% 由病毒感染或疫苗接种引起，由脱髓鞘介导。少数情况下，ATM 由病毒直接感染脊髓引起（如脊髓灰质炎病毒或疱疹病毒）。其他少见 ATM 病因包括系统性红斑狼疮、其他血管炎病、引起脊髓梗塞的疾病、多发性硬化、创伤等。特发性 ATM 最常见。至于鉴别诊断，需排除硬膜外脓肿或肿瘤引起的脊髓压迫，以及脊髓本身细菌或真菌感染、肿瘤和血管疾病。

水痘、流感和风疹感染后常见急性中毒性脑病和瑞氏综合征发生。累及外周神经伴上行性麻痹的格林-巴利型常见于狂犬病疫苗接种后（尤其是来源于脑组织制备的疫苗）、流感和上呼吸道感染。臂丛神经炎是抗破伤风疫苗常见的神经并发症。

（三）实验室检查

脑脊液压力轻度升高，白细胞轻至中度增加（15~250/mm^3），以淋巴细胞为主。蛋白正常或轻度升高（35~150 mg/dL），糖含量正常。脑脊液髓磷脂碱基蛋白通常增加。多数患者 EEG 异常，常表现为 4~6 Hz 低频和高电压。EEG 异常常为全身对称性的，也可出现局灶或单侧病变表现。临床症状消失后 EEG 异常还可持续数周，与持续异常和永久的神经损伤及惊厥发作有关。发病后数天，CT 检查可见弥漫或散发的白质低密度病灶，某些可呈强化，MRIT_2 加权成像见白质信号增强。

（四）诊断

ADEM 无特异性诊断方法。患急性发疹性疾病、上呼吸道感染或接种疫苗 4 ~ 21 天后出现神经系统症状者需考虑 ADEM、PIEM，或疫苗接种后脑脊髓炎的可能。鉴别诊断包括几乎所有神经系统急性感染性疾病，尤其是急性或亚急性脑炎、中枢神经系统血管炎、急性弥漫性多发性硬化。

（五）治疗

根据观察性病例和系列研究报道，静脉应用大剂量类固醇皮质激素为该病一线治疗方案。皮质类固醇可减少或缓解神经缺陷的严重程度。某些报道表明，激素治疗无效者对静脉注射免疫球蛋白或血浆置换疗法有效。

（陈　云）

第四节　颅内和椎管内寄生虫病

中枢神经系统寄生虫病是寄生虫侵犯中枢神经系统形成占位性病变或颅内压增高而导致的一类疾病。它是全身性寄生虫病的一部分。在发展中国家此类疾病并不少见，但大多数经内科治疗即可痊愈。本节仅就我国常见的几种与神经外科有关的中枢神经系统寄生虫病作一介绍。

一、脑囊虫病

脑囊虫病是由猪带绦虫的幼虫囊尾蚴寄生于中枢神经系统引起的疾病，是我国中枢神经系统寄生虫病中最常见的一种。本病临床症状多样，常引起严重病变，甚至危及生命。

（一）病原学

猪带绦虫的幼虫囊尾蚴是人囊虫病的唯一病原体。猪带绦虫虫卵进入人的胃和小肠后，在消化液的作用下，六钩蚴脱囊而出，穿过肠壁随血液循环散布于全身，经 2 个月左右发育为囊虫。囊虫呈圆形或椭圆形乳白色透明囊泡，内含黄色的液体和头节。头节多偏于一侧，由头、颈、体 3 部分组成，囊液富含蛋白，有很强的抗原性。囊尾蚴在体内可存活 3 ~ 5 年，甚至长达 10 ~ 20 年，死亡后形成钙化灶。在中枢神经系统囊尾蚴可固定于脑实质、椎管及脑室中，其大小在不同部位有所不同。在脑室中由于不受周围组织限制，囊虫体积常生长较大，直径可达 5 ~ 8 mm，易引起阻塞性脑积水。

（二）流行病学

1. 地理分布

本病流行较广，在我国以东北、西北、华北及河南、内蒙古等地的发病率较高。东欧、西欧、南美、非洲及东南亚的一些国家也有流行。

2. 传染源

患者是唯一的传染源。患者排出的虫卵对自身及周围人群具有传染性。

3. 传染途径

食入猪带绦虫的虫卵或猪带绦虫患者小肠中的绦虫妊娠节片反流入胃或十二指肠均可感染。

4. 易感人群

人对囊虫病普遍易感，与年龄、性别无明显相关性，与卫生状况密切相关。

（三）发病机制及病理

脑囊虫病的发病率颇高，占囊虫病的 60%～80%。六钩蚴随血流进入脑部后，可分布于不同的部位，引起各种病理变化。寄生在脑实质的囊虫一般为黄豆大小，多位于灰质与白质交界处，寄生在灰质者较白质多。当虫体存活时，周围脑组织仅见少量成纤维细胞与神经胶质细胞，炎症反应较轻；虫体死亡后，则周围的炎症反应较剧烈，有明显的神经细胞、粒细胞、淋巴细胞与浆细胞浸润，继而有不同程度的纤维增生。当病变接近运动中枢时，可引起癫痫大发作或失神、幻视、局限性癫痫；弥漫性脑实质受累，则可导致颅内压增高或器质性精神病，严重的可导致脑实质广泛破坏和皮质萎缩形成痴呆。寄生于脑室系统的囊虫大小不一，在第四脑室最多见，病灶可单发或多发，可游离于脑室，也可黏附于脑室壁上。此类囊虫易形成活瓣或引起脑膜粘连、增厚而阻塞脑室孔，产生梗阻性脑积水，脑室扩大，晚期可导致脑萎缩、颅内压增高、脑疝等严重后果。

寄生于蛛网膜下隙、脑底池的囊虫常多发成串，囊内多无头节，由于周围有空隙、阻力小，故体积较大，最大的类似葡萄，称葡萄状囊虫，极易破裂。此类囊虫可引起蛛网膜炎，使脑膜增厚、粘连，严重者可导致脑脊液吸收障碍，产生交通性脑积水。脊髓中的囊虫可引起压迫症状；导致感觉、运动障碍。

我国学者发现脑囊虫病与流行性乙型脑炎之间存在着密切联系，在一般尸检中脑囊尾蚴的发现率仅为 0.014%～0.46%，而流行性乙型脑炎者的尸检中发现率高达 30%～33%。有囊虫病的患侧脑组织软化灶常较对侧为多。

（四）临床表现

本病进展缓慢，病程多在 5 年以内，个别可长达 20 余年。其临床症状极为多样，一般可分为以下 5 型。

1. 癫痫型

以反复发作的各种癫痫为特征，发生率为 80%，其中半数左右表现为单纯大发作。

此外尚有失神、发作性幻视、视物变形、幻嗅、神经运动性兴奋及各种局限性抽搐和感觉异常等发作形式。癫痫大发作的发生频率较低，大多数在 3 个月以上，部分患者甚至若干年才发作一次。约有 10% 的患者癫痫有自行缓解的倾向。

2. 脑膜炎型

以急性或亚急性脑膜刺激征为特点，长期持续或反复发作。起病时有发热，体温一般在 38 ℃ 左右，持续 3～5 天，脑脊液可呈炎症改变，压力增高，细胞数为（10～100）× 10^6/L，以淋巴细胞为主；蛋白质增高；糖定量大多正常，个别患者可 <400 mg/L，易误诊为结核性脑膜炎或病毒性脑膜炎。

3. 颅内压增高型

以急性起病或进行性加重的颅内压增高为特征。头痛症状突出，常伴呕吐、复视、视神经乳头水肿或继发性视神经乳头萎缩，视力及听力减退。颅内压增高多由包囊在颅底引起炎症粘连所致。包囊在第四脑室阻塞正中孔造成脑脊液循环障碍，可表现为间歇性剧烈头痛、呕吐、眩晕发作，常因体位改变而诱发，称为活瓣综合征，即布伦斯综合征。

4. 痴呆型

此型患者有进行性加剧的精神异常和痴呆，脑实质内有密集的囊虫包囊。此组症状可能与广泛的脑组织破坏和皮质萎缩有关，而不一定有颅内压增高。个别患者因幻觉、迫害妄想而自杀。

5. 脊髓型

由于囊虫侵入脊髓产生的脊髓受压症状，临床表现为截瘫、感觉障碍、大小便失禁等。

以上各型可同时存在，相互转化。此外，绝大多数脑囊虫患者伴有脑外表现，其中最常见的为皮下组织和肌肉囊虫病，约90%的脑囊虫患者存在皮下囊尾蚴结节，结节可在脑部症状发生前或后出现，个别患者在皮下结节出现22年后方出现癫痫发作。结节数目可自数枚至数千枚不等，多发于头部和躯干，与皮肤组织不相粘连，不痛、不痒，也无炎症反应和色素沉着。另有少数患者还可伴发眼囊虫病，囊虫可发生于眼的任何部位，以玻璃体最为常见，虫体可在眼内存活1~1.5年，虫活时患者尚能耐受，死亡后则可成为强烈刺激，引起色素膜炎、视网膜炎，甚至化脓性全眼炎。

（五）诊断

脑囊虫病的诊断比较复杂，需综合考虑流行病学、临床表现及实验室检查等多种因素。在我国东北、西北、华北等地区的农村，凡具癫痫发作、颅内压增高、精神障碍三大症状者，应首先考虑本病。具有本病临床表现，如伴有皮下结节或有肠绦虫病史，是诊断的有力证据。在实验室检查中，以影像学检查和免疫学检查最具价值。头颅平片可发现已钙化的囊虫结节，阳性率为10%左右。CT的阳性率可高达90%以上。不同病期的脑囊虫在CT上的表现差异很大。当囊虫寄生于脑实质时，典型的有以下4种表现：①小的钙化灶或肉芽肿，反映死亡的囊虫；②圆形的低密度灶，造影后不被增强，反映活的虫体；③低密度或等密度的病灶，造影后有环状强化，反映囊虫导致的脑部炎症；④大脑弥漫性水肿，伴有脑室缩小及多发的造影后可增强的小结节（造影前不能发现）。当虫体寄生于蛛网膜下隙时，CT主要表现为脑脊液通路受阻引起的脑水肿，蛛网膜炎引起的大脑幕和脑底池异常增强，以及多发性的脑梗死和脑桥池、交叉池、大脑侧裂等处的低密度灶。

MRI图像早期囊尾蚴存活时在T_1加权上呈低信号区，在T_2加权上呈高信号区。脑室内囊虫在MRI图像上囊虫包囊呈低信号区，囊尾蚴的头节则表现为高信号的斑点状结节。一般来说，MRI较CT对蛛网膜下隙、脑干、小脑及脑室内的囊虫病诊断敏感率更高，且能分辨头节的死活，具有考核疗效的作用。

采用补体结合（CF）、间接血凝（IHA）及酶联免疫吸附试验等免疫学方法检测患者血清及脑脊液中的特异性抗体，对诊断本病也有一定的价值。

（六）治疗

1. 病原治疗

由于囊尾蚴死亡会引起较剧烈的炎症反应，导致患者症状加剧，出现频繁的癫痫发作、颅内压增高，甚至出现脑疝危及生命。因此，驱虫治疗必须在严密的监护下住院治疗，治疗前需除外眼囊虫病（虫体引起的眼部炎症可导致剧烈疼痛直至失明），治疗过程中建议常规使用皮质激素、甘露醇脱水治疗。目前国内应用最广的驱虫药物为吡喹酮和阿苯达唑。

（1）吡喹酮：是治疗囊虫病的重要药物，作用强而迅速。数年来的临床实践证明，吡喹酮不但对皮肤囊虫病疗效确切，对脑囊虫病也有很好的作用。其总剂量为 180 mg/kg，分 3~4 天给药，一般需治疗 2~3 个疗程，疗程间隔 3~4 个月。有精神障碍与痴呆表现的患者，吡喹酮治疗易诱发精神异常，不宜采用。

（2）阿苯达唑：为一广谱抗寄生虫药，近年已被证明为治疗囊虫病的有效药物，对脑囊虫病的显效率达 85% 左右，治愈率为 50% 左右。治疗剂量为每天 18 mg/kg，10 天为 1 个疗程，视病情可重复 2~3 个疗程。也有学者建议每天 15 mg/kg，连续给药 1 个月，常可提高疗效。本药的不良反应较吡喹酮轻，但也可出现头痛、发热、皮疹、肌痛、癫痫、视力障碍等不良反应。

2. 手术治疗

脑实质囊虫患者如存在严重组织反应、出现广泛的脑水肿、CT 显示脑室变小时，可根据颅内压增高的程度行一侧或双侧颞肌下减压术。若患者经正规的吡喹酮、阿苯达唑、激素及甘露醇治疗仍出现迅速进展的神经损害或病灶增大造成脑疝等紧急情况时，也可开颅行囊虫摘除术。近年国外开展了立体定位下包囊穿刺抽吸也取得了满意的疗效，但由于对囊液渗出是否导致严重的炎症反应尚有争论，国内目前很少采用。

脑室内囊虫由于常形成活瓣堵塞脑室孔，故应积极进行手术治疗摘除囊虫。侧脑室和第三脑室的手术最好在脑室镜下进行；第四脑室的囊虫则可采用枕骨下入路在直视下手术。蛛网膜下隙及脑底池内的囊虫由于包囊内多无头节，药物治疗效果欠佳，应考虑手术摘除。但手术前应先行药物治疗，囊虫摘除后若脑积水无缓解，则可做脑室—腹腔引流术。

脊髓型囊虫患者，如压迫症状明显，药物治疗无效，也可行手术摘除。

（七）预防

加强饮食卫生，不吃未煮熟的蔬菜，对绦虫病患者进行早期和彻底的治疗。

二、中枢神经系统包虫病

包虫病或称棘球蚴病是由棘球绦虫的幼虫引起的一种慢性人畜共患的寄生虫病。本病以累及肝和肺为主，仅有 1%~2% 的患者累及中枢神经系统。该病的流行有较强的地域性，多在少数民族和一些宗教部落地区流行。

（一）病原学

包虫病是由棘球属虫种的幼虫所致的疾病，在我国以细粒棘球绦虫最为多见。细粒棘球绦虫长仅 1.5~6 mm，由 1 个头节和 3 个体节组成，其终宿主为狗、狼、狐等犬科动物，中间宿主主要为羊。当细粒棘球绦虫的虫卵被羊吞食后，即可在十二指肠内孵出六钩蚴钻入肠壁，经肠系膜静脉随血流进入肝、肺发育为包虫囊（棘球蚴）。包囊内充满透明的或乳白色的囊液，囊液不凝固，有很强的抗原性。此外，包囊内还含有数量不等的原头蚴，并可产生子囊、孙囊。当受感染的羊的新鲜内脏被狗等犬科动物吞食后，包囊内的原头蚴即可在其小肠内发育为成虫，成熟产卵。人也是包虫的中间宿主。

（二）流行病学

本病呈全球性分布，主要流行于畜牧地区，在我国主要分布在新疆、西藏、内蒙古、青海四大牧区，甘肃、宁夏、四川、河北、黑龙江等地区也有散发病例。犬是本病最重要的传染源，主要通过消化道、呼吸道摄入虫卵而感染。人群对本病普遍易感，以儿童多见，约为成人的 7 倍，男性发病率较女性高。

（三）发病机制及病理

通常由细粒棘球蚴所致者称为囊型棘球蚴病，又称为单房型包虫病；而由多房棘球蚴所致者称为泡型棘球蚴病，又称为多房型包虫病，简称泡球蚴病。包虫增殖方式呈浸润性，酷似恶性肿瘤。肝泡球蚴尚可通过淋巴或血行转移，继发肺、脑泡型包虫病，故有恶性包虫病之称。

中枢神经系统包虫病有原发性和继发性两种，原发性指蚴虫经肝、肺、颈内动脉进入颅内发育为棘球蚴，病灶多为单发，在大脑中动脉区尤其是顶叶、额叶多见，小脑、脑室少见。继发性指心脏中的棘球蚴溃破至心房或左心室，原头蚴随血流进入中枢神经系统再次形成包囊，此型病灶一般为多发。蚴虫进入中枢神经系统后约第 3 周末即发育为棘球蚴，到第 5 个月可长至 1 cm 大小。多数幼虫在 5 年左右死亡，但部分可继续生长形成巨大囊肿。囊壁分为内外两层，内囊即包虫囊，外囊为脑组织形成的一层纤维包膜，两者间含有血管，供给营养。由于两层包膜间很少粘连，故手术时极易剥离。内囊壁由角质层和生发层组成，前者具有弹性，状如粉皮，起保护和营养作用，生发层为寄生虫本体，可形成育囊、子囊、原头蚴（统称棘球蚴砂），当包囊破裂，原头蚴可再次形成新囊肿。棘球蚴在颅内形成占位效应，可压迫脑室系统，导致颅内压增高，并可引起脑实质损害造成癫痫发作及偏瘫、偏盲、偏侧感觉障碍、失语等局灶性症状。巨大的包囊尚可压迫破坏颅骨。椎管内包虫病以占位压迫为主要病理改变，若侵犯神经根则可引起剧烈疼痛。

（四）临床表现

中枢神经系统包虫病临床上无特征性表现，常见的表现为癫痫和颅内压增高症状。此外，根据包囊所在的部位尚可产生偏瘫、偏盲、偏侧感觉障碍、失语、持续进展的痴呆等症状。但也有一些病例颅内可有很大的包囊而无神经系统症状。若包囊压迫、侵犯颅骨，则可出现颅骨隆突。椎管内包虫病根据包囊部位不同可引起相应平面以下的运动、感觉、括约肌功能障碍，并可伴有神经根疼痛。

（五）诊断

畜牧区的儿童与年轻人若出现进行性加剧的颅内压增高症状或不明原因的癫痫，持续时间超过 1 个月，均应怀疑本病，需行进一步的实验室和影像学检查以确定诊断。实验室检查中有 30% ~70% 的患者血嗜酸性粒细胞计数增高；皮内试验可检测特异性抗体，阳性率可达 80% ~95%，但特异性较差；血清学检查中的免疫电泳、酶联免疫吸附试验也可通过检测患者血清中的特异性抗体帮助诊断。但本病与血吸虫病、囊虫病之间存在交叉反应，且免疫学检查易受各种因素的干扰，故而限制了其临床诊断价值。影像学检查在诊断中有重要意义。头颅 X 线片可发现颅骨破坏及其形成的颅骨内外的软组织肿块，有时平片上显示弧线状、环形或蛋壳状及团块状钙化，如发现这种征象，则可以定性。头颅 CT 扫描可见脑内圆形或类圆形囊肿，无囊周水肿、占位征象，囊内容物密度与水相同。MRI 扫描形态同 CT，囊内液信号同脑脊液，T_1 为低信号（黑），T_2 为高信号（白），头节在 T_1 高信号，具有特征性。

（六）治疗

对中枢神经系统包虫病而言，手术仍为根治的唯一疗法。手术目的在于完整摘除包囊，严防囊液外溢引起复发。术前应根据 CT、MRI 或血管造影精确定位，手术创口和骨窗要足够大，分离时应十分小心，必要时可用漂浮法切除，即将患者头放低，用洗疮器轻轻插入分离囊壁四周，灌注大量生理盐水，将包囊漂浮起来完整切除。国外有报道对包囊冰冻后再切除以防渗漏，空腔再以 0.5% $AgNO_3$ 处理。近年来，尚有学者采用 10% 甲醛或过氧化氢注入包囊杀死原头蚴，可防止术后复发，但此类方案不良反应较大。国外采用西曲溴胺替代甲醛等杀原头蚴后取得了满意的疗效，且不良反应轻微。万一手术囊液污染伤口，则应用过氧化氢冲洗术野。手术残腔过大时，腔内可留置一硅胶管，在关闭硬脑膜前，注满生理盐水，防止术后脑移位及颅内积气引起感染。苯并咪唑类化合物是近年来重点研究的抗包虫药物，试用于临床已取得了一定的疗效。对广泛播散难以手术的患者，采用药物治疗可缓解症状，延长存活期；作为手术前、后的辅助治疗，药物治疗也可减少复发率，提高疗效。按世界卫生组织建议，阿苯达唑、甲苯咪唑均为抗包虫的首选药物。阿苯达唑口服吸收良好，疗效显著，有取代甲苯咪唑的趋势，剂量为每天 10~40 mg/kg，分 2 次服，30 天为 1 个疗程，可视病情连续治疗数个疗程。也有学者建议长期大剂量阿苯达唑治疗，每天剂量为 20 mg/kg，疗程可从 17~66 个月（平均 36 个月）不等，经长期随访有效率达 91.7%。一般患者对长期治疗均能耐受，未见严重的不良反应，但治疗中应随访肝、肾功能与骨髓，孕妇忌用。甲苯咪唑国外采用的剂量与疗程不一，剂量每天 20~200 mg/kg 不等，通常以每天 40~50 mg/kg 为宜，分 3 次口服，疗程 1 个月，一般需治疗 3 个疗程，其间间隔半个月。也有学者延长治疗至 3~5 年，疗效报道不一。本药吸收差，空腹口服仅吸收微量，配合脂肪餐，吸收率可提高至 5%~20%。

（七）预防

主要应加强流行区的处理和管制，严格肉食卫生检疫，大力开展卫生宣教。

三、脑肺吸虫病

肺吸虫病又称为肺并殖吸虫病，是由卫氏并殖吸虫、斯氏并殖吸虫等寄生于人体而引起的一类人畜共患病。脑型肺吸虫病为肺吸虫侵入人脑所致，一般多见于严重的肺吸虫感染者。

（一）病原学

并殖吸虫因其成虫雌雄生殖器官并列而命名，已知有 50 多种，多数对人无致病性。我国以卫氏并殖吸虫和斯氏并殖吸虫分布最广，感染人数也多，是主要致病虫种。其成虫、幼虫、虫卵都能寄生于脑、脊髓等组织而造成病变，以卫氏并殖吸虫更为多见。成虫雌雄同体，有口、腹吸盘各一，可寄生于多种动物体内。人是卫氏并殖吸虫合适的终宿主，虫体可在人体内发育为成虫，其主要寄生部位为肺，宿主的痰及粪便中可找到虫卵。斯氏并殖吸虫不适合寄生于人体，虫体多寄生在结缔组织或肌肉内，生长速度缓慢，不能成熟产卵。虫卵随终宿主的痰或粪便排出体外。卵入水后，在适宜条件下经 3~6 周后发育成熟，并孵出毛蚴。毛蚴侵入第一中间宿主淡水螺，在螺体内经胞蚴、母雷蚴、子雷蚴的发育和增殖阶段（2~3 个月），最终形成微尾蚴，从螺体逸出后侵入第二中间宿主溪蟹和蝲蛄体内，形成囊蚴。人生食或半生食含囊蚴的溪蟹或蝲蛄而感染。

（二）流行病学

肺吸虫病主要流行于日本、中国、朝鲜半岛及菲律宾，非洲和美洲的一些地方也有病例报道。我国已查明有 23 个省、市、自治区有肺吸虫病，其中东北三省和山东、江浙地区以卫氏并殖吸虫为主，山西、陕西、四川、贵州、湖南、湖北、河南、江西则以斯氏并殖吸虫为主。流行区脑型肺吸虫患者多达 2% ~ 5%，以儿童和青少年多见。

肺吸虫病的传染源为患者、病畜。但若人感染斯氏并殖吸虫，由于虫体不能成熟产卵，故虽可发病却不成为传染源。本病一般经生食或半生食溪蟹、蝲蛄而传播，生食含囊蚴的溪水也可感染。人群对本病普遍易感。

（三）发病机制及病理

本病的中枢神经系统损害主要由成虫或幼虫移行所致，虫卵所致病变意义不大。严重感染者虫体可循纵隔而上，由颈动脉上升，经破裂孔进入颅内，虫体多自颞叶或枕叶底部侵入大脑，以后也可侵犯白质，累及内囊、基底节、侧脑室，偶尔侵犯小脑。病变多见于右侧半球，也可经脑室或胼胝体向对侧移行。本病的病理过程分为 3 期：①浸润期或组织破坏期，虫体脑内移行造成机械破坏及出血，尚可因毒素刺激产生脑膜炎、脑炎，有时还可形成边界不清的肉芽肿；②囊肿或脓肿期，被虫体破坏的脑组织逐渐产生反应，在肉芽肿周围形成包膜，其中心坏死液化形成青灰色或特殊棕灰色的黏稠液体，内可有虫体和虫卵；③纤维瘢痕期，此期虫体已死亡或移行至他处，囊液被吸收，肉芽组织纤维化或钙化，受累的皮质或皮质下结构萎缩，脑沟和脑室扩大。由于虫体可在脑组织内穿行造成多次损伤，故上述各期病理变化可同时存在。在少数情况下，虫体也可经腹腔侵入腰大肌和深层脊肌，通过附近椎间孔进入脊髓腔形成囊肿压迫脊髓，造成运动、感觉障碍，严重者引起横截性脊髓炎，甚至发生截瘫。

（四）临床表现

本病可先出现咳嗽、咳铁锈色痰等肺部症状，神经系统表现出现较晚，可分为脑型和脊髓型两种。

1. 脑型

流行区的脑型患者可多达 2% ~ 5%，尤其以儿童及青少年多见，常为一次或连续多次吞入大量囊蚴者。在脑中寄居的虫体破坏脑组织形成囊肿，虫体还可游走窜行，造成多处损害，形成多发性囊肿。如侵及基底神经节、内囊或丘脑等部位，则后果更为严重。由于病变范围多变，症状常视其侵犯脑组织的部位和病理改变的程度而定，以头痛、癫痫及运动神经障碍较为常见，其临床表现有以下几方面。

以卫氏肺吸虫引起者多见，占该虫种引起者的 10% ~ 20%。脑型肺吸虫病有以下常见症状。

（1）颅内压增高症状：如头痛、呕吐、反应迟钝，单纯头痛可为唯一表现。另有视力减退、视神经乳头水肿等，多见于早期。

（2）脑组织破坏症状：如瘫痪、感觉缺失、失语、偏盲等，常见于后期。

（3）刺激性症状：如癫痫、肢体感觉异常等，此因病变接近皮质所致。

（4）炎症性症状：如畏寒、发热、头痛、脑膜刺激征等，大多见于早期。

（5）蛛网膜下隙出血：斯氏型多见，卫氏型偶见。表现为剧烈头痛、呕吐，严重者可出现昏迷。脑膜刺激征阳性，脑脊液呈血性，嗜酸性粒细胞明显升高。

（6）脑钙化型：脑型患者在痊愈过程中脑内病变可形成钙化灶，脑钙化灶的发现，结合临床及 CT 等的检查结果，有助于定位诊断。脑内钙化病灶的 X 线表现有 3 种：①边缘不规则、密度不均匀的类圆形钙化阴影；②边缘锐利的椭圆形囊样钙化阴影；③局限性多发性沙砾样钙化点状阴影。这些患者难以从痰、便及胃液中找到虫卵，但免疫学检查仍呈阳性反应。

2. 脊髓型

较少见，主要由于虫体进入椎管侵犯硬膜形成硬膜外或硬膜内囊肿样病变所致。病变多在第 10 胸椎上下，临床上主要表现为脊髓受压部位以下的感觉运动障碍，如下肢无力、行动困难、感觉缺损（如下肢麻木感或马鞍区麻木感），也有腰痛、坐骨神经痛和大小便失禁或困难等横截性脊髓炎症状，且多逐渐加重，最后发生截瘫。斯氏型引起脑脊髓型病变者较卫氏型少。

（五）诊断

在流行区有生食或半生食溪蟹、蝲蛄，以及饮用过生溪水者，病史中有咳嗽、咳铁锈色痰，继之出现不明原因的头痛、呕吐、癫痫发作及瘫痪，均应考虑本病可能。实验室检查白细胞及嗜酸性粒细胞比例常增加，急性期白细胞可达 $40 \times 10^9/L$（40 000/mm^3），嗜酸性粒细胞比例可高达 80%。痰、便及任何体液和组织活检标本中发现肺吸虫的成虫、童虫或虫卵均是诊断的有力证据。脑脊液中可发现嗜酸性粒细胞增多、蛋白含量增高，偶可检出虫卵。在组织破坏期尚可出现血性脑脊液，在囊肿形成期脑脊液压力升高、蛋白增多，其他可正常，这种脑脊液的多变性是本病特点之一。免疫学检查目前常用的有皮内试验、酶联免疫吸附试验（ELISA）、斑点酶联免疫吸附试验、补体结合试验等，其阳性率均可达 98% 左右，也有相当的特异性，对血吸虫病、华支睾吸虫病、姜片虫病等其他寄生虫病有不同程度的交叉反应。脑脊液的补体结合试验对本病有较特异的诊断价值。头颅摄片、CT、脑血管及脊髓造影可发现病变和阻塞部位。CT 平扫图像在急性期表现为脑水肿，脑实质可见大小不一、程度不等的低密度水肿区，脑室狭小，造影后不增强；在囊肿期出现高密度的占位性病变表现，但边界不清，增强扫描病灶有强化；纤维瘢痕期则表现为钙化灶。在 MRIT$_1$ 加权成像表现为中央高信号或等信号、外周低信号的病灶，T$_2$ 加权成像则表现为中央高信号、周边低信号的病灶。国外有报道，MRI 较 CT 更易发现大脑半球沟回处的病灶。

（六）治疗

1. 病原治疗

吡喹酮对国内两个虫种均有良好的作用，剂量为 25 mg/kg，每天 3 次，连用 2~3 天，1周后重复 1 个疗程。不良反应轻微，以头晕、恶心、呕吐、胸闷多见，一般不影响治疗。患者治疗后癫痫消失或减少，偏瘫和脑膜炎可完全恢复。近年来使用阿苯达唑治疗肺虫病疗效确切，剂量为 400 mg/d，分 2 次服，连服 7 天，对斯氏肺吸虫效果更为明显。硫双二氯酚（别丁）也有一定疗效，但较吡喹酮低，且不良反应较多，有被取代的趋势。

2. 手术治疗

有明显压迫症状，且病变不属于萎缩型者可采用手术治疗。手术可采用减压术。当病灶局限、形成脓肿或囊肿时也可切除病灶，术中应尽量去除成虫，阻止更多的神经组织受损。若病灶与脊髓有粘连时以不损伤脊髓为原则。

（七）预防

积极治疗患者，在流行区加强卫生宣教，不饮生溪水，不食生的或半生的溪蟹和蝲蛄。

四、中枢神经系统血吸虫病

血吸虫病是血吸虫寄生于人体静脉系统所引起的疾病，全世界约有 2 亿人遭受感染，是 WHO 重点防治的疾病之一。当血吸虫虫卵逸出门静脉系统沉积于脑、脊髓等处，则引起中枢神经系统血吸虫病。本病的主要病变为虫卵肉芽肿，临床表现多样，随虫种、病期及虫卵沉积部位不同而异。国外有关资料显示，第二次世界大战时美军在菲律宾感染日本血吸虫病的 1 200 例患者中，脑血吸虫病的发病率为 2%，寄生人体的血吸虫有日本血吸虫、曼氏血吸虫、埃及血吸虫、湄公血吸虫和间插血吸虫 5 种，以前两者重要。我国流行的是日本血吸虫病，累及中枢神经系统时以脑型病变多见，在我国援外人员中偶有感染曼氏血吸虫者，则以脊髓病变为主。

（一）病原学

血吸虫生活史有成虫、虫卵、毛蚴、胞蚴、尾蚴、幼虫 6 个阶段。虫卵随粪便入水后，在适宜的温度下孵出毛蚴侵入中间宿主淡水螺（日本血吸虫为钉螺），在螺内经胞蚴发育为尾蚴释放入水，当血吸虫的终宿主人或其他哺乳动物接触疫水后，尾蚴可从皮肤或黏膜侵入宿主体内成为幼虫，幼虫随血流经肺、心等脏器进入门静脉系统发育为成虫，开始合抱而交配产卵。其中日本血吸虫每天可产卵 1 000 ~ 3 000 枚，是曼氏血吸虫和埃及血吸虫的 10 倍。

（二）流行病学

血吸虫病主要分布于亚洲、非洲、南美和中东的 76 个国家，我国流行的是日本血吸虫病，主要发病于长江中下游、长江三角洲平原及以四川、云南两省为主的高原山区。传染源为患者和保虫宿主，人因接触含尾蚴的疫水而感染，皮肤和黏膜是主要入侵途径。饮用生水，尾蚴可从口腔黏膜侵入；清晨河岸草上的露水中也可有尾蚴，故赤足行走也可感染。人对血吸虫普遍易感，患者以农民、渔民为多，男性多于女性。感染后仅有部分免疫力，重复感染经常发生。

（三）发病机制及病理

虫卵肉芽肿是本病的基本病理变化。曼氏血吸虫虫卵肉芽肿的形成是一种细胞介导的免疫反应（迟发型变态反应），由成熟虫卵中的毛蚴所释放的可溶性虫卵抗原（SEA）致敏 T 细胞，T 细胞及其释放的多种细胞因子在虫卵肉芽肿形成过程中起重要作用，参与作用的细胞因子有 CD^+T 细胞亚型 Th，细胞释放的白细胞介素 2（IL-2）和 γ 干扰素，Th_2 细胞释放的 IL-4、IL-5 和 IL-10，巨噬细胞释放的 TNF-2 和 IL-1 以及其他细胞因子。日本血吸虫虫卵肉芽肿在某些方面与曼氏血吸虫相似，但有许多独特之处。日本血吸虫虫卵量为曼氏血吸虫的 10 倍，虫卵多成簇聚集在宿主组织内；而曼氏血吸虫虫卵则多单个沉着。急性期肉芽肿易液化呈脓肿样损害，浸润细胞多以多形核白细胞为主，在肉芽肿中可见较多的浆细胞。由于大量虫卵在组织内成堆沉积，故所形成的肉芽肿较大，其周围细胞浸润也多。急性血吸虫病患者血液中循环免疫复合物与嗜异抗体的检出率甚高，故急性血吸虫病是体液与细胞免疫反应的混合表现，而慢性与晚期血吸虫病的免疫反应则属于迟发性变态反应。

脑部血吸虫虫卵肉芽肿病变多见于顶叶与颞叶，主要分布在大脑灰白质交界处，周围组织可伴有胶质增生和轻度脑水肿。迄今为止，尸检与手术在脑静脉中未发现成虫，曼氏血吸虫中枢神经系统损害很少见，以压迫脊髓多见，而日本血吸虫则以脑型多见。

（四）临床表现

1. 脑血吸虫病

本病临床上可分为急性和慢性两型，均多见于年轻人。急性型多在感染后 6 个月左右发病，表现为脑膜脑炎症状：发热、意识障碍、瘫痪、抽搐及腱反射亢进、脑膜刺激征、锥体束征等。脑脊液检查正常或蛋白与白细胞轻度增高。随着患者体温下降，症状有所缓解。慢性型多见于慢性早期血吸虫病患者，主要症状为癫痫发作，以局限性癫痫多见，也有以颅内压增高伴定位体征为主要表现。此外，当虫卵引起脑部动脉栓塞等病变时，尚可出现突然的偏瘫和失语。此型患者多无发热。头颅 CT 扫描显示病灶常位于顶叶，也可见于枕叶，为单侧多发性高密度结节影，其周围有脑水肿，甚至压迫侧脑室，使之变形。脑血吸虫病患者的内脏病变一般不明显，粪便检查可找到虫卵，血清免疫学检查有阳性发现，如能及早诊断和治疗预后较好，大多康复，无须手术。

2. 脊髓血吸虫病

主要见于曼氏血吸虫病，引起横截性脊髓炎。脑脊液检查可见淋巴细胞与蛋白增多，对成虫或虫卵抗体的免疫学试验可呈阳性反应。脊髓型患者如能及早诊断与治疗，可逐渐恢复；但长期受压迫引起缺血性脊髓损害，则不易恢复。

（五）诊断

1. 流行病史

患者的籍贯、职业与生活经历等，特别是疫水接触史有重要的诊断价值。

2. 临床表现

对流行区居留史的癫痫患者，均应考虑本病可能。

3. 实验室诊断

（1）病原学检查：粪便涂片检查虽然简单易行，但除重度感染有腹泻患者外，虫卵检出率不高。粪便中虫卵计数可采用厚涂片透明法（Kato 虫卵计数法），该法可计数每克粪便中的虫卵数。随着我国血吸虫病防治工作的深入，许多地区已消灭或基本消灭血吸虫病，人群血吸虫病感染率与感染度均明显下降，单纯采用病原学诊断方法已不能适应查治的需要。

（2）免疫学检查：方法很多，包括皮内试验，以及检测成虫、幼虫、尾蚴与虫卵抗体的血清免疫学试验，如环卵沉淀试验（COPT）、间接荧光抗体试验、尾蚴膜试验、酶联免疫吸附试验等。上述方法均有高的敏感性，也有一定的特异性，但与其他吸虫病存在一定的交叉反应，且易受多种因素影响，故仅具辅助诊断价值，一般不能单独作为确诊依据。

检测抗原的明显优点为循环抗原（CAg）的存在表明活动性感染。血清（和尿）中 CAg 水平一般与粪虫卵计数有较好的相关性。治疗后 CAg 较快消失，故有可能用于评价药物疗效。然而，免疫复合物的形成、血吸虫 CAg 表位血清学的复杂性和宿主体内自动抗独特型抗体的存在等因素，必须在发展实用 CAg 检测技术和解释检测结果时予以考虑。

（3）影像学检查：CT 平扫在急性期主要表现为脑水肿，于脑实质内可见大小不一、程度不等的低密度水肿区，边界模糊，造影后病灶有强化。总之，中枢神经系统血吸虫病在影像学上无特征性表现，需综合多因素诊断。

（六）治疗

1. 病原治疗

我国曾先后采用锑剂、呋喃丙胺、六氯对二甲苯与硝硫氰胺等药物治疗血吸虫病，但自1977 年国内合成吡喹酮后，上述药物均已被吡喹酮替代。该药不但可以杀死成虫，尚可杀灭虫卵并抑制虫卵肉芽肿生长，吡喹酮剂量和疗程如下。①慢性血吸虫病，住院患者总剂量为 60 mg/kg，体重以 60 kg 为限，分 2 天 4～6 次餐间服。儿童体重 < 30 kg 者，总剂量为70 mg/kg。现场大规模治疗：轻、中度流行区总剂量为 40 mg/kg，一剂疗法；重流行区可用 50 mg/kg，1 天等分 2 次，口服。②急性血吸虫病，成人总剂量为 120 mg/kg（儿童为140 mg/kg），4～6 天疗法，每天剂量分 2～3 次服。一般病例可给 10 mg/kg，每日 3 次，连服 4 天。③晚期血吸虫病，晚期病例多数伴有各种夹杂症。药代动力学研究表明，慢性与晚期患者口服吡喹酮后，药物吸收慢，在肝脏内首次通过效应差，排泄慢，生物半衰期延长，且药物可由门静脉经侧支循环直接进入体循环，故血药浓度明显增高，因此药物剂量宜适当减少。一般可按总剂量 40 mg/kg，分 1 次或 2 次服，1 天服完。

本药的不良反应一般均轻微和短暂，无须特殊处理，但有个别患者发生昏厥、精神失常、癫痫发作，因此对精神病及反复癫痫发作者，治疗应慎重并做好相应措施。

2. 手术治疗

手术指征：大的占位性肉芽肿，有明显临床症状者可施行开颅手术切除；对脑部炎症水肿或急性颅内压增高，有脑脊液循环阻塞或脑疝形成而脱水剂疗效不能持续或无效时，根据患者情况行一侧或双侧颞肌减压术或脑室—腹腔引流术。但术后一般仍需内科驱虫治疗。

3. 对症治疗

应注意休息、加强支持治疗。有脑水肿、颅内压增高表现者，应以甘露醇脱水治疗；有癫痫发作者，应用抗癫痫治疗，以控制发作。

（七）预防

1. 控制传染源

对流行区的患者进行普查，彻底治疗患者及病畜。

2. 切断传播途径

应加强粪便管理、保护水源，在我国消灭日本血吸虫的中间宿主钉螺是控制血吸虫病的重要措施。

3. 保护易感人群

加强卫生宣教，避免接触疫水。

五、脑弓形虫病

弓形虫病是由专性细胞内寄生的刚地弓形虫所引起的人畜共患病，是人类先天感染最严重的疾病之一，也是免疫缺陷人群发病率最高的疾病之一。脑是本病主要累及的器官之一。

（一）病原学

弓形虫以滋养体、组织包囊、卵囊 3 种形式存在。卵囊被终宿主吞食后，经消化作用，在肠腔内释放出子孢子，子孢子可侵入小肠黏膜进行无性繁殖形成卵囊排入肠腔。若卵囊为中间宿主所吞食，则子孢子不形成卵囊而随血液或淋巴侵入全身各种有核细胞成为滋养体。

急性感染期的滋养体可在中间宿主细胞内迅速繁殖形成假囊，假囊破裂后其中的虫体又可侵犯其他细胞，如此反复不已。慢性感染期的弓形虫则在细胞中缓慢增殖形成包囊，包囊可在宿主体内存在很长时间，甚至终身。弓形虫的终宿主为猫及猫科动物，中间宿主为人和多种哺乳动物及鸟类。

（二）流行病学

本病分布遍及全球，世界各地人群的弓形虫感染率有很大差别。据我国国内大多数地区的调查，估计感染率为 5% ~ 10%。但随着近年宠物饲养的普及，感染率呈逐年增加的趋势。艾滋病患者合并弓形虫病概率增加，据国外报道，合并感染率为 20% ~ 80%。

本病的传染源是以猫为主的多种动物，传播途径主要有 2 种：食入被猫粪便中感染性卵囊污染的食物和水；食入未煮熟的含有包囊或假囊的肉、蛋、奶等食品，以及母婴垂直感染。免疫低下人群和动物饲养员、屠宰场工作人员、医务人员为易感人群。

（三）发病机制及病理

弓形虫不同于大多数细胞内寄生的病原体，可侵犯人体任何组织或器官，如脑、心、肺、肝、脾、淋巴结、肾、肾上腺、胰、睾丸、眼、骨骼肌及骨髓等，其中以脑、眼、淋巴结、心、肺和肝最为好发。虫体由入侵部位散布全身，在单核—巨噬细胞及宿主各脏器组织细胞内繁殖直至细胞破裂，溢出的虫体又可侵入邻近的细胞，如此反复不已，造成局部组织的灶性坏死和周围组织的炎性反应，形成该病的基本病理变化。如患者的免疫功能正常，则可迅速产生特异性细胞和体液免疫反应而清除弓形虫，或转而形成包囊长期潜伏，一旦机体免疫功能降低可引起复发。

在中枢神经系统本病可表现为局灶性或弥漫性脑膜脑炎，伴有坏死和小神经胶质结节，坏死灶边缘有单核细胞、淋巴细胞和浆细胞浸润，坏死灶周常可查见弓形虫。先天性弓形虫病的中枢神经系统病变除有局部或弥漫性的脑炎、脑膜炎外，在中脑导水管周围有血管炎和坏死，脑室周围可能有钙化灶等典型表现，这些病变常可导致脑水肿。少数情况下弓形虫也可累及脊髓。

（四）临床表现

可分为先天性弓形虫病和后天获得性弓形虫病两类，均以隐性感染多见。先天性弓形虫病多由母亲在妊娠期感染急性弓形虫病（常无症状）所致。感染婴儿出生时可正常，以后出现异常，以眼、脑受损最为多见。脑部症状多出现于出生后数月至数年，表现为脑膜脑炎、昏迷、瘫痪或角弓反张。由于大脑受损，患儿多有不同程度的智力障碍。若中脑导水管阻塞，可导致小头畸形。

后天获得性弓形虫病多呈流感样表现，大多可自愈，仅少数患者有中枢神经系统症状。但弓形虫病死亡病例中，90% 以上有中枢神经系统受累。弓形虫脑炎是艾滋病患者最常见的原虫感染和主要死亡原因之一。

弓形虫脑炎与脑膜脑炎多呈急性或亚急性经过。可有高热、头痛、嗜睡、昏迷、偏瘫、失语、视野缺损、癫痫发作、脑膜刺激征、颅内压增高、精神障碍、脑神经损害及各种中枢神经局限性体征等，也可出现脑干、小脑或基底节受损的症状和体征。急性者以弥漫性脑损害为主，亚急性者多以局灶性脑损害起病，逐渐发展至脑部弥漫性损害，其表现也随病灶所在部位与程度而异。弓形虫脑炎患者脑脊液检查多显示球蛋白试验阳性，细胞数稍增高，一般为（100~300）×10^6/L，淋巴细胞为主，蛋白含量增加，葡萄糖含量正常或下降。

（五）诊断

凡有与猫等动物密切接触史并出现头痛、偏瘫、癫痫等脑弓形虫病的临床表现的免疫缺陷人群，均应考虑本病。检测血清弓形虫 IgG、IgM 抗体对诊断有一定帮助。经典的方法有 Sabin-Feldman 染色法（SFDT）、间接荧光抗体试验、酶联免疫吸附试验等。若急性期和恢复期血清抗体效价 4 倍升高则有助于诊断。但上述血清学试验对免疫缺陷患者可为阴性。近年来，有学者用改良直接凝集试验检测患艾滋病的弓形虫脑炎患者，IgG 抗体效价明显升高，有相当的诊断价值。在中枢神经系统组织中检出弓形虫可以确诊，故若临床允许，应行脑组织活检。目前多提倡在立体 CT 引导下针吸，操作安全、确诊率高。由于常规组织染色很难看到滋养体，对怀疑本病的组织切片应予间接荧光、过氧化物酶—抗过氧化物酶技术或电镜检测。CT 或 MRI 检查在诊断弓形虫病，尤其是脑部感染中具有重要的价值。CT 结果常显示为一个或多个低密度病灶，增强扫描呈环状或结节样增强。最常受累的部位是基底节，其余依次为额叶、顶叶、枕叶、颞叶、小脑、半卵圆区和丘脑。头颅 MRI 较 CT 更敏感，典型的 MRI 表现为颅内多发长 T_1 和长 T_2 信号。由于影像学上的类似表现，本病需与原发性中枢神经系统淋巴瘤鉴别，正电子发射计算机断层扫描及单光子发射计算机断层扫描检查有助于两者鉴别。

（六）治疗

弓形虫脑炎、脑膜脑炎及多发脑损伤首选内科治疗。目前用于治疗弓形虫病的药物包括磺胺嘧啶、乙胺嘧啶、磺胺二甲嘧啶、SMZ/TMP 和克林霉素，这些药物阻断虫体叶酸代谢，抑制速殖子增殖，但不能杀灭速殖子，对包囊无效，因此本病的复发率高。

仅当患者存在单个或 2 个伴有严重占位效应的病灶时，才考虑手术治疗。此外，弓形虫脓肿也可在立体 CT 定位下行穿刺排脓。

（七）预防

重点预防人群是弓形虫抗体阳性的孕妇和免疫缺陷患者。具体方案：控制病猫；对孕妇、供移植供体行弓形虫检查；勿与猫狗密切接触；不食用不熟的肉类、生乳、生蛋等；加强环境卫生和个人卫生。

（王海燕）

第六章

功能神经外科疾病

第一节　帕金森病

一、概述

帕金森病又称为震颤麻痹，是一种多发于中老年的中枢神经系统变性疾病。首先由英国医生帕金森于 1817 年报道，1960 年，科学家在实验动物中偶然发现利舍平可引起类似帕金森病的一系列症状，受这一事实的启发，他们对震颤麻痹死亡病例的脑组织进行了单胺类物质的测定，才了解到这种患者纹状体内多巴胺含量较正常人为低。从此，该病的研究大大加速。目前，已知黑质和纹状体中多巴胺能神经元变性是本病的主要病理变化。震颤、肌强直和运动障碍为其主要特征。

本病在欧美国家 60 岁以上人群患病率为 0.1%，在我国患病率为 81/10 万，目前我国有帕金森病患者 120 万，患病率随年龄增长而增高。患者寿命明显缩短，起病后 10 年内约有 2/3 的患者严重残疾或死亡，主要死亡原因是支气管肺炎和尿路感染。

二、病理

主要病理改变在黑质、苍白球、纹状体和蓝斑。黑质和蓝斑脱色是其肉眼变化特点。显微镜下最明显的变化是神经细胞变性和减少，黑色素细胞中的黑色素消失，胞体变性，黑质和纹状体中多巴胺含量显著减少，其减少与黑质变性的程度成正比，同时伴有不同程度的神经胶质细胞增生。据报道，纹状体多巴胺含量下降到 50% 以上时才出现症状。残留的神经细胞胞内有路易小体形成，所有这些改变以黑质最明显，且黑质的致密带改变比网状带重。另一病理变化是进行性弥漫性脑萎缩，有脑萎缩者占 90% 以上，并且脑萎缩程度与年龄的大小、疾病的严重程度、类型和病程的长短有明显关系。

免疫细胞化学也揭示了黑质多巴胺能神经元减少。帕金森病不仅多巴胺含量减少，而且基底节中多巴胺代谢产物高香草酸、多巴胺合成的限速酶（酪氨酸羟化酶）和多巴胺脱羧酶也明显减少。脑内多巴胺能神经元大量丧失，多巴胺含量下降，使多巴胺绝对和相对不足而乙酰胆碱的兴奋作用相对增强，引起震颤麻痹。

三、临床表现

1. 震颤

为静止性、姿势性震颤，多从一侧上肢的远端开始，后渐扩展到同侧下肢及对侧上、下肢。早期随意运动时震颤减轻，情绪激动时加重，睡眠时消失。手部可形成搓丸样动作。

2. 肌强直

因患肢肌张力增高，关节被动运动时，可感到均匀的阻力，称为"铅管样强直"；若合并有震颤则似齿轮样转动，称为"齿轮样强直"。躯干、颈面部肌肉均可受累，患者出现特殊姿势，头部前倾，躯干俯屈，上肢肘关节屈曲，腕关节伸直，前臂内收，下肢的髋及膝关节均略为弯曲。手足姿势特殊，指间关节伸直，手指内收，拇指对掌。

3. 运动障碍

平衡反射、姿势反射和翻正反射等障碍以及肌强直导致的一系列运动障碍。运动缓慢和减少，不能完成精细动作，出现"写字过小征"。步态障碍甚为突出，首先下肢拖曳，然后步伐变慢变小，起步困难，一旦迈步则向前冲，且越走越快，出现慌张步态。

4. 其他

自主神经系统症状可表现为大量出汗和皮脂腺分泌增加，且出汗仅限于震颤一侧。食管、胃以及小肠的运动障碍导致吞咽困难和食管反流，患者可有顽固性便秘。精神异常可表现为忧郁、多疑、智能低下及痴呆等。有时患者也有语言障碍。少数患者可有动眼危象。

四、诊断

（一）诊断要点

原发性帕金森病的诊断主要根据以下3点：①至少具备4个典型症状和体征（静止性震颤、少动、强直和位置性反射障碍）中的两个；②是否存在不支持诊断原发性帕金森病的不典型症状和体征，例如锥体束征、失用性步态障碍、小脑症状、意向性震颤、凝视麻痹、严重的自主物神经功能障碍、明显的痴呆伴有轻度锥体外系症状等；③脑脊液中多巴胺的代谢产物高香草酸减少。

（二）诊断分级

目前分级的方法有多种，如 Hoehn 和 Yahr 修订分级、Schwab 和 England 日常活动修订分级、联合帕金森病评分分级和 Webster 评分。临床常用以评价病情程度和治疗效果较客观全面的是 Webster 评分法，其详细内容如下。

1. 手部动作和书写

0分：无异常。1分：患者自述在拧毛巾、系衣扣、写字时感到困难，检查时手内转外转动作缓慢。2分：明显或中等程度手的轮替动作缓慢，一侧或双侧肢体有中等程度的功能障碍，书写明显困难。3分：严重的轮替动作困难，不能书写，不能系衣扣，应用食具明显困难。

2. 僵硬

0分：未出现。1分：可出现颈肩部僵硬，反复运动后僵硬增加，一侧或双侧上肢有轻度休止状态下的僵硬。2分：颈肩关节中等度僵硬，患者在不服用药物情况下有休止性全身性僵硬。3 分：颈肩严重僵硬，全身的休止性僵硬用药后也不能控制。

3. 震颤

0 分：未出现。1 分：休止状态下手、头部震颤，振幅 <1 英寸（1 英寸 =2.54 cm）。2 分：振幅 <4 英寸，但患者能采取某种姿势控制震颤。3 分：振幅 >4 英寸，持续不能控制（小脑性意向性震颤除外），不能自己进食。

4. 面部

0 分：正常，无惊恐、嘴紧闭、忧郁、焦虑等表情。1 分：面部表情障碍，嘴紧闭、忧虑、焦虑。2 分：中等程度的面肌运动障碍，情绪变化引起面部表情变化迟钝，中等程度的焦虑、忧郁，有时出现张口流涎的表情。3 分：面具脸，张口程度仅能张开 1/4 英寸。

5. 姿势

0 分：正常，头部前倾，离开中线不超过 4 英寸。1 分：驼背，头部前倾，离开中线超过 5 英寸。2 分：开始上肢屈曲，头前屈明显，超过 6 英寸，一侧或双侧上肢曲线形，但腕关节的水平位置低于肘关节的水平位置。3 分：猿猴样步态，手呈屈曲样，指间关节伸直，掌指关节屈曲，膝关节屈曲。

6. 上肢摆动

0 分：双上肢摆动正常。1 分：一侧上肢摆动不如对侧（行走时）。2 分：一侧上肢在行走时无摆动，另一侧摆动变弱。3 分：行走时双上肢无摆动。

7. 步态

0 分：步幅 18~30 英寸，转身不费力。1 分：步幅 12~18 英寸，转身缓慢，时间延长，走路有时脚跟碰脚跟。2 分：步幅 6~12 英寸，两脚跟拖地。3 分：拖曳步态，步幅 <3 英寸，有时走路常停步，转弯时非常慢。

8. 皮脂腺分泌

0 分：正常。1 分：面部出汗多，无黏性分泌物。2 分：面部油光样，有黏性分泌物。3 分：头面部皮脂腺分泌明显增多，整个头面部为黏性分泌物。

9. 语言

0 分：声音清楚、响亮，别人可以理解。1 分：声音开始嘶哑，音量、音调、语调变小，但能理解。2 分：中等度嘶哑，声音弱，音量小，语调单调，音调变化迟缓，别人理解困难。3 分：明显声音嘶哑，无力。

10. 生活自理能力

0 分：正常。1 分：能自己单独生活，甚至从事原来的工作，但缓慢。2 分：生活自理能力减退（尚能缓慢地完成大多数日常工作），在软床上翻身困难，从矮椅上站起困难等。3 分：生活不能自理。

以上各项分为正常（0 分）、轻度障碍（1 分）、中度障碍（2 分）及严重障碍（3 分）。临床病情轻重程度按总分值可分为：轻度（1~10 分）、中度（11~20 分）、重度（21~30 分）。治疗效果按下列公式计算：疗效 = 治疗前分数 − 治疗后分数/治疗前分数，计算结果 100% 为痊愈，50%~99% 为明显进步，20%~49% 为进步，0~19% 为改善，0 为无效。

五、治疗

帕金森病治疗的原则是使脑内多巴胺—乙酰胆碱系统重获平衡，或是补充脑内多巴胺的不足，或抑制乙酰胆碱的作用而相对提升多巴胺的效应，或二者兼用，以达到缓解症状的目的。临床医生根据这一原则采用药物治疗和外科治疗。

（一）药物治疗

1. 多巴胺替代疗法

此类药主要是补充多巴胺的不足，使乙酰胆碱—多巴胺系统重新获得平衡，而改善症状。多巴胺本身不能通过血脑屏障，故选用其能够通过血脑屏障的前体——左旋多巴，或者应用多巴胺脱羧酶抑制剂。

（1）左旋多巴：可透过血脑屏障，经多巴胺脱羧酶脱羧转化为多巴胺而发挥作用。开始应用时，每次 125 mg，每日 3 次，在一周内渐增至每次 250 mg，每日 4 次，以后每日递增 125 mg，直至治疗量达 3 ~ 6 g/d。不良反应有食欲差、恶心、呕吐、低血压及心律不齐。服药期间禁止与单胺氧化酶抑制剂和麻黄碱同时应用，与维生素 B_6 或氯丙嗪合用将降低疗效。

（2）卡比多巴（又称 α - 甲基多巴肼）：外周多巴胺脱羧酶抑制剂，本身不透过血脑屏障，从而使低剂量的左旋多巴即可产生有效的多巴胺脑内浓度，并降低外周多巴胺的不良反应。主要与左旋多巴合用（信尼麦 Sinemet，卡比多巴：左旋多巴 = 1 : 4 或者 1 : 10）治疗帕金森病。有 10/100、25/250 和 25/100 三种片剂，分别含左旋多巴 100 mg、250 mg 和 100 mg，以及卡比多巴 10 mg、25 mg 和 25 mg。开始时用信尼麦 10/100 半片，每日 3 次，以后每隔数日增加一片，直至最适剂量为止。苄丝肼也是多巴胺脱羧酶抑制剂，与左旋多巴合用（美多巴 Madopar，苄丝肼：左旋多巴 = 1 : 4）治疗帕金森病，美多巴的用法与信尼麦类似。强直、呕吐、恶心、厌食、失眠、肌痉挛、异常动作为不良反应。妊娠期间避免使用卡比多巴和左旋多巴。

长期服用左旋多巴可产生开关现象等不良反应，"开"是指多动，"关"是指本病三主征中的不动，出现开关现象的患者可于原来不动状态中突然变为多动，或于多动中突然变为不动。产生该现象的原因尚不清楚，但多巴胺受体状况的改变是值得注意的。因为多巴胺受体一方面神经超敏，另一方面又失敏。超敏很可能是突触后多巴胺受体（D_2）亚型增多，失敏可能是突触前多巴胺受体（D_3）亚型丧失，失去反馈调控功能，不能调节多巴胺的适度释放。目前对这类患者的有效药物是多巴胺受体激动剂麦角碱类衍生物。其中溴隐亭较常用，其作用机制不同于左旋多巴。溴隐亭作用时程较长，减少开关现象出现机会，它能有效地直接兴奋突触后多巴胺受体，而不涉及突触前多巴胺受体功能。溴隐亭是伴有部分阻滞作用的混合型激动剂，有多巴胺受体激动剂与阻滞剂的双重特性，这种混合型作用可能有助于阻滞多巴胺受体出现低敏反应。

2. 抗胆碱能药物

此类药物抑制乙酰胆碱的作用，相应提升多巴胺的效应。常用的有：安坦 2 mg，每日 3 次，可酌情适量增加；丙环定 5 ~ 10 mg，每日 3 次；东莨菪碱 0.2 mg，每日 3 ~ 4 次；苯甲托品 2 ~ 4 mg，每日 1 ~ 3 次。苯甲托品通过阻滞纹状体突触对多巴胺的重摄取而起作用，治疗强直的疗效比震颤好，运动不能的疗效最差。此类药有头晕、眩晕、视物模糊、瞳孔散大、口干、恶心和精神症状等不良反应；老年人偶有尿潴留；青光眼和重症肌无力患者忌用。

3. 溴隐亭

激动纹状体的多巴胺受体，其疗效比左旋多巴差，但可用于对左旋多巴失效者。现多与左旋多巴或复方多巴合用，作为它们的加强剂。与左旋多巴合用时可产生幻觉。开始时每日0.625 mg，缓慢增加，但每日量不超过 30 mg。不良反应有恶心、头痛、眩晕、疲倦。肝功能障碍时慎用，禁用于麦角碱过敏者。

各种药物治疗虽然能使患者的症状在一定时间内获得一定程度好转，皆不能阻止本病的自然进展。长期服用药物均存在疗效减退或出现严重不良反应的问题。另外，约15%的患者药物治疗无效。

（二）外科治疗

对于药物治疗无效的患者，常采用外科治疗。学者们曾进行脊髓外侧束切断术、大脑脚切断术、大脑皮质区域切除术、脉络膜前动脉结扎术、开颅破坏豆状袢和豆状束等手术，终因手术风险大、疗效差而废弃。立体定向手术治疗帕金森病始于20世纪40年代，丘脑腹外侧核毁损术和苍白球毁损术曾是治疗帕金森病的热门手段，但疗效不能长期维持，且双侧损毁术并发永久性构音障碍和认知功能障碍的概率较高，逐渐被脑深部电刺激术取代。脑深部电刺激术是20世纪70年代发展起来的，最早用于疼痛的治疗，具有可逆性、可调节性、非破坏性、不良反应小和并发症少等优点，可以通过参数调整达到对症状的最佳控制，长期有效，不存在复发问题，并保留新的治疗方法的机会，现已成为帕金森病外科治疗的首选方法。该技术于1998年在国内开展并逐渐推广，取得了良好的临床效果。

1. 丘脑腹外侧核毁损术

（1）手术原理：毁损丘脑腹外侧核可阻断与帕金森病发病相关的两个神经通路。一个是苍白球导出即从苍白球内侧部，经豆状袢、豆状束、丘脑腹外侧核前下部到达大脑皮质（6区）。阻断此通路，对解除肌强直有效。另一个来自对侧小脑，经结合臂核丘脑腹外侧核后部，到达大脑皮质（4区）。阻断此通路，对解除震颤有效。根据帕金森病的发病机制，肌强直因 γ 运动系统受抑制所致，震颤因 α 运动系统亢进所致。阻断此两通路可恢复 α 和 γ 运动系统的平衡，达到治疗效果。这两个系统均经丘脑下方 Forel 区，然后向上和稍向外，进入丘脑腹外侧核的下部，此区为毁损灶所在。

（2）手术适应证和手术禁忌证。

1）手术适应证：①诊断明确的帕金森病，以震颤为主，严重影响生活和工作；②躯体一侧或双侧具有临床症状；③一侧曾行 Vim 损毁手术的，另一侧可行电刺激手术；④年龄在75岁以下，无重要器官严重功能障碍；⑤无手术禁忌证。

2）手术禁忌证：①严重精神智能障碍、自主神经功能障碍及有假性球麻痹者；②严重动脉硬化、心肾疾病、严重高血压、糖尿病、血液系统疾病及全身情况很差者；③主要表现为僵直、中线症状以及单纯的运动减少或运动不能者；④症状轻微，对生活及工作无明显影响者。

（3）术前准备和评价：手术前应注意进行全面的体格检查。在手术过程中需要患者的完全配合，因此，对于言语表达能力困难的患者，术前应进行必要的训练，以便在手术过程医生和患者之间能顺利交流。由于手术在局部麻醉下进行，可不给予术前用药，以保证整个手术过程中观察患者症状。一般在术前1天停药，对用药剂量大、对药物有依赖性的患者，可逐渐停药或不完全停药，只要在术中观察到症状即可；如果即使在"开"状态下患者症状仍然非常明显，则没有必要停药。术中应进行监护，保持生命体征平稳。术前应进行帕金森病的震颤评分。

（4）手术步骤。

1）靶点选择：丘脑腹外侧核包括腹嘴前核、腹嘴后核和腹内侧中间核，一般认为毁损 Voa 及 Vop 对僵直有效，毁损 Vop 及 Vim 对震颤有效，靠近内侧对上肢效果好，外侧对下肢效果好。靶点选择一般在 AC-PC 平面，后连合前 5～8 mm，中线旁开 11～15 mm。

2）靶点定位。①安装立体定向头架，患者取坐位将立体定向头架固定于颅骨上，安装时要使头架不要左右倾斜，用耳锥进行平衡；前后方向与 AC-PC 线平行。②MRI 扫描，安装好定位框后，将患者头部放入 MRI 扫描圈内，调整适配器，使扫描线与头架保持平行。进行轴位 T_1 和 T_2 加权像扫描，扫描平面平行于 AC-PC 平面。扫描层厚为 2 mm，无间隔，将数据输入磁带或直接传输到计算机工作站。③靶点坐标计算，各种立体定向仪的靶点计算方法不尽相同，可以用 MRI 或 CT 片直接计算，但较烦琐，可采用先进的手术计划系统，这套系统具有准确、直观和快速的特点。④微电极记录和电刺激，微电极技术可以直接记录单个细胞的电活动，可以根据神经元的放电类型，提供良好的丘脑核团生理学分析基础。

一般认为，丘脑内治疗震颤有效的部位如下。①聚集着自发放电频率与震颤频率一致的神经元（震颤细胞）。②电极通过时，机械的损伤或小的电流刺激能够抑制震颤。试验性的靶点位置位于生理学资料确定的 Vim 核。由于 Vim 核被认为是运动觉的中继核，Vim 核高频刺激引起对侧肢体的感觉异常。刺激 Vim 核还可引起对侧肢体的运动幻觉，如果电极针位置太低，也可引起其他特殊感觉，如眩晕、晕厥或恐惧等。判断电极针是否位于正确的另一参数是震颤的反应，在 Vim 核内低频刺激（2 Hz）方可引起震颤加重，而高频刺激则可使震颤减轻，如果高频刺激在 1～4V 电压范围内使震颤减轻，则表明电极针位置良好。在 Vim 核内存在由内到外的体表部位代表区，Vim 的最靠内侧为口面部代表区，最外侧即靠近内囊部位是下肢代表区，中部为上肢代表区。靶点位置应与震颤最明显的肢体部位代表区相对应，因此上肢震颤时位置应稍偏内，下肢震颤时偏外，靠近内囊。

3）麻醉、体位和手术入路：患者仰卧于手术床上，头部的高低以患者舒适为准，固定头架，常规消毒头部皮肤，铺无菌单，头皮切口位于冠状缝前中线旁开 2.5～3 cm，直切口长约 3 cm，局部 1% 利多卡因浸润麻醉，切开头皮，乳突牵开器牵开。颅骨钻孔、电灼硬膜表面后，"十"字剪开，电灼脑表面，形成约 2 mm 的软膜缺损，用脑穿针试穿，确定无阻力，以使电极探针能顺利通过，将立体定向头架坐标调整至靶点坐标后，安装导向装置。

4）靶点毁损：核对靶点位置后，先对靶点进行可逆性的毁损，射频针直径为 1.1 mm 或 1.8 mm，长度为 2 mm，加热至 45 ℃，持续 60 秒，此时要密切观察对侧肢体震颤是否减轻，有无意识、运动、感觉及言语障碍。若患者症状明显改善，而又未出现神经功能障碍，则进行永久性毁损，一般温度为 60 ℃～85 ℃，时间为 60～80 秒，超过上述温度和时间，毁损灶也不会增大。毁损从最下方开始，逐渐退针，根据丘脑的大小，可毁损 4～6 个点，毁损期间仍要密切注意患者肢体活动、感觉及言语情况，一旦出现损害症状，立即终止加热。毁损完毕后，缓慢拔除射频针，冲洗净术野，分层缝合皮肤。

5）术后处理：手术结束后，在手术室内观察约 30 分钟，若无异常情况，将患者直接送回病房。在最初 24～72 小时内，继续进行心电监护及血压监测，并观察患者瞳孔、神志及肢体活动情况，直至病情稳定为止。应将血压控制在正常范围，以防止颅内出血。患者可取侧卧位或仰卧位，无呕吐反应者可取头高位。手术当日即可进食，呕吐者暂禁食。切口5～7天拆线，患者一般术后7～10天出院。

6）术后是否服药应根据具体情况，若手术效果满意，患者本人认为不用服药已经可达到满意效果，即使另一侧仍有轻微症状，也可不服药或小剂量服用非多巴胺类制剂。当然，如果另一侧症状仍很明显，严重影响患者生活，则需继续服用抗帕金森病药物，其服药原则是以最小剂量达到最佳效果。

（5）手术疗效：丘脑毁损术能改善对侧肢体震颤，在一定程度上改善肌强直。而对运动迟缓、姿势平衡障碍、同侧肢体震颤无改善作用。各家报道震颤消失的发生率在45.8%～92.0%，41.0%～92.0%患者的肌强直得以改善。

（6）手术并发症。①运动障碍多为暂时性，但少数可长期存在。偏瘫发生率约为4%，平衡障碍约为13%，异动症发生率为1%～3%。多因定位误差、血管损伤、血栓和水肿等累及邻近结构所致。②言语障碍术后发生率为8%～13%。言语障碍表现为音量减小、构音障碍和失语症3种形式，多见于双侧手术与主侧半球单侧手术患者。言语功能障碍的发生与否，与术前言语功能无关。它们多为暂时性，常于数周后自行改善或消失。不过不少患者长期遗留有命名困难、持续言语症、言语错乱等。③精神障碍发生率为7%～8%。④脑内出血可因穿刺时直接损伤血管或损毁灶局部出血，CT检查可及时确诊并进行相应处理。

2. 苍白球毁损术

（1）手术原理：在帕金森病患者中，由于黑质致密部多巴胺能神经元变性，多巴胺缺乏使壳核神经元所受到的正常抑制减弱，引起壳核投射于外侧苍白球（Gpe）的抑制性冲动过度增强，从而使Gpe对丘脑底核（STN）的抑制减弱，引起STN及其纤维投射靶点内侧苍白球（Gpi）的过度兴奋。STN和Gpi的过度兴奋被认为是帕金森病的重要生理学特征。这已被MPTP所致的猴帕金森病模型上的微电极记录和2-脱氧葡萄糖摄取等代谢研究所证实。在帕金森病患者也发现了类似的生理学和代谢改变。Gpi过度兴奋的结果是通过其投射纤维使腹外侧丘脑受到过度抑制，从而减弱丘脑大脑皮质通路的活动，引起帕金森病症状。一般认为Gpi电刺激术同苍白球毁损术的作用原理一样，也是通过减弱内侧苍白球的过度兴奋或阻断到达腹外侧丘脑的抑制性冲动而实现抗帕金森病作用的。

（2）手术适应证和禁忌证。

1）手术适应证：①原发性帕金森病至少患有下列4个主要症状中的2个，静止性震颤、运动迟缓、齿轮样肌张力增高和姿势平衡障碍（其中之一必须是静止性震颤或运动迟缓），没有小脑和锥体系损害体征，并排除继发性帕金森综合征；②患者经过全面和完整的药物治疗，对左旋多巴治疗有明确疗效，但目前疗效明显减退，并出现症状波动（剂末和开关现象）和（或）运动障碍等不良反应；③患者生活独立能力明显减退，病情为中度或重度；④无明显痴呆和精神症状，CT和MRI检查没有明显脑萎缩；⑤以运动迟缓和肌强直为主要症状。

2）手术禁忌证：①非典型的帕金森病或帕金森综合征；②有明显的精神和（或）智能障碍；③有明显的直立性低血压或不能控制的高血压；④CT或MRI发现有严重脑萎缩，特别是豆状核萎缩、脑积水或局部性脑病变者；⑤近半年内用过多巴胺受体阻滞剂；⑥伴有帕金森病叠加症状如进行性核上性麻痹及多系统萎缩；⑦进展型帕金森病迅速恶化者；⑧药物能很好控制症状。

（3）术前准备和评价：患者要进行全面的术前检查，所有患者术前应进行 UPDRS 评分、Schwab 和 England 评分、Hoehn 和 Yahr 分级，还应对患者进行心理学测试、眼科学检查，术前常规进行 MRI 检查，以排除其他异常。术前 12 小时停用抗帕金森病药物，以便使患者的症状能在手术中表现出来，至少术前 2 周停用阿司匹林及非甾体抗炎药。全身体检注意有无心血管疾病，常规行血尿常规、心电图、胸透等检查，长期卧床及行动困难的患者，应扶助下床活动，进行力所能及的训练，以增强心功能。高血压患者应用降压药物使血压降至正常范围。如果患者精神紧张，手术前晚应用适量镇静药物。

（4）手术步骤。

1）靶点选择和定位：MRI 检查的方法基本上与丘脑电刺激术相同。由于 Gpi 位于视神经盘后缘水平、视束外侧的上方，为了精确地计算靶点，MRI 检查要清楚地显示视束。为使 MRI 能够很好地显示基底核的结构，可将 Gpe 和 Gpi 分别开来。在轴位像上，Gpi 通常占据一个矩形的前外侧的三角部分，这个矩形的范围是中线旁开 10～20 mm，在前后位像上 Gpi 从前连合一直延伸到前连合后 10 mm。Gpi 的靶点坐标是 AC-PC 中点前方 2～3 mm，AC-PC 线下方 4～6 mm，第三脑室正中线旁开 17～23 mm。

2）微电极记录和微刺激：微电极记录和微刺激对于基底核的功能定位是一种重要手段。利用微电极单细胞记录的方法先后在猴和人证实，苍白球内、外侧核团的放电特征不同，并发现帕金森病患者通常在苍白球腹内侧核放电活动明显增加。因此，通过记录和分析单细胞放电特征、主被动关节运动和光刺激对细胞放电影响以及电刺激诱发的肢体运动和感觉反应，可以确定电极与苍白球各结构及与其相邻的视束和内囊的关系及其准确部位。微电极记录通常在预定靶点 Gpi 上方 20～25 mm 就开始，根据神经元的不同放电形式和频率，可以确定不同的神经核团和结构（如内、外侧苍白球）。根据由外周刺激和自主运动所引起的电活动，可以确定 Gpi 感觉运动区的分布，而且微电极记录可以确定靶点所在区域神经元活动最异常的部位。微电极还可以被用于微刺激以确定视束和内囊的位置。应用微电极和微刺激在不同部位（内、外侧苍白球，视束，内囊）可记录到特征性电活动，通过微刺激所诱发的视觉反应（如闪光、各种色彩的亮点）和所记录到的闪光刺激诱发的电活动，可以确定视束的位置。微刺激所引起的强直性收缩、感觉异常等表现则可用于内囊的定位。

3）体位、麻醉与入路：基本同丘脑毁损术，头皮切口应为中线旁开 3～3.5 cm。

4）靶点毁损：基本同丘脑毁损术。

（5）手术疗效：苍白球毁损术对帕金森病的主要症状都有明显改善作用，尤其对运动迟缓效果好，它一般对药物无效或"关"期的症状效果明显，它对药物引起的症状波动和运动障碍也有很好的效果，对步态障碍也有作用。苍白球毁损术能够改善帕金森病患者个人生活质量，提高其生命活力和社会功能，而又不引起明显的认知和精神障碍。

（6）手术并发症：最近的许多研究表明，苍白球毁损术是一种病死率和致残率较低的相对安全的手术。苍白球毁损术有可能损伤视束及内囊，因为这些结构就在苍白球最佳毁损位点附近，发生率约为 3%～6%。苍白球毁损术急性并发症包括出血、癫痫、视觉障碍、术后语言困难或构音障碍、意识模糊、感觉丧失、偏瘫、认知障碍等；远期并发症很难预测，需定期随访和仔细询问。

3. 脑深部电刺激术

（1）手术原理如下。①丘脑腹中间内侧核（Vim）电刺激术，由于 DBS 核毁损术作用于 Vim 都能减轻震颤，因而有学者认为 DBS 可能是通过使受刺激部位失活发挥作用，而这种失活可能是通过一种去极化阻滞的机制而发生的。此外，DBS 可能激活神经元，但这种激活可能通过抑制或改善节律性神经元活动来阻滞震颤性活动。②内侧苍白球（Gpi）电刺激术，Gpi 电刺激术治疗帕金森病的机制可能与丘脑电刺激术类似。Gpi 电刺激术引起的帕金森病运动症状的改善，很可能是因 Gpi 输出减少引起的。而 Gpi 输出的减少是通过去极化阻滞直接抑制（或阻滞）神经元活动，或者是激活对 Gpi 神经元有抑制作用的其他环路（即逆行激活）而产生的。③丘脑底核（STN）电刺激术，与 Gpi 电刺激术类似，STN 电刺激术对帕金森病的治疗作用也有几种可能的机制，包括电刺激直接使 STN 失活；改变 Gpi 的神经元活动来激活 STN，这种改变可能是降低，也可能是阻滞其传导或使其活动模式趋于正常化；逆行激动 Gpe，从而抑制 STN 及（或）丘脑的网状神经元，并最终导致丘脑神经元活动的正常化。

（2）电刺激装置与手术方法。

1）脑深部电刺激装置的组成：①脉冲发生器（IPG），它是刺激治疗的电源；②刺激电极由 4 根绝缘导线统成一股线圈，有 4 个铝合金的电极点，每个电极长 1.2 mm，间隔 0.5 mm；③延伸导线连接刺激电极和脉冲发生器；④程控仪和刺激开关（磁铁）。

2）手术方法：①局部麻醉下安装头架；②CT 或 MRI 扫描确定把点坐标；③颅骨钻孔，安装导向装置；④微电极进行电生理记录及试验刺激，进行靶点功能定位；⑤植入刺激电极并测试，然后固定电极；⑥影像学核实电极位置；⑦锁骨下方植入脉冲发生器并连接刺激电极。

3）刺激参数的设置：DBS 的刺激参数包括电极的选择，电压幅度、频率及宽度，常用的刺激参数为，幅度为 1~3 V，频率为 135~185 Hz，脉宽为 60~90 μsec。患者可以根据需要自行调节，以获得最佳治疗效果而无不良反应或不良反应可耐受。可以 24 小时连续刺激，也可以夜间关机。

（3）脑深部电刺激术的优点：①高频刺激只引起刺激电极周围和较小范围（2~3 mm）内神经结构的失活，创伤性更小；②可以进行双侧手术，而少有严重及永久性并发症；③通过参数调整可以达到最佳治疗效果，并长期有效，即使有不良反应，也可通过调整刺激参数使之最小化；④DBS 手术具有可逆性、非破坏性；⑤为患者保留新的治疗方法的机会。

（4）脑深部电刺激术的并发症：①设备并发症，发生率为 12%，其中较轻微的并发症占了一半以上，感染的发生率仅为 1%，而且仅在手术早期出现，设备完好率为 99.8%；②手术本身的并发症，与毁损手术并发症类似，但发生率低于毁损手术；③治疗的不良反应，包括感觉异常、头晕等，多较轻微且能为患者接受。

（5）脑深部电刺激术的应用。

1）Vim 慢性电刺激术。

患者选择：以震颤为主的帕金森患者是 Vim 慢性电刺激术较好的适应证，双侧或单侧 DBS 手术都有良好的效果，Vim 慢性电刺激术对帕金森综合征患者的运动不能、僵直、姿势和步态障碍等症状是无效的。对一侧行毁损手术的患者，需要进行第二次另一侧手术以控制震颤，也是慢性电刺激术一个较好的适应证。

术前准备：同丘脑毁损术。

手术步骤：丘脑 Vim 慢性电刺激术的靶点选择和定位程序与丘脑毁损术是完全一致的，

只是在手术的最后阶段，当靶点已经确定并进行合理验证之后，采用了另外两种不同的技术。丘脑 Vim 慢性电刺激术的手术程序可以分为四个步骤：影像学解剖定位；微电极记录和刺激；电极植入并固定；脉冲发生器的植入。

靶点选择：同丘脑毁损术一样，进行丘脑刺激术时其刺激电极置于丘脑 Vim，其最初解剖靶点位置为 AC-PC 平面、AC-PC 线中点后方 4～5 mm，中线旁开 11～15 mm。由于丘脑的解剖位置中存在个体差异，手术过程中还需对靶点进行生理学定位。

靶点定位：同丘脑毁损术。

DBS 电极植入：将一个经过特殊设计的 C 形塑料环嵌入骨孔，这个 C 形环上有一个槽，可以卡住 DBS 电极，并可用一个塑料帽将电极固定在原位。将一个带针芯的套管插入到靶点上 10 mm 处，套管的内径略大于 DBS 电极针。拔出针芯，将电极针通过套管内插入，经过丘脑的脑实质推进剩余的靶点上 10 mm 到达靶点。用一个电极固定装置，用于当拔出套管时将 DBS 电极固定在原位，保证 DBS 电极不移位。去除套管后，电极嵌入骨孔环上的槽内，用塑料帽将电极固定在原位。在这一阶段，电极针通过一个延伸导线连接在一个手持式的脉冲发生器上，并进行刺激，以测试治疗效果和不良反应。在许多情况下，由于植入电极时对靶点的微小的机械性损伤，有时出现微毁损效应，即患者的症状减轻或消失，这说明靶点定位准确。如果在一个很低的阈值出现不良反应，应该将电极重新调整到一个更加适当的位置。当保证电极位于满意的位置时，将 DBS 电极连接在一个经皮导线上，待术后调试，也可直接进行脉冲发生器的植入。

脉冲发生器的植入：常用的脉冲发生器是埋入式的，可程控的，配有锂电池，可以发送信号维持几年。其植入的程序类似于脑室腹腔分流，患者全身麻醉，消毒头皮、颈部及上胸部皮肤，术前给予静脉应用抗生素，患者取仰卧位，头偏向对侧，在锁骨下 3 cm 处做一长 6 cm 的水平切口。在锁骨下切口与头皮之间做一皮下隧道，将电极线从锁骨下切口经皮下隧道送到皮下切口。电极线用 4 个螺钉与脉冲发生器相连并固定，在头皮切口处将 DBS 电极与电极线相连，缝合切口。

手术并发症：DBS 治疗震颤的并发症主要有三类，包括与手术过程有关的并发症、与 DBS 装置有关的并发症、与 DBS 刺激有关的并发症。立体定向手术导致的颅内出血发生率仅为 1%～2%。与 DBS 装置有关的并发症是机器失灵、电极断裂、皮肤溃烂及感染，这些并发症并不常见，发生率仅为 1%～2%。与 Vim 刺激有关的并发症有感觉异常、头痛、平衡失调、对侧肢体轻瘫、步态障碍、构音不良、音调过低、局部疼痛等。应该注意的是，这些并发症是可逆的，而且症状不重。如果刺激强度能良好地控制震颤，这些并发症也是可以接受的。实际上，Vim 慢性电刺激术的不良反应本质上与丘脑毁损术的并发症相似，二者最大的区别是 DBS 引起的不良反应是可逆的，而丘脑毁损术的不良反应是不可逆的。

手术效果：与丘脑毁损术相比，DBS 的优点是其作用是可逆性的。治疗震颤所用电刺激引起的任何作用，可以通过减少、改变或停止刺激来控制。DBS 另一个重要特征是可调整性，完全可以通过调整刺激参数使之与患者的症状和体征相适应。因此，DBS 技术的应用为药物难以控制震颤的手术治疗提供了新的手段。

2）Gpi 电刺激术：靶点选择和定位同苍白球毁损术。Gpi 位于 AC-PC 中点前 2～3 mm，AC-PC 平面下方 5～6 mm，中线旁开 17～21 mm 处。双侧苍白球切开术更易导致严重不良反应及并发症。而应用微电极记录及刺激术只能使这些并发症的发生率略有下降。尽管如此，用双侧 Gpi 刺激术治疗左旋多巴引起的运动障碍或开关运动症状波动时，所有患者的运动障碍都有改善。因此，Gpi 刺激术为双侧苍白球切开术的一种替代治疗，但 Gpi 刺激术后患者抗帕金森药物用量无明显减少。

3）STN 电刺激术：STN 电刺激术的靶点参数为 AC-PC 中点下方 2~7 mm，中线旁开 12~13 mm，但因为 STN 为豆状，体积小（直径约为 8 mm），而且周围没有标志性结构，故难以将刺激电极准确植入 STN。

STN 电刺激术较少有严重的不良反应。年老及晚期的帕金森病患者术后可能有一段意识模糊期，偶尔也伴有幻觉，时间从 3 周到 2 个月不等。近年来，STN 刺激术已被用于临床，与丘脑电刺激术及苍白球电刺激术相比，STN 刺激术似乎能对帕金森病的所有症状起作用，还可以显著减少抗帕金森病药物的用量，并且其治疗效果比 Gpi 电刺激术更理想，STN 电刺激术主要适应证是开关现象，也能完全控制震颤。

总之，应用 DBS 治疗帕金森病，应根据需治疗的症状选择靶点。DBS 仅仅是在功能上阻滞了某些产生特殊帕金森病症状中发挥重要作用的靶点，但由于它具有疗效好、可逆、永久性创伤轻微、适于个人需要、能改变用药等优点，因此 DBS 正成为立体定向毁损手术的替代治疗方法。

（王　娜）

第二节　肌张力障碍性疾病

肌张力障碍是指一组以肌肉持续收缩引起扭转和重复动作或异常姿势为特点的临床综合征。在一些患者中，肌张力障碍严重影响患者日常生活，病情进展可危及生命，由于考虑到非多巴反应性肌张力障碍的药物治疗作用有限，所以从 20 世纪 50 年代初期开始就寻找其他的治疗手段，包括功能性外科治疗。尽管破坏性的手术（主要是丘脑毁损术和苍白球毁损术）已长时期开展，治疗了相当多的患者，在临床已取得了一定疗效，但目前脑深部电刺激新技术是一项较有希望的治疗。

一、肌张力障碍病因分型

（一）原发性肌张力障碍

包括原因不明的原发性肌张力障碍和遗传性原发性肌张力障碍。近年来越来越多的原发性肌张力障碍被认为与基因相关，如典型常染色体显性遗传型（*DYT*1 基因，9q34）、成人型颅颈肌型（*DYT*6 基因 8p21）、成人型颈肌型（18p）。典型常染色体显性遗传型肌张力障碍（以往称为变形性肌张力障碍）是由第 9 条染色体臂的 *DYT*1 基因突变所致，在早年发病；成人型颅颈肌型和成人型颈肌型常染色体遗传的基因位点分别是 *DYT*6 基因 8p2 和 18p，发病较晚且进展较慢。目前还认为在很明显的散发性的特发性局灶性肌张力障碍中，低外显率的常染色体遗传也可能起了重要的作用。

（二）继发性肌张力障碍

包括肌张力障碍叠加综合征、伴发于神经变性疾病中的肌张力障碍（如帕金森病、亨廷顿病等）、伴发于代谢性疾病的肌张力障碍、其他已知原因的肌张力障碍（如核黄疸、中毒、外伤、肿瘤及血管畸形等）。

肌张力障碍按临床表现可分为全身性（如全身性扭转痉挛）、偏侧性、节段性（如痉挛性斜颈、梅热综合征）及局灶性。

二、临床表现

本病常见于 7～15 岁的儿童和少年，40 岁以上发病罕见，主要是躯干和四肢的不自主痉挛和扭转，但这种动作形状又是奇异和多变的。起病缓慢，往往先起于一脚或双脚，有痉挛性跖屈。一旦四肢受累，近端肌肉重于远端肌肉，颈肌受侵出现痉挛性斜颈。躯干肌及脊旁肌的受累则引起全身的扭转或做螺旋形运动是本病的特征性表现。运动时或精神紧张时扭转痉挛加重，安静或睡眠中扭转动作消失。肌张力在扭转运动时增高，扭转运动停止后则转为正常或减低，变形性肌张力障碍即由此得名。病例严重者口齿不清，吞咽受限，智力减退。一般情况下神经系统检查大致正常，无肌肉萎缩，反射及深浅感觉正常，少数患者因扭转而发生关节脱位。

三、诊断和鉴别诊断

扭转痉挛是以颈部、躯干、四肢、骨盆呈奇特的扭转为特征，因而诊断可一目了然。但本病应与下列疾病鉴别。

1. 肝豆状核变性

多发生在 20～30 岁，病程进展缓慢不一，继之出现肢体震颤、肌张力增高、构音困难。肝豆状核变性时肢体震颤多为意向性震颤，有时为粗大扑翼样。肌张力增高为逐渐加剧，起初多限一肢，以后扩散至四肢和躯干。若肌强直持续存在，可出现异常姿势。此类患者常伴有精神症状，角膜上有凯 – 弗环。

2. 手足徐动症

若为先天性，多伴有脑性瘫痪，主要是手足发生缓慢和无规律的扭转动作，四肢的远端较近端显著，肌张力时高时低，变动无常。扭转痉挛主要是侵犯颈肌、躯干肌及四肢的近端肌，而面肌与手足幸免或轻度受累，其肌张力时高时低，变动无常。症状性手足徐动症，常由脑炎后、肝豆状核变性或核黄疸引起。

3. 癔症

癔症性的不自主运动容易受暗示的影响，而且往往有精神因素为背景。再者，症状的长期持续存在可有力地排除癔症的可能性。

四、治疗

（一）立体定向外科治疗适应证

手术适应证选择要考虑到患者预期的受益是否超过外科手术固有的风险，大多数局灶性肌张力障碍经肉毒素注射治疗可以获得满意的疗效。然而在偏侧性、节段性或全身性肌张力障碍中，这一方法因为涉及的肌肉太广泛而受到限制，药物治疗效果也往往令人失望。全身性肌张力障碍的立体定向毁损术适应证为年龄在 7 岁以上，病程超过 1 年，症状明显，药物及暗示治疗无效者。对于单侧肢体扭转，能独自生活，还可参加部分劳动者；或双侧症状严重，伴有明显球麻痹，智能低下，学龄前儿童均不适合手术。但是，近年来 DBS 已广泛应用于肌张力障碍的治疗，在某些患者中取得了令人鼓舞的效果，DBS 是一种创伤小、可逆性的神经刺激疗法，因此，肌张力障碍的手术适应证也发生变化。全身性、偏侧性或节段性的原发性肌张力障碍发展至严重功能障碍，影响工作和生活者可考虑 DBS 治疗，对继发性肌张力障碍，DBS 治疗效果不满意，适应证应严格掌握。

（二）毁损术

1. 手术方法

如能配合，可选择局部麻醉，不能配合者选择全身麻醉。安装立体定向框架，靶点可选择内侧苍白球（GPi），丘脑腹外侧核，包括腹嘴后核（Vop）、腹嘴前核（Voa）、腹中间核（Vim）及 Forel-H 区。靶点图像扫描、电生理定位、射频毁损及术后处理同"帕金森病立体定向手术毁损术"。绝大多数肌张力障碍患者有双侧肢体症状和轴性症状，需要双侧毁损术。双侧毁损术应分期（6 个月以后）进行，但即使分期手术，并发症也很高。由于 DBS 广泛应用，双侧毁损术的病例数越来越少。

2. 疗效和并发症

丘脑毁损术在 20 世纪 90 年代之前一直是严重的肌张力障碍较好的立体定向治疗方法。20 世纪 90 年代初期，重新应用苍白球毁损术治疗帕金森患者，可观察到损毁手术对左旋多巴诱导的运动阻碍，包括肌张力障碍手术后有显著效果，使一些研究者对原发性全身性肌张力障碍的患者采用了同样的苍白球毁损术治疗，取得了相当的成功。原发性扭转痉挛多呈缓慢进行性发展，预后不佳，多数在若干年后因并发症死亡。少数患者病程到一定程度后停止发展或自行缓解。应用立体定向毁损术治疗，大约有 2/3 的患者反应良好，有中度至显著的症状改善。扭转痉挛的有效率为 42%～77%。但一报道中有 16% 的患者症状较术前加重，且双侧手术不良反应更普遍。Cooper 统计的手术并发症发生率在 18%，主要表现为术后肌张力下降明显，行走不灵活，特别是下肢有拖步感，少数患者出现言语不清晰，吞咽困难。痉挛性斜颈、手足徐动症、亨廷顿病及肝豆状核变性等均有立体定向毁损术治疗报道，但报道的病例数都不多，且效果不理想或不肯定。

（三）DBS 手术

1. 手术方法

方法同"帕金森病 DBS"治疗。不能配合者选择全身麻醉。如有双侧肢体症状和轴性症状，应双侧同期植入刺激电极。国外靶点通常选择 GPi，但 GPi 刺激效果在术中和术后早期不明显，或者仅表现为肌张力下降，刺激效果往往需要刺激数月后渐渐表现，并且 GPi 刺激所需的电压较高，脉宽较宽。所以国内大多数医院选择丘脑底核（STN）为刺激靶点，STN 刺激效果表现早，所需电压和脉宽与帕金森病相同。

2. DBS 治疗原发性全身性肌张力障碍的疗效

高频 DBS 模拟了损毁效应，而不引起脑的不可逆损伤，建议采用这一方法替代损毁术。

3. DBS 治疗继发性肌张力障碍的疗效

继发性肌张力障碍患者从致病因素、临床体征、病情进展和长期预后来看，是一个多样化的群体。而且，许多患者可能隐藏了其他神经系统症状，如强直、痴呆、癫痫等。尽管如此，由于严重的功能障碍，一些患者也接受 DBS 治疗。

4. DBS 治疗颈肌张力障碍的疗效

3 例严重局灶颈肌张力障碍的患者肉毒素注射治疗无效，在双侧苍白球 DBS 治疗后肌张力障碍、疼痛和功能都有很大改善。其他也有类似报道，改善程度为 50% 左右，包括在梅热综合征的患者，DBS 治疗颈肌张力障碍比毁损术更有效。

（李 立）

第七章

脊髓疾病

第一节　脊髓损伤

脊髓损伤是中枢神经系统严重致不可逆的感觉及运动功能丧失，主要表现为损伤平面以下感觉、运动功能的完全丧失和大、小便失禁，因高致残率和病死率而成为神经外科研究的重点和难点。

一、病因

（一）闭合性脊髓损伤

所谓闭合性脊髓损伤指脊柱骨折或脱位造成的脊髓或马尾神经受压、水肿、出血、挫伤或断裂，不伴有与外界相通的伤道。脊柱骨折中14%合并脊髓损伤，绝大多数为单节段伤。正常脊椎引起脊髓损伤，需要强大的外力。最常见的原因为屈曲性损伤，其次为伸展性、旋转性及侧屈性损伤。这种外力通常是复杂的、联合的，其作用方向多为纵向或横向，由于外力性质不同，可引起挫伤、撕裂伤或牵拉伤。一般来讲，闭合性脊髓损伤的原因是暴力间接或直接作用于脊柱并引起骨折或脱位，造成脊髓、马尾挤压损伤。约10%的脊髓损伤者无明显骨折和脱位的影像学改变，称为无放射像异常的脊髓损伤，多见于脊柱弹性较强的儿童和原有椎管狭窄或骨质增生的老年人。鞭索综合征曾被称为"挥鞭症"等，则是指颈部软组织的非骨性损伤（如有脊髓损伤，则为SCIWRA）。多由于汽车由后面撞击时突然向人体躯干施加加速度等外力，引起颈椎伸展及之后的屈曲。而分娩时脊髓损伤则是指骨盆位分娩和产钳分娩等难产时，由于新生儿脊髓的牵拉性不如椎骨和关节所造成的颈髓屈曲损伤。总之，直接暴力致伤相对少见，常见于重物击中颈后、背、腰部位椎板、棘突致骨折，骨折片陷入椎管内。间接暴力致伤占绝大多数，常见于交通事故、高处坠落、建筑物倒塌、坑道塌方和体育运动中暴力作用于身体其他部位，再传导至脊柱，使之超过正常限度的屈曲、伸展、旋转、侧屈、垂直压缩或牵拉（多为混合运动），导致维持脊柱稳定性的韧带损伤、断裂、椎体骨折和（或）脱位、关节突骨折和（或）脱位、附件骨折、椎间盘突出、黄韧带皱褶等，造成脊髓受压和损伤。

脊髓损伤除因打击或压迫导致急性损伤外，其他常见原因有慢性压迫，多因脊椎退化引起，如后纵韧带肥厚、钙化或骨化，以及黄韧带钙化或骨化等，压迫物为骨赘、骨嵴、突出或膨出的椎间盘及韧带等。一些脊椎或椎管内肿瘤、炎症，特别是结核，其坏死脱落的骨片、碎裂的椎间盘组织及炎性肉芽组织均可慢性压迫脊髓而致截瘫或四肢瘫。

脊髓急性缺血在平时比较罕见，偶尔因主动脉炎致管腔狭窄血流缓慢，可部分影响脊髓的血供。脊髓胸段特别是 $T_4 \sim T_8$ 段血供比较贫乏，因外伤或主动脉邻近肿物可使脊髓血供进一步下降。

（二）开放性脊髓损伤

1. 脊髓火器伤

主要由枪弹或弹片所造成，因子弹穿越部位不同可致不同损伤。常因合并颈、胸和腹部重要脏器损伤而使伤情趋于复杂，加之脊髓本身损伤多为完全性，预后较差。

2. 脊髓刃器伤

脊髓刃器伤多由犯罪导致，被害者遭受背后袭击。最常见的致伤器为匕首，其次为斧头、螺丝刀、自行车辐条、镰刀和削尖的竹、木棍等。刃器可立即被拔出，也可滞留或部分折断于体内。

（1）刃器戳伤脊髓的途径有经椎板间隙（最为常见，脊椎的棘突向后方突出，横突向侧后方突出，两者之间形成一纵形沟槽，刃器从背后刺入易在此沟中进入椎板间隙或遇椎板后上下滑动，再进入此间隙；因此，脊髓刃器伤近半数为半切性损伤）、经椎间孔（由此途径进入椎间的几乎均为细长的锐器，可造成脊髓、神经根和血管损伤）、经椎板（用猛力将锋利的刃器刺入椎板后，刃器本身及椎板骨折片损伤脊髓）。

（2）脊髓受伤的方式分为直接损伤（刃器或骨折片直接刺伤脊髓、神经根或血管）、对冲性损伤（刃器进入椎管一侧，将脊髓挤向对侧，造成对侧的撞击伤）两种。

二、发病机制

（一）闭合性脊髓损伤

急性脊髓损伤机制包含原发性脊髓损伤和继发性脊髓损伤。原发性脊髓损伤指由于局部组织变形和创造能量传递引起的初始机械性的脊髓损伤；继发性脊髓损伤则是指原发性损伤激活的包括生化和细胞改变在内的链式反应过程，可以使神经细胞损伤进行性加重甚至死亡，并导致脊髓损伤区域的进行性扩大。

1. 脊髓震荡

脊髓损伤之后短暂的传导及反射功能遭到抑制，是可逆性的生理性紊乱，无肉眼及显微镜下可见的病理改变。

2. 脊髓挫裂伤

其损伤程度可有所不同。轻者有挫伤改变，但软膜保存完好，称为脊髓挫伤，重者脊髓软膜和脊髓都有不同程度的破裂、出血及坏死，称为脊髓裂伤。甚至有脊髓断裂。

3. 脊髓缺血

当颈椎过伸或脱位时可使椎动脉牵拉，引起脊髓供血障碍，缺血缺氧坏死。血管本身受损、压迫也可产生同样现象。

4. 椎管内出血

椎管有出血，包括硬膜外、硬膜下、蛛网膜下隙及脊髓内，血块可压迫脊髓引起坏死。

5. 脊髓中央灰质出血性坏死

脊髓中央灰质出血性坏死是一种特殊而又严重的继发性脊髓损伤，可在伤后立即发生，并成为不断发展的脊髓自体溶解过程。在伤后数小时和数天，受力点附近的脊髓中央管周围和前角区域出现许多点状出血，并逐渐向上下节段及断面周围扩展，有时可遍及整个脊髓，但脊髓表面白质区较少出现神经组织损伤后的修复征象。整个病理过程在 2~3 天达到高峰，2 周后逐渐出现神经组织损伤后的修复征象。脊髓损伤的动物实验研究发现，脊髓受损后，大量的儿茶酚胺类神经递质积储及释放，包括去甲肾上腺素、多巴胺及肾上腺素等，使脊髓局部平滑肌受体处的浓度达到中毒的程度，出现微血管痉挛、血栓形成及栓塞、微血管通透性增加、小静脉破裂。尽管如此，对于继发性脊髓损伤机制的认识目前仍然还不十分精确，在上述相关因素中最值得重视的仍然是局部微循环障碍带来的缺血性改变和自由基引起的脂质过氧化反应。由于继发性脊髓损伤具有严重的危害性，在伤后早期阻断、逆转这一进程对于脊髓损伤的救治有极其重要的意义，有效的治疗应针对继发性脊髓损伤的病理生理机制，保护尚未受损的白质传导束，从而达到保全部分神经功能的目的。

（二）开放性脊髓损伤

1. 脊髓火器伤

在脊髓火器伤中，子弹的致伤能力由它的质量和速度所决定（$E = 1/2MV^2$），而相对于质量而言，速度的作用更为明显。致伤物在战时多为高速飞行的子弹或弹片，即飞行速度大于 1 000 m/s，而平时则以低速子弹为主。低速飞行物造成脊髓损伤相对较轻，常见的是直接撞击、挤压和挫裂。高速飞行物呈滚动式前进，对组织的直接毁损更为严重，当其击中骨质时，可使之成为继发投射物，尤为突出的是其在伤道内形成的强大侧方冲击力，可达 135 kg/cm²，殃及远离伤道的脊髓。高速弹造成的脊髓损伤，甚至可以不直接击中脊柱，在不发生脊柱骨折、穿通或者弹片存留的情况下引起脊髓挫伤。此外，特殊的受伤机制是枪弹击中臂丛神经的瞬间撕扯脊髓的后索和侧索。

2. 脊髓刃器伤

单纯的脊髓刃器伤很少致死，多无须手术探查，故早期的病理资料来源较少。对死于合并伤者进行尸检，可观察到脊髓部分或全部被切除，或仅为挫伤，断面水肿、外翻、硬膜可破损，椎管内可有血肿。根动脉损伤者，脊髓坏死、软化。致伤物越锐利，损伤血管的可能性越大。

三、临床表现

（一）闭合性脊髓损伤

伤后立即出现损伤水平以下运动、感觉和括约肌功能障碍，脊椎骨折的部位可有后突畸形，伴有胸腹脏器伤者，可有休克等表现。

1. 神经系统表现

（1）脊髓震荡：不完全神经功能障碍，持续数分钟至数小时后恢复正常。

（2）脊髓休克：损伤水平以下感觉完全消失，肢体弛缓性瘫痪、尿潴留、大便失禁、生理反射消失、病理反射阴性。这是损伤水平以下脊髓失去高级中枢控制的结果，一般 24 小时后开始恢复，如出现反射等，但完全渡过休克期需 2~4 周。

（3）完全性损伤：休克期过后，脊髓损伤水平呈下运动神经元损伤表现，如肌张力增高、腱反射亢进、出现病理反射、无自主运动、感觉完全消失等。

（4）不完全性损伤：可在休克期过后，也可在伤后立即表现为感觉、运动和括约肌功能的部分丧失，病理征阳性。

2. 常见的综合征

（1）布朗-塞卡综合征：即脊髓半切综合征，可见单侧关节绞锁和椎体爆裂骨折，表现为同侧瘫痪及本体感觉、振动学、两点分辨觉障碍，损伤水平皮肤感觉节段性缺失，而对侧在损伤水平几个节段下的痛觉、温觉消失，典型者并不常见，多为一侧损伤比另一侧重。

（2）脊髓中央损伤综合征：是最常见的颈椎综合征，主要见于年龄较大者，尤其是中老年男性，这些患者受伤前常已有脊椎肥大症及椎管狭窄，损伤通常是过伸性的。除了一些脊椎肥大等原发改变外，在 X 线片上多无或很少有异常表现。临床表现为四肢瘫，但上肢的瘫痪要重过下肢，上肢为迟缓性瘫，下肢为痉挛性瘫。开始时即有排便及性功能障碍。大多数患者能恢复，并逐渐进步使神经功能达到一定稳定水平。在恢复过程中，下肢恢复最快，膀胱功能次之，上肢恢复较慢，尤其是手指。

（3）前脊髓损伤综合征：这类损伤常是由于过屈或脊椎轴性负荷机制所引起。常伴有脊椎骨折和（或）脱位及椎间盘突出。临床表现为受伤水平以下总的运动功能丧失、侧束感觉功能（疼痛及温度）丧失，而后束功能（本体感觉及位置感觉等）不受影响。其预后要比脊髓中央损伤综合征差。

（4）圆锥损伤综合征：圆锥损伤综合征常伴有胸腰段脊髓损伤。其特点是脊髓与神经根合并受累（如圆锥与马尾受损），同时存在上运动神经元及下运动神经元的损伤。圆锥成分的损伤与较上水平的脊髓损伤的预后相似，即完全性损伤预后差，不完全性损伤预后较好。马尾神经根损伤的预后较好，如同外周神经损伤。完全性的圆锥或脊髓损伤或不完全的马尾或神经根损伤不常见，这些患者如有足够的减压，则有可能恢复到自己行走的状态，但如果有长期的完全性圆锥损伤综合征，患者将不能排便及产生性功能障碍。

（5）马尾损伤综合征：圆锥损伤综合征的受伤常是从 $T_{11} \sim L_1$ 水平，而马尾损伤综合征见于从 L_1 到骶水平损伤，这些患者表现为单纯的下运动神经元损伤，临床上常呈现出不完全性及不对称性，并有好的预后。严重的圆锥及马尾损伤患者常有慢性顽固性疼痛，比高水平的损伤更多见。

（6）急性德热里纳洋葱皮样综合征：这类损伤位于高颈位，是由于三叉神经脊髓束受损所致。面及额部麻木、感觉减退及感觉缺失环绕于口鼻部呈环状，躯体的感觉减退，水平仍于锁骨下，四肢有不同程度的瘫痪。

（二）开放性脊髓损伤

1. 脊髓火器伤

（1）伤口情况：多位于胸段，其次位于腰段、颈段，再次位于骶段，这与各部位节段的长度相关。伤口污染较重，可有脑脊液或脊髓组织流出。

（2）脊髓损伤特征：由于火器伤在原发创道外还存在的震荡区和挫伤区效应，受伤当时表现出的神经系统功能损害的平面可高出数个节段，随着此种病理改变的恢复，受损平面可能下降。因此，伤后早期行椎板切开脊髓探查术对此应有所考虑。与脊髓刃器伤相仿，完全性损伤占多数。

（3）合并伤：颈部可伴有大血管、气管和食管损伤，胸腹部有半数合并血胸、气胸、腹腔内脏损伤或腹膜后血肿，因此，休克发生率高。

2. 脊髓刃器伤

（1）伤口特点：伤口几乎均在身体背侧，1/3 在中线处或近中线处，可为单发，也可为多发，但一般只有一个伤及脊髓。伤道的方向在胸段多朝上，在颈段和腰段多为水平或向下。伤口的大小与刃器的种类有关，最小者仅为一小洞，需仔细检查方能发现。

（2）脑脊液漏：4% ~6% 的伤口有脑脊液漏，多在 2 周内停止。

（3）神经系统症状：根据 Peacock 的 450 例资料统计，损伤部位在胸段占 63.8%，颈段占 29.6%，腰段占 6.7%，完全损伤仅占 20.9%，不完全损伤占 70%，表现为典型或不典型的布朗-塞卡征。脊髓休克一般于 24 小时内恢复。有动脉损伤者，症状多较严重。损伤平面以下可因交感神经麻痹、血管扩张而体温升高。

（4）合并损伤：多伴有其他脏器的损伤。腹腔脏器有损伤时，可因缺乏痛觉和痛性肌紧张而漏诊。

四、辅助检查

（一）腰椎穿刺及奎肯试验

在脊椎损伤合并脊髓损伤患者，为确定脑脊液的性质及蛛网膜下隙是否通畅，可进行胸椎穿刺及奎肯试验，对了解脊髓损伤程度及决定手术减压有一定参考价值，但目前已很少应用。

（二）脊柱 X 平片

脊柱 X 平片是诊断脊髓损伤的重要依据。除拍摄前后位及侧位外，尚须拍摄两侧斜位像。在疑有第 1、第 2 颈椎损伤时须摄张口位片。除个别病例外对椎体骨折或骨折脱位都能很好显示，但对附件骨折往往不能显示或显示较差，这给决定手术适应证及入路带来困难。因此有些患者尚须进一步做如体层造影、计算机体层甚至脊椎造影等检查以明确诊断。

（三）脊柱 CT

轴位 CT 可显示椎管形态，有无骨折片突入。腰椎穿刺注入水溶性造影剂后再行 CT，可清楚地显示突出的椎间盘及脊髓受压移位情况，脊髓水肿增粗时，环形蛛网膜下隙可变窄或消失。出血表现为椎管内高密度影，使脊髓受压移位。硬膜外血肿为紧贴椎管壁，包绕硬膜囊的高密度影；髓外硬膜下血肿表现为类似椎管造影后的 CT 扫描，高密度出血充满蛛网膜下隙，包绕低密度脊髓；脊髓挫伤水肿表现为脊髓外形膨大，内部密度不均，可见点状高密度影；脊髓横断后相应硬膜囊必然破裂，此时椎管造影 CT 扫描可见高密度造影剂充满整个椎管，脊髓结构紊乱。

（四）脊髓造影

脊髓造影可显示蛛网膜下隙有无梗阻、脊髓受压程度和方向、神经根有无受累。

（五）脊柱磁共振成像

脊柱磁共振成像是迄今唯一能观察脊髓形态的手段，有助于了解受损的性质、程度、范围，发现出血的部位及外伤性脊髓空洞，因而能够帮助预后。一般来讲，MRI 能清楚地显示椎管、脊髓和椎位情况。矢状面可见椎体错位成角，并压迫脊髓，脊髓内可有出血而表现为信号不均，严重者脊髓断裂。椎体压缩性骨折时，常伴有椎间盘脱出。慢性脊髓损伤者，损伤部位形成脊髓空洞，与脑脊液信号相似，其远端还可有脊髓萎缩变细等表现。

（六）电生理检查

诱发体感电位是电刺激周围神经时，在皮层相应的感觉区记录电位变化。脊髓损伤可借此项检查判断脊髓功能和结构的完整性。24 小时以后检查，不能引出诱发电位，且经数天连续检查仍无恢复，表明为完全性损伤；受伤能引出电位波者，表明为不完全损伤。缺点是本检查只能反映感觉功能，无法评估运动功能。

五、诊断

（一）闭合性脊髓损伤的诊断

诊断应包括：①脊柱损伤水平、骨折类型、脱位状况；②脊柱的稳定性；③脊髓损伤的水平、程度。脊柱损伤的水平、脱位情况一般只需 X 线片即能判断，而骨折类型的判断有时尚须参照 CT 检查结果。

保持脊柱稳定性主要依靠韧带组织的完整，临床实际中所能观察到的、造成不稳定的因素综合起来有：①前柱，压缩大于 50%（此时若中柱高度不变，则提示后方的韧带结构撕裂）；②中柱，受损（其他两柱必有一个结构不完整）；③后柱，骨质结构破坏，矢状位向前脱位 >3.5 mm（颈）或 >3.5 mm（胸、胸腰），矢状向成角 >11°（颈），>5°（胸、胸腰）或 >11°（腰）；④神经组织损伤，提示脊柱遭受强大外力作用而变形、移位、损伤；⑤原有关节强直，说明脊柱已无韧带的支持；⑥骨质异常。

寰枢椎不稳定的标准：①寰椎前结节后缘与齿状突前缘的间距 >3 mm；②寰椎侧块向两侧移位的总和 >7 mm。脊髓损伤的水平是指保留有完整感觉、运动功能的脊髓的最末一节。完全性损伤是指包括最低骶节在内的感觉、运动功能消失。应检查肛门皮肤黏膜交界区的轻触觉和痛觉并指诊肛门括约肌的随意收缩功能。不完全损伤是指损伤水平以下有部分感觉、运动功能保留，包括最低骶节。

（二）开放性脊髓损伤的诊断

1. 脊髓火器伤的诊断

鉴于脊髓火器伤合并伤的高发性，首先强调不能遗漏危及生命的合并伤的诊断，必要时应行血管造影明确有无大血管的损伤。脊髓火器伤一般根据枪弹伤的入（出）口和伤道方向及脊髓损伤的神经系统症状可作出初步诊断。受伤时神经系统损伤程度同样需要采用 Frankel 分级或者 ASCI 评分进行记录和评价，伤情允许时，有选择地辅助检查，判断脊髓受损的确切平面和严重程度。

（1）X 线平片：观察子弹或弹片在椎管内、椎旁的滞留位置，确定有无骨折。根据脊椎受损显示估计脊髓受损的严重程度。

（2）CT：当 X 线片上脊柱受损的情况显示不清时，行轴位 CT 扫描提示骨折的部位，椎管内有无骨折片或金属碎片突入。注意有无椎管内血肿。

（3）MRI：能够准确显示脊髓受损的情况，具有不可代替的优势，但在脊髓火器伤时是否采用 MRI 检查，特别是可能有弹片位于脊髓内时，应慎重分析。MRI 扫描时产生的强大磁场可能使位于脊髓内的弹片发生移位，引起更严重损伤，并且金属异物本身也可以使检查产生伪影。伤道内，特别是椎管内无金属弹头或弹片存留时，MRI 检查能最准确地显示脊髓受损状态。

2. 脊髓刃器伤的诊断

根据背部刀伤史和随即出现的脊髓半侧损害症状，即可明确诊断。

X 线平片上可能发现较大的骨折片，也可根据滞留刃器的尖端位置或折断后残留部分的位置判明损伤的节段，应常规拍摄正、侧位片。与投照方向平行的细长刃器可仅为一点状影，若重叠于椎骨上，则不易发现。胸片和腹平片上注意有无胸、腹腔积液和膈下游离气体。为明确伤道与椎管的关系，可采用伤道水溶性碘剂造影。轴位 CT 可明确显示残留刃器或骨折片的部位或发现椎管内血肿、脓肿等需要手术的占位性病变，但金属异物产生的伪影常影响观察。MRI 可清楚显示脊髓损伤的程度。典型的半切损伤在冠状位上为脊髓一侧的横行缺损，缺损区为长 T_1、长 T_2 信号。有金属异物存留时，一般不做此项检查。当神经系统症状恶化，需手术探查，但又不便行 CT 或 MRI 时，应做脊髓碘水造影，了解有无受压或梗阻。

六、鉴别诊断

（一）闭合性脊髓损伤的鉴别诊断

1. 椎管内出血

外伤，如高处坠落时背部或臀部着地，背部直接受力等偶可引起椎管内血管破裂出血，原有血管畸形、抗凝治疗、血液病等患者轻度受伤即可出血（也可为自发性），血肿可位于硬膜外、硬膜下、蛛网膜下隙和髓内。起病较急，常有根性疼痛，也可有脊髓压迫症状，往往累及几个节段。蛛网膜下隙和髓内出血时，腰椎穿刺脑脊液呈血性，轴位 CT 可见相应部位有高密度影。MRI 则可显示异常信号，早期（2 天）T_1 时间缩短，在 T_1 加权像上出现高信号，约 1 周后红细胞破裂，出现细胞外正铁血红蛋白，使 T_2 上变为高信号（T_1 上仍为高信号）。

2. 脊髓栓系综合征

当腰部受直接打击或摔伤时，可使原有脊髓栓系综合征患者的症状加重，出现双腿无力、行走困难、括约肌功能障碍。MRI 上可以看到圆锥低位、终丝增粗，多伴有脊柱裂、椎管内或皮下脂肪瘤。

（二）开放性脊髓损伤的鉴别诊断

主要是脊髓火器伤的鉴别诊断。

1. 脊髓闭合损伤

被枪弹或弹片击中后，患者可发生翻滚、坠落，引起脊柱骨折、脱位、压迫脊髓，X 线检查多可发现椎体压缩，呈楔形变，常伴有脱位。火器伤一般只见椎骨局部的破坏，不会影响脊柱稳定性。

2. 腰骶神经丛损伤

与单侧的圆锥和马尾神经的火器伤有时不易鉴别，后者腰椎穿刺有血性脑脊液。

七、闭合性脊髓损伤的治疗

（一）院前急救

在事故现场，要注意患者的意识情况，以及心肺功能。正确的抢救技术非常重要，通过积极的现场救治处理危及患者生命安全的问题，预防脊髓损伤继发瘫痪，以及不全瘫痪转为完全瘫痪，为后继治疗和康复奠定良好基础。由于伤后 6~8 小时内脊髓中心未坏死，周围白质情况尚好，且血管介质释放而导致的代谢紊乱在伤后 6~8 小时内，因此，掌握正确的急救技术，在现场对怀疑存在脊柱脊髓损伤的患者进行正确的固定和搬运，紧急转送具备治疗条件的医院，显得极为重要，也是防止伤情加重、影响预后的重要措施。对颈椎损伤患者，应放在平板上，适当固定颈椎，不必一定保持颈椎的生理弯曲。因为在没有经过 X 线确诊之前，无论是四头带牵引，还是颅骨牵引，都可能是有害的。如果患者处于昏迷状态，转运前应插好气管插管，以保证通气。对胸腰椎损伤，在变换体位过程中，常需要几个人协同进行，同时要控制颈部，清理呕吐物及呼吸道。创伤患者只要锁骨以上皮肤损伤或有意识障碍，都应高度怀疑颈椎损伤，应固定颈部，使用颈围、颈托或颈胸支架，直至影像学检查明确颈椎情况后才可决定是否去除固定。

（二）非手术治疗

1. 药物治疗

（1）甲泼尼龙：主要作用是抑制细胞膜的脂质过氧化反应，可以稳定溶酶体膜，提高神经元及其轴突对继发损伤的耐受，减轻水肿，以防止继发性脊髓损害，为手术治疗争夺时间。1990 年美国第二次全国急性脊髓损伤研究（NASCIS2）确认，早期大剂量应用甲泼尼龙是治疗人类急性脊髓损伤的有效方法。损伤后 8 小时内应用，最好在 3 小时，大剂量使用，应密切注意应激性溃疡等并发症的发生。

（2）21-氧基类固醇：作为一种新型的制剂，其抑制脂质过氧化反应的能力强于甲泼尼龙，且不易引起激素所具有的不良反应，在动物实验中显示出良好效果，已被列入第三次美国急性脊髓损伤研究（NASIS3）计划。临床研究证实，患者在伤后 24 小时内使用 TM 可促进运动功能恢复。

（3）甘露醇、呋塞米等脱水剂：可减轻脊髓水肿，宜早期使用。

（4）GM-1：为神经节苷脂类，Gg 是组织细胞膜上含糖鞘脂的唾液酸。GM-1 在哺乳类中枢神经系统的细胞膜上含量很高，特别是髓鞘、突触、突触间隙，能为受损脊髓（特别是轴突）提供修复原料。在动物实验中能够激活 Na^+-K^+-ATP 酶、腺苷酸环化酶、磷酸化酶活性，防止神经组织因缺血损伤造成细胞水肿，提高神经细胞在缺氧状态下的存活率，并有促进神经细胞轴突、树突发芽再生的作用。关于 GM-1 的应用时机、给药时间、与 MP 的最佳配伍剂量仍需进一步研究。

（5）其他：尚有众多的药物如兴奋性氨基酸拮抗剂（MK-801）、阿片肽受体拮抗剂、自由基清除剂等仍处于动物实验阶段，并被认为具有一定的应用前景。目前，研究主要集中在选择最佳的神经营养因子和载体时间模式。

2. 高压氧和局部低温疗法

高压氧疗法可以提高血氧分压，改善脊髓缺血状况。局部低温疗法可降低损伤部位的代谢，减少耗氧，可采用开放式或闭合式，硬膜外或冷却液灌洗，温度在 5～15 ℃。

（三）手术治疗

1. 切开复位和固定

由于关节绞锁或骨折脱位严重，闭合复位困难，须行手术复位。整复关节绞锁有时须切除上关节突。脊柱固定方法和材料有多种，途径可经前路或后路，总的要求是固定牢靠，操作中防止脊髓损伤。必须指出的是，对于骨折脱位严重、脊髓横断、瘫痪已成定局者，复位和固定依然十分重要，它可以减轻疼痛并为全面康复训练打好基础。某些韧带损伤如不经有效固定，可发生晚期不稳定，出现渐进性神经功能障碍。

2. 椎板切除术

传统上试图用此法来迫使脊髓后移，躲避前方的压迫，结果是无效的。此外，椎板广泛切除增加了脊柱的不稳定性，实验证明可能减少脊髓供血。但遇下列情况，可行椎板切除术：①棘突、椎板骨折压迫脊髓；②合并椎管内血肿；③行脊髓切开术；④行马尾神经移植、缝合术。为保持脊柱的稳定性，防止晚期出现驼背畸形，可行内固定术或将切除的椎板复位、成形（去除椎板之时应保持其完整）。

3. 脊髓前方减压术

脊柱骨折引起的脊髓损伤，大多来自压缩和脱位的椎体或其后上角、粉碎骨折块、突出的椎间盘，有效的方法是解除来自脊髓前方的压迫。

（1）颈髓前路减压术：包括经口咽行齿状突骨折切除术的入路已逐渐为神经外科医生掌握。为减少操作加重脊髓损伤，尽量不用 Cloward 钻或骨凿，理想的方法是用高速小头钻磨除压迫物，减压后取髂骨行椎体间融合术。术前、术中和术后须行颅骨牵引。

（2）胸段前方减压术：包括经胸腔入路、经椎弓根入路和经肋骨横突入路。后两种入路神经外科医生较为熟悉，是经过椎管的侧方进入，对脊髓的牵拉较小。但近年一些学者尚嫌暴露不够满意，特别是对严重的爆裂骨折，需要彻底减压后应行椎体间植骨融合，故主张经胸前路手术（经胸膜外或胸腔），此手术需要术者有胸外科知识和技巧。减压后应行椎体间植骨融合，必要时加用固定器。

（3）胸腰段前方减压术：Mcafee 等在 20 世纪 80 年代中期开始应用腹膜后入路。通常从左侧进入以避开肝脏和下腔静脉。由第 12 肋床进主腹膜后间隙，可暴露 T_{11}～L_3 椎体，稍向下方做皮肤切口，即可显露 L_4 椎体。切除横突、椎弓根，去除骨折块和椎间盘，或用小钻磨除突出的椎体后缘。充分减压后行椎骨间植骨融合术（取同侧髂骨）。

（4）腰段前方减压术：除上述腹膜后入路外，仍有学者采用侧后方入路，切除半侧椎板和椎弓根，显露出硬膜囊的外侧，稍向后方牵开（马尾神经有一定游离度），用弯的器械夹取前方的骨折片、突出的椎间盘，或用小钻磨除突出的锥体后缘。经此入路暴露前方不满意，优点是可同时行椎板内固定。创伤和脊柱损伤都可能影响脊柱的稳定性，合理的脊柱内固定可以纠正脊柱畸形，减轻神经组织受压，融合不稳定的脊柱节段，保护附近正常活动的脊柱节段。后路器械固定及融合术是最常采用的治疗方案，一般为适应不同的脊柱节段采用不同的固定系统。钩杆系统（CD，TSRH，ISOLA）常用于颈椎、中胸段区域的固定。颈段椎体因椎弓根直径狭窄，经椎弓根固定较少采用，而代之以椎板下的钢丝；中胸段区域则通常采用横突钩及椎弓根钩固定。胸腰连接部椎弓根宽大，椎弓根螺丝容易插入，故常使用固定杆和椎弓根螺丝（TSRH、CD、ISOLA）。$L_2 \sim L_4$ 的内固定目的在于减少融合节段的数目及维持腰椎的生理曲度，可以利用椎弓根螺丝固定，固定杆按生理弯曲塑形，实行短节段（二或三个运动节段）融合。对于 L_5 和骶骨骨折，固定是必需的，通常采用经后路椎弓根螺丝固定，术后患者应戴腰骶矫形支架。有时为了避免二期后路融合，某些病例行前路减压术后可以直接行前路器械固定及融合术。目前常用的前路固定装置可以分为下列几类：金属板、椎体外侧固定和椎体间装置。值得引起重视的是脊柱内固定成功与否在于成功的关节融合术而不在于器械应用与否，这依赖于良好的组织清创、皮质剥除和大量的髂骨或同种异体移植骨。

八、开放性脊髓损伤的治疗

（一）火器脊髓损伤的治疗

（1）开放性脊髓损伤一般不影响脊柱稳定性，对搬运无特殊要求。

（2）优先处理合并伤，积极抗休克治疗。

（3）早期全身大剂量应用广谱抗生素、破伤风类毒素，预防感染。

（4）伤后早期实行清创术，应争取伤后 $6 \sim 8$ 小时内进行。原则是沿伤道消除坏死组织和可见异物、游离骨片。胸壁上伤口清创仅限于组织内，不进入胸腔。

（5）椎板切除术的适应证：①椎管内异物、骨片压迫脊髓或存在易引起感染的因素（如子弹进入椎管前先穿透肠管）；②椎管内有血肿压迫脊髓；③脑脊液漏严重；④不完全损伤者在观察过程中症状恶化，奎肯试验提示椎管内有梗阻，一般应另做切口。手术目的是椎管内清创，一般不应切开硬脊膜，以免污染脊髓组织。已破损者，应扩大切开，探查脊髓，清除异物，碎烂的脊髓可轻轻吸除。清除后，缝合修补硬膜。

（6）继发于低速弹火器伤的脊柱不稳定很少见，发生不稳定多数是医源性引起的，常由不正确或者过分追求减压效果的多个椎板切除减压导致。因此在椎板切除术前应对此有足够的认识。

（二）刃器脊髓损伤的治疗

优先处理颈、胸、腹部重要脏器的损伤。

（1）早期静脉应用大剂量抗生素，肌内注射破伤风类毒素。

（2）伤口的处理：小的伤口，若无明显污染，可只冲洗其浅部，然后将其缝合；较大的伤口，有组织坏死或污染较重者，须行伤道清创。与火器伤相比，刃器伤的伤口处理偏于保守，但前提是应用大量的广谱抗生素。

（3）遇下列情况，可考虑行椎板切除术：①影像学证实椎管内有异物，骨片存在，需清除；②进行性神经功能障碍，CT 或 MRI 证实椎管内有血肿；③椎管内有脓肿或慢性肉芽肿造成脊髓压迫症状。

九、并发症及治疗

（一）闭合性脊髓损伤并发症及处理

1. 压疮

每 2 小时翻身 1 次，保持皮肤干燥，骨突出部位垫以气圈或海绵。国外最新研制的可持续缓慢左右旋转的病床可有效防止压疮，可活动身体任何部位而不影响脊柱的稳定性。压疮若久治不愈，可行转移皮瓣覆盖。

2. 尿路感染

患者入院后一般均予以留置导尿，导尿管应每周更换 1 次，并行膀胱冲洗。

3. 肺部感染

C_4 以上脊髓损伤可导致呼吸困难、排痰不畅，较容易并发肺部感染，应加强吸痰、雾化吸入治疗。

4. 深静脉血栓形成（DVT）

此症日益受到重视。据统计，有临床症状的 DVT 发生率为 16.3%，若做其他检查，如静脉造影等，DVT 的发生率为 79%。DVT 可能与下列因素有关：缺乏大组肌群收缩产生的泵作用，静脉血淤滞；创伤后纤维蛋白原增多，血液黏滞度高；脱水；血浆蛋白原激活抑制因子释放增多，纤溶障碍；下肢不活动、受压导致血管内皮的损伤等。DVT 常发生在伤后前几个月，表现为下肢水肿、疼痛、皮肤颜色改变、局部或全身发热，最严重的并发症是肺栓塞致死。诊断方法有多普勒超声、静脉造影等。预防措施主要是活动下肢，应用抗血栓长袜等。一旦出现 DVT，应行抗凝治疗。

（二）开放性脊髓损伤并发症及处理

1. 脊髓火器伤的并发症

感染可发生在伤口、椎管内（硬膜外或硬膜内），防治重在彻底清创、充分引流和全身大量应用抗生素。

子弹的存留有引起铅中毒的可能，特别是在弹片直接与脑脊液或者形成的假性囊肿液相接触时，弹片中含的铅成分可发生分解而引起慢性铅中毒，主要表现为腹痛、痴呆、头痛、记忆力丧失、肌无力等。治疗可以采用乙二胺四乙酸（EDTA）、二巯丙醇（BAL）等金属螯合剂。

2. 刃器伤的并发症

慢性局限性骨脓肿，是折断的刃器尖残留在椎体内引起的慢性椎体脓肿，需手术清除。

（李彦茹）

第二节　椎管内肿瘤

一、概述

椎管内肿瘤也称为脊髓肿瘤，指生长于脊髓本身及椎管内与脊髓相邻近的组织（如神经根、硬脊膜、椎管内脂肪组织、血管等）的原发性肿瘤及转移性肿瘤的统称，多见于青壮年，是神经外科常见病，约占神经系统肿瘤的 10%～13%。临床上根据肿瘤与脊髓、硬脊膜的位置关系，一般将椎管内肿瘤分为髓内、髓外硬膜内和硬膜外三类。髓外硬膜内肿瘤最多见，其次是硬脊膜外肿瘤，最少见为脊髓内肿瘤。根据病理可将椎管内肿瘤分为：脊膜瘤、神经鞘瘤、星形细胞瘤、节细胞性神经瘤、浆细胞瘤、单纯性囊肿、血管瘤、脂肪瘤、错构瘤、硬脊膜囊肿、间叶瘤、肠源性囊肿、恶性神经鞘瘤和恶性血管内皮细胞瘤。神经纤维瘤、脊膜瘤和胶质细胞瘤（包括星形细胞瘤和室管膜瘤）为最常见的病理类型。神经纤维瘤约占 40.0%，脊膜瘤占 9%~12%，胶质细胞瘤占 8%~12%。

椎管内肿瘤大多数为良性，其临床症状和体征依肿瘤部位、大小、性质不同而异。多数早期症状较轻且具有多样性，临床体征常不典型，如出现颈部或背部隐痛伴有肩部酸痛，胸前部不适，上、下肢麻木或放射痛等，故早期诊断比较困难，可导致漏诊、误诊而延误治疗。因此，全面了解病情及体检、正确使用影像学检查是本病早期诊断最重要的方法。

手术治疗是椎管肿瘤的唯一选择，将肿瘤予以切除，绝大多数病例可达到治愈效果，因此对椎管肿瘤的手术应持积极态度，即使是转移癌，手术虽不能挽救患者生命，但也能提高患者生活质量。

二、临床诊断

1. 病史要点与体征

椎管内肿瘤的病变较隐匿缓慢，个别也有起病较急的。要注意首发症状以及病程发展的先后顺序。脊髓压迫症是其最主要的临床表现，病程多在 1~3 年。起病以神经根痛、运动障碍和感觉障碍为首发症状的各占约 1/3。国内报道椎管内肿瘤以神经根痛起病最为常见，其次为运动障碍和感觉障碍。神经根痛在神经鞘膜瘤患者表现尤为突出，疼痛多为难以忍受的胀痛，进行性加重，夜间卧床休息疼痛明显，行走活动时可缓解；而脊膜瘤则较少出现，故对定性诊断有重要参考价值。椎管内肿瘤的诊断除根据临床的症状和体征外，影像学检查也必不可少。除细致和反复的神经系统检查外，也不可忽视全身的检查。如背部中线及其附近的皮肤有窦道或陷窝，常提示椎管内的病变是胚胎残余肿瘤等。怀疑转移性肿瘤时注意检查原发病灶。一旦确诊为脊髓肿瘤，则应进一步进行定位诊断。

2. 不同类型椎管内肿瘤的临床特点

（1）髓内肿瘤：髓内肿瘤占 9%~18%，常见有星形细胞瘤、室管膜瘤。神经根痛较少见，其感觉改变以病变节段最明显，并由上向下发展，呈节段型分布，有感觉分离现象；可有下运动神经元症状，肌肉萎缩；锥体束征出现晚且不明显；脊髓半切综合征少见或不明显；椎管梗阻出现较晚或不明显；脑脊液蛋白含量增高不明显；放出脑脊液后症状改善不明显；脊突叩痛少见，脊柱骨质改变较少见。

（2）髓外肿瘤：髓外硬膜内肿瘤占 55% 左右，常见有神经纤维瘤、神经鞘瘤、脊膜瘤等。硬膜外肿瘤占 25% 左右，多数是转移瘤、淋巴瘤。哑铃形椎管内肿瘤约占 8.5%。神经根痛较常见，且具有定位诊断的价值；感觉改变以下肢远端感觉改变明显，且由下往上发展，无感觉分离现象；锥体束征出现较早且显著，下运动神经元症状不明显，脊髓半切综合征明显多见；椎管梗阻出现较早或明显，脑脊液蛋白明显增高，放出脑脊液后由于髓外肿瘤下移而症状加重；脊突叩击痛多见，尤以硬膜外肿瘤明显，脊柱骨质改变较多见。

三、病变平面定位

当脊髓的某节段受到肿瘤压迫性损害时，该节段的定位依据：①它所支配的区域出现根痛，或根性分布的感觉减退或感觉丧失现象；②它所支配的肌肉发生弛缓性瘫痪；③与这一节段有关的反射消失；④自主神经功能障碍。

1. 高颈段（C_1~C_4）肿瘤

临床表现为颈、肩或枕部痛。四肢呈不全性痉挛瘫痪，肿瘤平面以下深、浅感觉丧失，大小便障碍。颈$_4$肿瘤时，可出现膈神经麻痹，出现呼吸困难或呃逆。

2. 颈膨大部（$C_5 \sim T_1$）肿瘤

临床表现双上肢呈弛缓性瘫痪（软瘫），双下肢痉挛性瘫痪（硬瘫），手、臂肌肉萎缩，肱二、肱三头肌腱反射消失，或眼交感神经麻痹，同侧瞳孔及眼裂缩小，眼睑下垂，眼球轻度凹陷（霍纳征）。大、小便障碍。

3. 上胸段（$T_2 \sim T_8$）肿瘤

临床表现胸、腹上部神经痛和束带感。双上肢正常。双下肢硬瘫，腹壁反射及提睾反射消失。

4. 下胸段（$T_9 \sim T_{12}$）肿瘤

临床表现下腹部及背部根痛和束带感。双上肢正常，双下肢硬瘫。肿瘤平面以下深、浅感觉障碍，中、下腹反射消失，提睾反射消失。

5. 圆锥部肿瘤（$S_2 \sim S_4$）

发病较急，会阴部及大腿部有对称疼痛、括约肌功能障碍，出现便秘、尿失禁及尿潴留、性功能障碍，跟腱反射消失。

6. 马尾部肿瘤（L_2 以下）

先一侧发病，剧烈根痛症状以会阴部、大腿及小腿背部明显，受累神经支配下的肢体瘫痪及肌肉萎缩，感觉丧失，膝、跟腱反射消失。大、小便障碍不明显。

四、辅助检查

1. 腰椎穿刺及脑脊液检查

对诊断很有意义，常作为常规检查项目。腰椎穿刺时通过压迫颈静脉试验进行脑脊液动力学检查，了解椎管被肿瘤阻塞程度即椎管通畅程度，如椎管蛛网膜下隙有部分或完全梗阻现象即奎肯试验阳性。留取少量脑脊液检查，测定脑脊液蛋白含量，一般来说，椎管梗阻越完全，平面越低，时间越长，脑脊液蛋白含量越高；而脑脊液细胞计数正常，即所谓蛋白—细胞分离现象，是诊断脊髓瘤的重要依据。须注意腰椎穿刺后可能神经系统症状加重，如神经根痛、瘫痪加重。颈段肿瘤腰椎穿刺后容易出现呼吸困难，甚至呼吸停止现象，须做好应急准备。如出现上述情况，应紧急手术切除肿瘤。

2. 脊柱 X 线片检查

拍摄相应节段脊柱正侧位片，颈部加照左、右斜位片观察椎间孔的改变。30%～40%的患者可见骨质改变，常见的征象有：①椎间孔扩大或破坏；②椎管扩大，表现为椎弓根间距增宽；③椎体及附件的骨质改变，椎体骨质破坏、变形，椎弓根破坏等；应考虑是否为恶性肿瘤；④椎管内钙化，偶见于少数脊膜瘤、畸胎瘤及血管网状细胞瘤；⑤椎旁软组织阴影，由于椎管内肿瘤多为良性，早期 X 线片上常无骨质异常表现，有时仅在晚期可见椎弓根间距增宽，椎管壁皮质骨变薄，椎管扩大等间接征象。对于哑铃形等椎内肿瘤，可见椎间孔扩大。X 线片检查，可排除脊柱畸形、肿瘤等原因造成的脊髓压迫症，仍为一种不可缺少的常规检查。

3. 脊髓造影检查

（1）脊髓气造影：适用于脊髓颈段及马尾部位的定位。方法简单、方便，但影像常不太清晰。

（2）脊髓碘油造影：是目前显示椎管内占位性病变的有效方法之一，可选用碘油（如碘苯酯）或碘水造影剂行颈脊髓椎管造影，尤其是经小脑延髓池注药造影容易确诊。不仅能确定肿瘤的节段平面，还能确定肿瘤与脊髓和硬脊膜的关系，有时还能作出肿瘤定位诊断。方法是将造影剂经腰椎穿刺或颈$_2$侧方穿刺注入蛛网膜下隙，透视下调节患者体位，观察造影剂在椎管内的流动状况和被梗阻的程度以及观察肿瘤对脊髓的压迫程度。髓内肿瘤时碘油沿脊髓两侧分流，衬托出肿瘤部位脊髓呈梭形膨大。髓外硬膜内肿瘤时，碘油呈杯口状充盈缺损。硬脊膜外肿瘤时，碘油梗阻平面呈梳齿状。

4. 椎管 CT 及 MRI 扫描检查

CT 扫描具有敏感的密度分辨力，在横断面上能清晰地显示脊髓、神经根等组织结构，它能清晰地显示出肿瘤软组织影，有助于椎管内肿瘤的诊断，这是传统影像学方法所不具备的。但是 CT 扫描部位，特别是作为首项影像学检查时，需根据临床体征定位确定，有可能因定位不准而错过肿瘤部位。CT 基本上能确定椎管内肿瘤的节段分布和病变范围，但较难与正常脊髓实质区分开。CTM（CT 加脊髓内造影）能显示整个脊髓与肿瘤的关系，并对脊髓内肿瘤与脊髓空洞进行鉴别。磁共振成像是一种较理想的检查方法，无电离辐射的不良反应，可三维观察脊髓像，能显示肿瘤组织与正常组织的界线、肿瘤的部位、大小和范围，并直接把肿瘤勾画出来，显示其纵向及横向扩展情况和与周围组织结构的关系，已成为脊髓肿瘤诊断的首选方法。MRI 对于区别髓内、髓外肿瘤更有其优越性。髓内肿瘤的 MRI 成像，可见该部脊髓扩大，在不同脉冲序列，肿瘤显示出不同信号强度，可与脊髓空洞症进行鉴别。髓外肿瘤可根据其与硬脊膜的关系进行定位，准确率高。MRI 矢状面成像可见肿瘤呈边界清楚的长 T_1、长 T_2 信号区，但以长 T_1 为主，有明显增强效应，有的呈囊性变；轴位像显示颈脊髓被挤压至一侧，肿瘤呈椭圆形或新月形。对于经椎间孔向外突出的哑铃形肿瘤，可见椎管内、外肿块的延续性。由于 MRI 直接进行矢状面成像，检查脊髓范围比 CT 扫描大，这是 CT 所无法比拟的，而且于 MRI 可以显示出肿瘤的大小、位置及组织密度等，特别是顺磁性造影剂 Gd-DTPA 的应用可清楚显示肿瘤的轮廓，所以 MRI 对确诊和手术定位都是非常重要的。这方面 CT 或 CTM 都远不如 MRI。根据临床症状和体征初步确定肿瘤的脊柱平面后，病变节段 CT 扫描对确定诊断有重要帮助。不但能观察到肿瘤的部位和大小，而且还能见到肿瘤突出椎管外破坏椎间孔的改变。磁共振成像（MRI）诊断椎管内肿瘤可多节段纵行断层成像，对脊髓肿瘤具有很高的定位、定性的诊断价值。

五、诊断

要提高椎管内肿瘤的早期诊断率，应做到询问病史、查体仔细，全面查体，善于察觉特殊意义的症状和体征，如下肢肌张力增高，膝、踝出现阵挛，病理征阳性，病史中叙述慢性持续性进行性加重，是否有间歇性症状和夜间静息痛等。同时提高对椎管内肿瘤的认识，无诱因出现肢体、躯干神经症状和体征时，要意识到有椎管内肿瘤的可能。诊断除根据临床症状与体征外，影像学检查必不可少。

1. 主要症状与体征

（1）疼痛：疼痛为常见的首发症状，常表现为根性疼痛，有时可误诊为肋间神经痛或坐骨神经痛。

（2）感觉障碍：常见，有不同程度的感觉障碍，表现为有感觉障碍平面并常伴有麻木或束带感。髓内肿瘤则常表现为不同程度的节段性感觉障碍，感觉障碍平面与脊髓肿瘤所在部位相关。

（3）运动障碍：肿瘤压迫脊髓平面以下有不同程度的运动障碍，从肌力减退到肢体瘫痪。

（4）括约肌功能障碍：尿失禁或尿潴留，多出现于髓内肿瘤或脊髓受压严重或病程较长的患者。

（5）其他：腰骶部肿瘤表现为颅内压增高，伴有眼底视神经盘水肿，与脑脊液中蛋白含量过高有关。

2. 定位与定性

脊柱 X 线片异常率不高，但可排除椎骨肿瘤、结核、骨质疏松症等病变。椎管内造影只能确定肿瘤的下界或上界，难以了解肿瘤的范围，更不能作出定性诊断。CT 平扫检查一般无法显示椎管内肿瘤，当发现椎间盘膨（突）出或椎管狭窄时，要进一步将 CT 表现与病史、症状和体征相联系，若临床症状及体征和 CT 表现不相符时，不能草率下结论而导致误（漏）诊，更不能仓促手术，应进一步做影像学检查。静脉注射造影剂后 CT 扫描可提高椎管内占位诊断率，但椎管内病灶较小及造影无强化的病灶容易漏诊。最可靠的检查是 MRI，通过 MRI 检查，可对椎管内肿瘤精确定位，并能明确肿瘤大小、范围，位于髓内或髓外。两者的鉴别见表 7-1。

表 7-1　髓内和髓外肿瘤的鉴别诊断

项目	髓内肿瘤	髓外肿瘤
常见病理类型	神经胶质瘤、室管膜瘤	神经纤维瘤、脊膜瘤
病程	长短不一，一般病程短，胶质瘤囊性变时可进展加速	较长，进展缓慢，硬膜外转移性肿瘤呈急性病程
神经根痛	少见，多为烧灼性痛，少有定位意义	多见且有定位意义
感觉改变	病变节段最明显，由上向下障碍，呈节段性，有感觉分离改变	下肢的脚、趾感觉改变明显，由下向上发展，少有感觉分离
运动改变	下运动神经元症状明显，广泛肌萎缩，锥体束征，出现晚且不显著	下运动神经元症状的早期只限于所在节段，锥体束征出现早且显著
脊髓半切综合征	少见或不明确	多且典型，症状先限于一侧
自主神经障碍	较早出现且显著	较晚出现且不显著
椎管梗阻改变	出现较晚且不明显	出现较早且明显
腰椎穿刺放液后反应	症状改变不明显	肿瘤压迫症状加重
脑脊液蛋白改变	增高不明显	明显增高
椎管骨质改变	较少见	较多见

3. 不同病理类型肿瘤的特点

（1）神经纤维瘤：又称为神经鞘瘤，为椎管内肿瘤中最常见的一种。好发于髓外硬膜内，多生长在脊神经根及脊膜，尤其多见于脊神经后根。肿瘤多数生长于脊髓侧面，较大者可使 2~3 个脊神经根黏附于肿瘤上。神经纤维瘤一般有完整的包膜，表面光滑，质地硬韧，与脊髓组织之间有明显的分界线。其切面均匀，呈半透明的乳白色。当肿瘤较大时可见淡黄色小区及小囊，或出血。有时形成厚壁囊肿，囊内充满水样液。显微镜下一般分为囊状和网状两种。好发于 20~40 岁的患者。多数患者有典型的椎管内肿瘤的症状与体征：早期先有神经根痛，以后逐渐压迫脊髓而产生椎管梗阻，出现感觉麻木及运动无力，可呈现脊髓半切综合征；晚期有括约肌症状。病程较为缓慢，偶有因肿瘤囊变而致急性发作。应注意颈部软组织及颈椎 X 线侧位片，警惕为哑铃形肿瘤。凡症状难以用一处受累解释时，应考虑可能为多发性神经鞘瘤。有的患者伴有皮肤咖啡色素斑及多发性小结节状肿瘤，称为多发性神经纤维瘤病。脑脊液蛋白含量显著增高。肿瘤大多容易切除，疗效甚佳。急性囊性变而呈迟缓性、瘫痪者术后恢复较差。椎管内外哑铃形肿瘤是指位于椎管内和脊柱旁，通过椎间孔相连的一种肿瘤。椎管内外哑铃形神经纤维瘤多位于硬膜外，起源于脊神经根，尤其多见于后根。肿瘤生长缓慢，可由硬膜外顺神经根长至椎管外或硬膜内，也可由椎管外长至椎管内。正位 X 线片可见到椎旁异常软组织阴影，斜位片可见椎间孔扩大，椎弓根有压迹，以此可作为定位诊断的依据。必要时行 CT 检查，可清晰显示肿瘤的部位及硬膜囊受压情况。神经鞘瘤起源于周围神经鞘施万细胞，因为骨组织同样受神经支配，骨内有许多施万细胞，因此，神经鞘瘤在骨组织可以生长。良性多见，恶性罕见，进展快，早期出现截瘫，大、小便失禁，CT 及脊髓造影对诊断有帮助。

（2）脊膜瘤：发生率仅次于颈神经纤维瘤。一般生长于脊髓蛛网膜及软脊膜，少数生长于神经根。发生于颈段者占所有脊膜瘤的 16.8%，少于胸段（占 80.9%），多于腰段（占 2.3%）。大多位于髓外硬膜内脊髓之前或后方，侧方少见。肿瘤包膜完整，血供丰富，与脊髓分界清楚；表面光滑或呈结节状。其血液供应来自于脊膜，故肿瘤附近的脊膜血管可增粗。此类肿瘤生长缓慢，病程较长。其临床症状与神经纤维瘤极其相似，鉴别点在于脊膜瘤患者年龄较大，神经根痛较少见，症状易波动。

（3）神经胶质瘤：室管膜瘤最常见，星形细胞瘤其次，其他如胶质母细胞瘤等少见。一般于髓内呈浸润性生长，少数与脊髓分界清楚。病程因病理种类不同而异。少见于颈段而多见于胸段，约占颈椎管内肿瘤的 1%，多见于 20~30 岁的年轻人，大多位于脊髓软膜下，罕见于髓外硬膜内。髓外硬膜内的脂肪瘤有完整的包膜，与脊髓没有或仅有少量粘连，软膜下的脂肪瘤则与周围组织无明显界限，可沿血管穿入神经组织而酷似浸润性肿瘤。椎管内脂肪瘤的来源尚不清楚，可能是先天性畸形的一部分或由异位组织形成。其临床症状发展缓慢，神经根性疼痛少见，病变以下可有感觉、运动障碍。

（4）先天性肿瘤，或称为胚胎残余肿瘤，占椎管内肿瘤的 5.9%，包括上皮样囊肿、皮样囊肿、类畸胎瘤、畸胎瘤、脊索瘤等数种。

（5）血管瘤和血管畸形：Lindau 肿瘤为中枢神经系统较为特殊的良性血管瘤，又称为血管网织细胞瘤、血管网状细胞瘤、小脑血管瘤，较少见于颈椎管，一般发生在颅内。多见于 35~40 岁的成人，一些患者有家族史。临床表现、椎管造影等与一般常见的椎管内肿瘤难以鉴别。部分病例还可合并肝、胰、肾的多囊性病变，附睾腺瘤，肾透明细胞癌，嗜铬细胞瘤及其他部位的血管瘤等。海绵状血管瘤又称为海绵状血管畸形，可侵及脊髓，但是少见于颈脊髓，通常见于马尾，偶见于胸脊髓。脊椎海绵状血管瘤常局限于椎体，偶尔会膨入硬膜外腔。硬膜内海绵状血管瘤通常位于脊髓内，极少见于髓外硬膜内，常表现为出血或局灶性神经功能缺陷。许多海绵状血管畸形无症状而且为多发性。临床上海绵状血管瘤畸形多见于女性，主要见于 20~40 岁。海绵状血管瘤的急性临床表现多由出血引起，而再次出血在临床上似乎不可避免。据统计，出血的危险每年约为 1.6%。一系列研究表明，海绵状血管瘤常呈活动性、进行性增大，其机制尚不清楚，但是一般认为由毛细血管增生、血管扩张、反复出血并机化、血管化而产生。虽然部分栓塞的动—静脉畸形可能不被血管造影发现，但是血管造影仍常用于排除绝大多数动—静脉畸形。MRI 是一种有效的检查手段，其典型表现为 T_1 和 T_2 加权低信号的分界清楚的区域。一些低信号强度可能与畸形中的低血流量及可能出现的铁磁性物质如含铁血黄素有关。这种 MRI 的特征性表现可能见于髓内动—静脉畸形、肿瘤、继发于创伤或感染的损伤。由于 MRI 的问世，许多血管造影阴性的海绵状血管瘤畸形可轻易地被发现，其发病率呈增多的趋势。

4. 常见的误诊原因

（1）椎管内肿瘤多数为良性肿瘤，生长缓慢，早期症状多数较轻，症状体征不典型。

（2）在上胸段以上的肿瘤可有上运动元受损的临床症状，但在下胸段及腰段并无特殊性，无肌张力增高、腱反射亢进、髌阵挛及踝阵挛阳性，极少引出病理征，仅有相应皮肤的平面感觉障碍，很易被忽视。

（3）外科医生对腰椎间盘突出症、内科医生对脱髓鞘性脊髓炎及吉兰－巴雷综合征认识广泛，而对椎管内肿瘤的认识不足。

（4）CT、X 线的广泛普及，当有腰疼痛、下肢疼痛及麻木时，多数临床医师首先考虑为腰椎间盘突出症，而正常无症状的腰椎间盘突出及膨出率可达 30%。由此可见，无症状性腰椎间盘突出和图像上的腰椎管狭窄是造成临床上误诊误治的主要原因。

六、治疗

（一）手术治疗

1. 基本原则

手术是椎管内肿瘤唯一有效的治疗手段，原则是在不加重脊髓损伤的前提下尽可能地切除肿瘤，3/4 的椎管内肿瘤为良性，故肿瘤全切预后良好。因此对椎管肿瘤的手术应持积极态度。硬脊膜外的恶性肿瘤，如患者全身情况良好，骨质破坏较局限，也可手术切除，术后辅以放疗及化疗。只有在病变为转移性，或患者体质太差、难以耐受手术时，才考虑其他辅助或姑息性疗法。由于脊髓的结构复杂、功能重要，故在切除肿瘤时医生的手术操作需十分精细，应用显微外科技术有利于辨明肿瘤的边界及其与血管的联系，看清正常结构及病变组织，从而减少对正常组织、神经与血管的损伤。

总结近年来的经验，手术的关键如下。①手术体位，术中患者取俯卧位或侧卧位。为预防颈部过伸或扭转而加重颈脊髓的损伤致呼吸障碍，并有利于手术部位的暴露，采用清醒状态下气管插管全身麻醉，麻醉后将头固定在特制的头架上。②精确的定位，术前将 X 线定位片和 MRI 反复核对，确定肿瘤的准确部位。③充分止血，剪开硬膜之前，做到无任何部位渗血；在剪断供血血管之前，确保止血完全，以免剪断后血管回缩而造成止血困难；对出血以棉片或止血海绵压迫止血为主，或采用双极电凝止血，以免损伤脊髓。对哑铃型肿瘤，需扩大瘤体侧神经根管，必要时切除一侧关节突和椎弓根，显露大部分瘤体，完整切除肿瘤。④分块切除，遇到肿瘤边界不清而难以分离时，应先寻找边界清楚的突破口，最后分离边界不清处。在操作过程中只能牵拉肿瘤，不能牵拉脊髓，所有操作都应靠肿瘤一侧进行；对较大瘤体可分块切除，以免整体切除肿瘤时伤及脊髓。单极电刀的电切强度以及双极电凝的电凝强度要足够小，以免热效应损伤脊髓和神经。勿片面追求整块切除而过分牵拉肿瘤，尽量不牵拉脊髓，少牵拉神经。⑤显微外科技术，在显微镜下可清楚地看见裸眼所看不清的细小结构，如蛛网膜与肿瘤、神经根与肿瘤、肿瘤与颈脊髓的界限，特别是供应或引流肿瘤血运的小血管。⑥术中脊髓诱发电位监护，近年来，诱发电位监测技术在椎管内肿瘤手术中的应用逐渐增多，通常采用体感诱发电位或（和）运动诱发电位监测。其中 SEP 最为常用，主要反映脊髓深感觉传导通路情况，但是反映运动功能时不够准确，常用于监护髓外肿瘤。MEP 能直接反映锥体束的完整性及功能状况，适合于髓内肿瘤切除术中监护，但操作方法较复杂，仪器设备昂贵，易受麻醉药物影响。SEP、MEP 联合应用后有助于减少神经并发症。

2. 手术方法

（1）髓外硬脊膜下脊膜瘤：当肿瘤较小时，先分离肿瘤与脊髓、神经根的蛛网膜界面，再将肿瘤附着的硬脊膜内层分离，离断肿瘤的血供即可完整切除肿瘤；当肿瘤较大时应先离断肿瘤基底，囊内分块切除肿瘤，待瘤体缩小后分离瘤髓界面，必要时可剪断相关齿状韧带避免脊髓过分牵拉。对于哑铃形神经鞘瘤，打开椎板后应先切除肿瘤峡部，然后切除硬膜下肿瘤，最后处理硬脊膜外部分。切除硬膜下部分时应将肿瘤与脊髓、神经根表面的蛛网膜锐性分开，游离肿瘤，显露载瘤神经后离断。正确处理椎间孔外的肿瘤非常重要，应将椎间孔打开，仔细辨认并严格分离肿瘤包膜，先行肿瘤内切除，再沿瘤周分离，直至显露椎管外正常粗细的载瘤神经并将其在此处离断，确保肿瘤全切除。对颈段肿瘤注意避免损伤肿瘤峡部的椎动脉，胸段肿瘤避免损伤胸膜和大血管，腰段肿瘤保护好腹膜后脏器和大血管，马尾肿瘤尽量保护马尾神经。

（2）髓内肿瘤：必须应用显微外科技术，手术时机最好选择在患者脊髓功能中度障碍时，这样能取得最佳的效果。术前症状越轻，手术效果越好，甚至可以接近正常状态。手术时应在基本离断肿瘤血供后，严格沿肿瘤界面分离、切除肿瘤。避免和减少医源性损伤脊髓组织功能是手术成功的关键。操作过程应自上而下或自下而上进行，分离时应平行于传导束方向，尽量避免垂直于脊髓纵轴离断传导束的动作。游离肿瘤的腹侧部分时避免损伤软脊膜下的脊髓前动脉，严防误吸，将双极电凝调小减轻电灼造成的热传导损伤。当术中难以发现理想的瘤髓界面时，不宜勉强全切除，以免造成严重的脊髓功能损伤。髓内胶质细胞瘤与正常脊髓分界不清，仅颜色、质地稍有差别，通常只能部分切除；术中切忌做扩大切除，扩大切除非但不能减少复发机会，反而会加重脊髓的损伤，手术目的为充分减压以利于改善脊髓功能。室管膜瘤一般边界清楚，伴有假包膜，血供中等，术中在显微镜下尽量沿中央沟分开脊髓，在不损伤传导束和血管的情况下，沿肿瘤和脊髓间的界线分离，尽可能将肿瘤完全切除。血管瘤呈紫红色，与脊髓有分界，术中一般先处理好供养血管和导出血管，然后再切除，这样术前脊髓血管造影就显得非常必要。脂肪瘤，特别是髓内者，界限不清，切忌盲目全切，否则会导致严重的后果。

（3）脊柱稳定性的重建：对于哑铃形椎管内肿瘤，或肿瘤从后方伸向前方以及转移性肿瘤，术中为了提高肿瘤的切除率，有时不得不扩大切除范围，甚至切除相应的椎体。以前对脊柱稳定性问题未重视，只要不切除椎体就不考虑稳定性的重建。经随访发现术中如果切除关节突、椎弓根等结构，就会出现脊柱失稳，引起相应的症状。随后，只要术中破坏了脊柱的稳定性，都应同期进行脊柱稳定性的重建。

3. 术后处理

密切观察肢体运动情况、感觉平面的恢复、括约肌功能、引流管的引流性质和量；对高颈髓肿瘤手术后应当特别注意呼吸功能的观察。常规应用脱水剂和糖皮质激素，如20%甘露醇与甲泼尼龙静脉滴注；合理使用抗生素，预防感染。术后卧床至少3周，对脊柱稳定性较差的患者，使用外固定。截瘫患者术前术后要加强定时翻身、防压疮护理和肢体的被动锻炼以及术后康复训练。

4. 手术并发症

（1）原因：①手术前治疗计划的错误，不正确的诊断、错误的手术入路、适应证掌握不严谨、特别是症状较轻或者有精神异常的患者；②手术中的损伤，如血管、神经、硬脊膜和脊髓的直接损伤；③手术后并发症，如切口的感染、出血、组织水肿、肿瘤复发。

（2）常见并发症。

1）神经损伤：脊髓是很娇嫩的组织，稍受挤压或碰撞，即可造成永久性的功能障碍。脊柱手术所造成的神经损伤并不多见，其中多数为手术操作过程中对神经的直接损伤。常见的原因有麻醉、咬骨钳损伤、分离肿瘤时导致脊髓损伤、过度电凝、出血、过度牵拉、减压不充分、解剖不清晰等。颈椎手术中的脊髓损伤可因麻醉插管过程中颈椎过伸而引起，老年患者更为多见。而随着脊柱内固定应用的逐渐广泛，所引起的神经损伤相应增多。这些并发症发生后常需再手术取出内固定。

2）脑脊液漏：除脊柱原发损伤可导致硬膜撕裂外，脑脊液漏的常见原因为手术中的医源性硬脊膜损伤。脑脊液漏的直接后果是伤口的不愈合和感染，如经久不愈可引起头痛症状。此外，有部分病例虽然皮肤及皮下组织伤口愈合还可在局部形成脊膜囊肿，但多数情况下并无明显不适，个别病例可造成神经损害。脑脊液漏的预防关键是在手术中动作轻柔避免损伤硬膜，而手术需切开硬膜时应注意严密缝合，如硬膜缺损较大应及时修补。特别是脊膜瘤和神经纤维瘤，通常需要在硬膜内外切除肿瘤，因手术中硬膜缝合非常重要。当漏出的脑脊液不与外界交通时常形成假性脊膜膨出，CT扫描能显示椎管内及皮下液体，在行椎板切除部位呈低密度影并向后延伸，在MRI则显示其内容物与脑脊液信号强度相同，但与软组织水肿难以鉴别。其实诊断脑脊液漏以脊髓造影及CT脊髓造影效果最为理想。脊髓造影可清晰显示脑脊液漏的范围，其特点为椎管后方的造影剂与脑脊液相交通。处理：严密缝合、置管引流、再次修补、抗炎与支持治疗。

3）脊柱不稳或内固定失败：脊柱的各种减压手术虽可切除占位性病变并解除对脊髓、马尾和神经根的压迫，但却使脊柱赖以获得稳定的结构受到不同程度的破坏。近年来，对医源性脊柱不稳的报道陆续增多，并已逐渐引起重视。应当指出，有一部分患者甚至在术前就已存在不同程度的脊柱不稳，一旦对这一问题有所疏忽，就有可能因施行不适当的手术而使脊柱不稳得不到治疗甚至加重。特别在骨外科，对良性或低度恶性肿瘤，在肿瘤全切除后，常植入器械固定，以增加脊柱的稳定性。如果内固定失败，则需要在综合评价患者临床及影像学表现的基础上决定下一步的对策。

4）神经根周围瘢痕形成和肌肉去神经改变：由手术对神经根损伤所引起，发生率一般为1%~2%，高者可达12%。神经根周围瘢痕形成可能与局部血肿形成及神经根解剖变异有关。此外，有学者认为与术中使用脑棉片、生物材料有关。患者的临床表现为在术后经过一段缓解期后，再次出现神经根痛症状；经非甾体抗炎药治疗可能暂时有效，但症状也可持续存在或暂时缓解后数月内又复发。肌肉去神经改变是因腰椎后路手术时对于椎旁肌肉的广泛剥离导致，引起椎旁肌肉萎缩，这是临床医师一直关注和忧虑的问题。

5）蛛网膜炎：也称为粘连性蛛网膜炎，指蛛网膜和（或）软脊膜的炎性过程所引起的自身增厚以及神经根的相互和（或）与蛛网膜的粘连。蛛网膜炎可局限于一个节段，也可同时累及多个节段，通常为硬膜囊尾端受累，病程长者蛛网膜还可发生钙化或骨化，导致脊髓功能障碍和神经根痛症状。

6）硬膜外血肿：脊柱手术过程中硬膜外静脉丛出血比较常见，术中尽管已采取止血措施，术后仍可能形成硬膜外血肿。硬膜外血肿一般多见于手术后 1~3 周内，极少数发生于手术 3 周之后。在 CT 扫描图像上硬膜外血肿表现为不同程度的硬膜外高密度影，也可对硬膜囊形成压迫，其密度信号的强度高低与血肿吸收程度及血肿内所含纤维组织有关。在矢状位像上典型的硬膜外血肿为梭形，位于硬膜囊背侧，应注意与硬膜内血肿、硬膜外脓肿及肿瘤相鉴别。如果血肿对脊髓压迫明显，需要再次手术处理。

7）感染：由术前准备不足、患者自身抵抗能力差、器械消毒及手术无菌操作不严格、术中处理不恰当、脑脊液漏、术后引流管未按时拔除等因素导致。切口感染与裂开，可分浅层和深层两型。椎管内感染，按其部位分硬膜外感染、硬膜下感染和脊髓内感染，其中以硬膜外感染多见。对切口感染与裂开，可及时给以清创缝合、引流；保持伤口的干燥、清洁；增强机体抵抗力和敏感抗生素的应用。但对严重椎管内感染，单纯使用药物往往难以取得满意效果，且有可能致脊髓受压加重，应立即切开清创引流，否则会导致不可挽回的后果。再次手术后仍要根据细菌培养及药敏试验结果选择敏感和能透过血脑屏障的抗生素，时间不少于 6 周。

8）肿瘤复发：硬脊膜外恶性肿瘤手术后如不采用放疗或者化疗，很容易复发；脊膜瘤和哑铃形神经纤维瘤可因未完全切除而复发；髓内肿瘤难以彻底切除，多数术后复发。

（二）选择性动脉造影及栓塞治疗

对血供非常丰富的血管性肿瘤或恶性椎体肿瘤，特别是位于腰骶椎，常因手术出血多，肿瘤难以彻底切除而感棘手。选择性动脉造影可清楚显示肿瘤的大小及血供特点，术前栓塞能安全有效地减少术中出血。此外，栓塞术作为姑息治疗手段能明显缓解疼痛，这对于不能手术的患者是一种行之有效的治疗方法。栓塞可减少肿物效应，减轻椎管阻塞，使疼痛减轻，化疗和栓塞后，肿瘤发生变性坏死，也减轻了肿瘤组织对周围神经的刺激。临床资料表明，经明胶栓塞后的患者，疼痛缓解时间均不超过 2 个月。因此，如想得到良好的疗效，应选择更好的栓塞剂，国外学者在对腰骶椎肿瘤姑息性栓塞治疗时，多选用聚乙烯醇等永久性栓塞剂，可使疼痛缓解时间延长。

（三）放疗

恶性肿瘤在术后均可进行放疗，多能提高治疗效果。放射剂量为 4~5KR 肿瘤量，疗程为 4~5 周。特别是脊柱椎管转移肿瘤引起的疼痛、运动或感觉障碍，给予高能 X 线放疗，肿瘤剂量为 1~2 周内 20~30 Gy/5~10 次，无明显不良反应，都能耐受治疗，是目前较为有效的治疗方法。

（四）化疗

胶质细胞瘤用脂溶性烷化剂如卡莫司汀（BCNU）治疗有一定的疗效。转移癌（腺癌、上皮癌）应用环磷酰胺、甲氨蝶呤等。

（曾　俏）

第三节　脊髓蛛网膜炎

脊髓蛛网膜炎也称为脊髓蛛网膜粘连或粘连性脊髓蛛网膜炎，是蛛网膜的一种慢性炎症过程，在某种病因的影响下，由于感染、外伤、邻近组织的病变（如肿瘤）或刺激（如椎间盘脱出、椎管内注射造影剂或药物），使蛛网膜增厚，并与脊髓及神经根粘连，影响脑脊液循环，也可形成囊肿，直接压迫脊髓或影响脊髓的血液循环，最终导致脊髓功能障碍。本病以中年人为主。

一、病因

脊髓蛛网膜炎由全身或椎管内炎症引起。主要原因：①可有感冒或发热，以及疖肿、结核、阑尾炎、盆腔炎及脑膜炎等全身感染史，许多学者认为本病为病毒感染所引起；②外伤，也是比较常见的原因，如脊柱骨折和脱位，以及脊柱脊髓手术后创伤；③脊柱和脊髓本身的病变，如脊柱结核、骨髓炎、硬脊膜外脓肿、椎管内肿瘤、蛛网膜下隙出血、脊椎病和椎间盘突出等；④化学药物的刺激，如椎管内注入抗生素和各种造影剂、麻醉剂及其他化学药物等；⑤原因不明，尽管病因很多，但仍有相当一部分病例找不到病因，高达44%～60%。

二、临床表现

1. 发病史

多为亚急性或慢性起病，病程可由数月至数年，症状时轻时重，也常有缓解期。可有感冒、发热或外伤史。有些无明显原因即出现脊髓的刺激或麻痹症状，时常在感染、受寒或外伤后症状加重，而在休息、理疗或应用抗感染治疗后症状得到缓解。

2. 感觉障碍

为居第二位的常见症状，但脊髓传导束损害症状多在脊髓后根激惹症状后数月或数年才出现，感觉障碍平面多不明显，分布也不规则，与运动障碍也常不一致。

3. 神经根激惹症状

是最常见的首发症状，是病变发生于脊髓背侧的缘故。表现为自发性疼痛，往往范围较广而又局限在1～2个神经根。有的沿神经根分布区放射或有束带样感觉。当咳嗽、喷嚏或运动时可使症状加重，腰骶段及马尾病变可引起腰痛并向下肢放射，表现为坐骨神经痛、夜间症状加重，并常为双侧性。

4. 运动障碍

表现为进行性肌力减退。颈胸段病变表现为下肢痉挛性瘫痪，腱反射亢进，出现阵挛及病理反射。

5. 括约肌功能障碍

出现较晚或不明显，有间断性尿潴留或尿失禁。

三、辅助检查

1. 腰椎穿刺

脑脊液压力多正常或低于正常。奎肯试验有部分或完全梗阻者占 3/4，脑脊液蛋白含量均有不同程度的增高，少数可呈黄色，有的病例可见白细胞增多。

2. CT 与 MRI

可见脊髓神经根分布不均匀，呈束状分布。还可见到脊髓广泛性囊肿。MRI 矢状位及轴位 T 像显示炎症早期脊髓增粗、蛛网膜下隙变窄，经过一段时间后会显示脊髓背侧沿椎管长条片状异常稍长或等 T_1 异常信号，注射 Gd-DTPA 可见增强，此为硬膜下积脓形成，晚期脊髓有不同程度的萎缩，蛛网膜粘连、肥厚及蛛网膜囊肿形成。

3. 脊髓碘油造影

脊柱 X 线平片多无明显异常，脊髓碘油造影诊断价值较高，但一般不做此项检查，以防病情加重，仅当与肿瘤鉴别困难时可以进行。

四、诊断

（1）亚急性或慢性起病，症状时轻时重，甚至明显好转。

（2）病前常有感染或外伤史。

（3）脊髓后根激惹症状，表现为神经根支配区皮肤感觉异常，病变部位以下传导束型感觉障碍。

（4）体查可发现病变所对应区域不规则的感觉减退或消失，以及病变部位以下肢体不同程度的痉挛性瘫痪，也可出现节段性肌肉萎缩。

（5）腰椎穿刺显示下腔部分性或完全性梗阻，也可畅通。脑脊液呈无色透明或淡黄色，少数患者白细胞可轻度增高。

（6）若脓肿形成囊肿，临床表现与脊髓外肿瘤相似。

（7）CT 诊断率不明显。

（8）MRI 主要表现为矢状位与轴位上可见脊髓腔内黏厚的软组织影。

五、治疗

（一）非手术治疗

首先考虑使用非手术疗法，对早期轻症病例，经过治疗症状可以消失或减轻。一般采用综合治疗。

1. 抗生素

有急性感染症状如发热引起症状加重时，可使用青霉素、链霉素或其他抗生素。

2. 激素

虽然认为椎管内可以注射皮质激素治疗蛛网膜炎，但其本身也可引起蛛网膜炎，因此，临床上多采用静脉滴注的方法。氢化可的松 100 ~ 200 mg/d 或地塞米松 10 ~ 20 mg/d，2 ~ 4 周后逐渐减量，必要时重复使用。另外，可选用维生素、碘化钾及血管扩张药物。

3. 乌洛托品

5 mg 乌洛托品加 5% 葡萄糖注射液 20 mL，静脉注射，每日 2 次，10 ~ 20 天为一疗程。

4. 理疗

局部用紫外线或碘离子导入疗法，每日 1 次，连续 2 ~ 3 周。

5. 维生素

可服用维生素 B_1、维生素 B_{12}、烟酸等。

6. 蛛网膜下隙注气

对早期病例分离粘连或预防术后粘连有一定效果，每次注气10 ~ 20 mL，每周 1 ~ 2 次，4 ~ 6 次为一疗程。

7. 针刺、按摩，加强功能锻炼

对行走不便的患者，应设计使用轮椅或支具。

（二）手术治疗

1. 适应证

手术治疗仅用于局限性粘连及有囊肿形成的病例。

2. 手术方法

手术目的在于解除囊肿或肿瘤的压迫，分离局限性粘连，纠正粘连所致的脊髓扭曲等。在切除椎板后，观察硬脊膜搏动是否正常，有无增厚，切开硬脊膜时，要尽量保持蛛网膜完整，观察颜色、透明度及粘连情况，根据具体情况进行分离，切忌强行分离，以免加重损伤。

（1）分离局限的索条状粘连。

（2）纠正因粘连而造成的脊髓扭曲。

（3）解除囊肿压迫，清除囊液，在不增加脊髓损伤的条件下，尽量切除较多的囊壁。

（4）探查椎管内有无原发性病变，如肿瘤等。

（5）术中可用细导尿管上下轻轻探查冲洗，切忌直接强行分离粘连的脊髓、神经及血管，以免增加脊髓、神经的损伤，术后采用综合治疗，加强护理，防止并发症的发生，并积极促进神经功能的恢复。

对于蛛网膜粘连节段长的病例，手术要慎重，即使当时分离了粘连，术后仍可继续粘连，故很难取得良好效果。

对于蛛网膜下隙无明显梗阻且肢体仅为轻瘫者，一般预后尚好，大多数经药物等治疗可有不同程度的恢复。

（温剑峰）

第四节　髓内动静脉畸形

一、流行病学

髓内动静脉畸形（IAVM）属于脊髓动静脉畸形中的一种类型，包括其中的Ⅱ型（球状血管畸形）和Ⅲ型（未成熟型和广泛血管畸形）。IAVM 占所有脊髓血管畸形的 10% ~ 15%，与其他类型脊髓动静脉畸形相比，IAVM 在性别上分布主要在男性，国外报道男女发病比为 4：1。

二、病因及发病机制

（一）病因

髓内动静脉畸形为先天性疾病，对其认识以病理解剖为基础。脊髓实质内有一个或多个独立的畸形血管团，并有多支供血动脉和引流静脉。供血动脉主要由 1 支纵行的脊髓前动脉和 2 支纵行的脊髓后动脉供血，供血动脉也有可能存在多源性。

（二）发病机制

1. 出血

畸形血管破裂出血，血液进入脊髓髓内或突破至脊髓蛛网膜下隙，引起局部疼痛及急性四肢瘫痪或截瘫。

2. "盗血"

"盗血"可引起脊髓缺血，产生神经功能障碍。

3. 脊髓压迫

畸形血管扩张，可对周围正常的脊髓组织产生压迫。

4. 静脉压升高

由于动静脉直接分流，静脉压增高，病灶周围的静脉回流受阻，组织充血水肿，可导致慢性进行性脊髓软化。

5. 血栓形成

畸形血管很易引起血栓形成，继而产生脊髓缺血症状。

三、临床表现

由于髓内动静脉畸形异常血管团和静脉曲张一般比髓周动静脉瘘小，因此患者的症状主要是血栓形成或蛛网膜下隙引起的损害，而异常血管团、畸形团内动脉瘤和静脉曲张的压迫引起的损害相对要轻。

1. 急性

主要由髓内动静脉畸形出血引起，高段 IAVM 可导致四肢瘫痪，呼吸困难，出血还可以向脑室蔓延，造成意识障碍，出现脑神经受损症状，自血液中释放的毒素也可以导致脊髓的直接损害，形成蛛网膜炎、瘢痕形成，继发脊髓缺血等。

2. 慢性

慢性损害主要是由于髓内动静脉畸形的盗血作用和急速回流的静脉血对脊髓的冲击作用（即所谓"水锤作用"），以及血管团的直接压迫、静脉栓塞等。由此造成自主神经功能紊乱，躯体感觉障碍，肌力减退，肌张力增高，病理征阳性等，并可随时间而加重。

四、实验室检查和特殊检查

1. MRI

国内外只有很少的文献报道在 MRI 上能显示真正的髓内动静脉畸形。MRI 上能见到的血管病变位于髓内，脊髓局部扩张，供血动脉及回流静脉血管由于血流高速而显示低信号、圆形、长的及蜿蜒的流空信号。在冠状位，T_2 加权像及脑脊液的高信号中显示蛇样充盈缺损。另外，有时可见 T_1 及 T_2 加权像上显示一个低信号区，这种现象与出血后含铁血黄素残留有关。静脉高压的信号为 T_1 低信号，T_2 高信号，脊髓水肿变粗。IAVM 的并发症也很明显，在 MRI 上表现为出血后的脊髓中央空腔、髓外血肿、脊髓萎缩及科布综合征。

2. 脊髓血管造影

MRI 是显示动静脉畸形供应及回流血管、脊髓反应、周围结构以及可能的病变的唯一方法。但是治疗前的血管造影是必须的，同时也是检查的手段之一。该检查明确的是供应血管的数量及位置，伴随血流量，病灶范围及位置，引流静脉的数量及位置，同时还可以了解其与正常脊髓血管的吻合。

造影过程中仍须注意以下 3 点。①对于隐匿性血管畸形，其可能原因为病灶范围小或者自发性蛛网膜下隙出血引起血管痉挛，为提高其 DSA 显示率，须结合多种影像学表现，重点行病变段供血动脉造影，必要时短期内复查血管造影。②脊髓髓内动静脉畸形的供血动脉主要由 1 支纵行的脊髓前动脉和 2 支纵行的脊髓后动脉供血，血管造影必须清楚显示供血动脉的起始与行程。由于供血动脉可能存在多源性，检查中必须做全颈、胸和腰骶段脊髓血管的选择性造影。若见脊髓前动脉供血则必须确定脊髓前动脉和畸形血管病变上方及下方的血管有无吻合，以避免误栓。③须明确髓内动静脉畸形引流静脉的多少、粗细以及迂曲程度，其引流静脉一般呈双向性，经脊髓腹侧和（或）背侧向冠状静脉丛引流，并常通过髓周静脉系统向椎旁静脉丛引流。

五、诊断及鉴别诊断

现阶段，IAVM 的诊断主要根据临床症状和脊髓动脉造影方能确诊，临床上须与以下病相鉴别。

1. 椎管狭窄

可发生与脊柱的不同部位，主要表现在于受压迫神经根及脊髓支配区的运动、感觉障碍，少部分有病理征出现。可根据脊椎的 CT 及 MRI 明确诊断。

2. 椎间盘突出

大多数病变的范围较窄，局限于 1~2 个节段椎体，依靠 CT 及 MRI 可以很好鉴别。

3. 脊髓蛛网膜炎

继发于多种原因的反应性蛛网膜炎，临床以神经根的刺激症状为主。动力学检查表现为完全性和不完全性的梗阻，除详细询问病史外，脊髓造影是很有价值的鉴别手段，可见神经根轴和神经根的充盈缺损、蛛网膜下隙的不定型狭窄。

六、治疗

髓内动静脉畸形治疗方法主要有手术、栓塞，以及手术联合术前或术中栓塞等。对于团块状髓内动静脉畸形，由于它在髓内呈紧密型生长，一般体积较小，畸形团内无神经组织，因此部分病例可以行手术切除。而对不成熟型动静脉畸形，由于它呈弥散型生长，在动静脉畸形和神经组织之间没有界限，畸形团内有正常的神经组织，手术只能限于结扎或电凝接近动静脉畸形的供血动脉。但一般认为只结扎或电凝供血动脉只能起到短期效果，术后不仅可能因形成侧支循环而复发，而且给进一步栓塞造成困难。大多数幼稚型动静脉畸形和部分不能手术的团块型的动静脉畸形可以行栓塞治疗，栓塞治疗还可以用于术前为手术做准备。

（一）介入治疗

该方法始于 20 世纪 60 年代，经血管内栓塞治疗对大多数髓内血管畸形是目前首选方法，术前栓塞可使手术更加安全。栓塞物质有 10 余种，目前使用较广泛的是微粒栓塞物和液体胶。

1. 栓塞的原则

通过较安全的途径，循序渐进地减慢脊髓动静脉间的异常血流，改善脊髓功能，减少出血机会，逐渐形成血栓，最终使动静脉畸形完全栓塞。

2. 栓塞的指征

供血动脉扩张、弯曲度小，可直接进入畸形血管团而使插管容易，如果在动静脉畸形上下有正常的 ASA 或侧支循环，则栓塞更为安全。

微粒栓塞的优点是可以逐步进行，安全简便，能重复或经 ASA 进行栓塞，使临床症状得以恢复或改善，并发症少。但栓塞后再通的现象很常见，尽管在影像上再通，但其临床症状比较稳定。大部分患者临床症状得以恢复或改善。

液体胶则可以避免动静脉畸形栓塞后血管再通，但其缺点是可闭塞正常的血管及引起炎症反应而产生较多的并发症。

脊髓动静脉畸形栓塞后恢复不好的因素可有以下几种情形：①没有充分分析畸形团的血管构筑使供血动脉被栓塞的同时，供应正常脊髓组织的动脉也被栓塞；②引流静脉遭到破坏或血栓形成；③脊髓出血，造成脊髓实质破坏。

（二）手术治疗

由于病变位于髓内及腹侧，单独的显微外科手术切除难度较大，直到 20 世纪 70 年代才开始有报道，如 Yasagil 在 1975 年报道了 6 例，以后陆续有 Riche、Rosenblem、Malis 等学者报道了 30 余例。国内外报道一般切除率为 60% 左右。现在，手术前做栓塞，术中运用神经电生理监测技术，再加上显微外科技术的发展，对于保护脊髓功能、降低手术致残情况有很大帮助。

（三）综合治疗

结合血管内介入—显微手术的方法是目前髓内动静脉畸形的常用方法，全面衡量病变的范围特点，采用联合治疗方法更有利于患者的恢复。

（杨振宇）

第五节　硬脊膜动静脉瘘

一、流行病学

硬脊膜动静脉瘘（SDAVFS）是脊髓血管畸形（SPAVM）中常见的一种，占 SPAVM 的 55%～80%。由 Kendall 于 1977 年首次报道，好发于男性，男女发病比例为 7∶1，86% 的患者在 40 岁以上。而其他脊髓动静脉畸形常见于 40 岁以下患者，无性别差异，且常伴有蛛网膜下隙出血。

二、病因及发病机制

1. 病因

该病的病因在初期不十分明确，但近年的研究结果越来越支持后天获得性因素起决定性作用的观点。Symon L、Rosenblum B、Cahan LD、Merland JJ 等学者对该病的后天获得因素进行了细致的分析。

2. 发病机制

国外学者研究已证实，SDAVF 是由于脊髓的动静脉之间形成直接交通，有一条或多条脊髓动脉供血，经一条根静脉引流至冠状静脉丛。由于动静脉直接交通导致脊髓内动静脉压力梯度下降，脊髓内血管扩张和椎管内压升高，脊髓静脉回流受阻，引起脊髓充血，甚至出现脱髓鞘或组织坏死。

三、临床表现

该病为非自限性疾病，一旦患病，症状将进行性加重，最后导致神经系统不可逆损害。起病比较隐匿，多数病情进展缓慢，约 10% 的病例呈急性或亚急性起病。Symon 和 Keonig 等认为该病的早期症状呈非特异性表现，与任何脊髓受压迫的最初表现相似，主要是圆锥功能异常，以后感觉、运动和括约肌功能均出现变化，至就诊时最常见的症状是排便、排尿功能障碍，与其他髓外良性肿瘤和髓内神经胶质瘤的出现时间相比均明显提前。可因运动、某种特定体位、怀孕、做 Valsalva 动作等导致静脉压力升高，引起症状加重。

通常出现的体征是下肢上和（或）下运动神经元的损害。Koenig 和 Symon 等学者做了相关的临床分析认为，最常出现的是脊髓后索及脊髓丘脑束受损所致的感觉异常，而蛛网膜下隙出血少见。

四、辅助检查

MRI 和 DSA 是目前诊断 SDAVF 最常用的检查手段。MRI 能发现椎管内的异常血管，可判断 SDAVF 的纵向定位、血管构筑及脊髓受损程度。DSA 能发现瘘口，显示其供血动脉及引流静脉。

1. MRI

（1）脊髓内长 T_2 信号影：通常为脊髓水肿、脊膜充血及脊髓小静脉梗死所致，可提示脊髓内静脉高压的存在。

（2）脊髓周围迂曲血管影：为 SDAVF 的异常引流静脉所致，可视为 SDAVF 的直接 MRI 征象，另外，部分病例的异常引流静脉可表现为流空血管影。

（3）脊髓不均匀斑片状强化：其形成与脊髓缺血坏死后神经胶质细胞增生有关。

2. DSA

（1）位于椎间孔附近的动静脉交通，瘘口多为 1 个，偶为 2 个，多位于上胸段以下至骶段水平，其供血动脉多为 1 支，少数为 2 支，主要来自肋间动脉、腰动脉等的硬脊膜支。

（2）引流静脉较长，呈迂曲匍行的血管影，多位于脊髓背侧，可单独或者同时向颅底或骶部引流，常不累及硬膜外。

（3）引流静脉血流缓慢。

（4）髓内或髓周常无畸形血管团或动脉瘤样及静脉瘤样扩张。

五、诊断

由于临床表现缺乏特异性，因此 SDAVF 的确诊主要依赖影像学检查。DSA 能发现瘘口，显示其供血动脉及引流静脉，是诊断 SDAVF 的金标准，若与 MRI 结合，可明显提高本病的诊断准确性。

目前被广泛接受的确诊标准如下。

（1）年龄超过 40 岁，尤其是男性患者。

（2）表现为双下肢的感觉、运动和括约肌功能异常，且症状进行性恶化，体征不断发展。

（3）选择性脊髓动脉造影发现硬脊膜附近瘘口及动静脉的异常交通。

六、鉴别诊断

结合文献分析，误诊原因有以下几点：①该病的临床发病率较低，容易被忽视；②起病隐匿，症状、体征缺乏特异性；③好发于 40 岁以上的患者，常合并脊柱退行性病变；④X线、CT 检查时无法发现，仅约 50% 的患者 MRI 有串珠样改变，血管内膜病变等血管畸形也可干扰血管造影的结果。

1. 急性脊髓炎

起病突然，可发生于包括颈段在内的各段脊髓，激素治疗有效，MRI 及 DSA 不显示引流静脉及动静脉瘘。

2. 髓内动静脉畸形（IAVM）

平均发病年龄较轻，好发于颈膨大、腰膨大，MRI 常显示脊髓内外不同程度的流空血管影，DSA 可见多支供血动脉与引流静脉，但两者之间并非直接交通，而存在着畸形血管团。

3. 髓周动静脉瘘（AVF）

AVF 为脊髓前、后动脉与静脉直接交通，发病年龄小于 40 岁，虽无畸形血管团，但绝大多数具有髓周静脉瘤样扩张的 MRI 及 DSA 表现，有别于 SDAVF。其单瘘口低流量型（Ⅰ型）与 SDAVF 的鉴别点在于确定供血动脉的来源及瘘口的位置。

4. 腰椎退行性变或腰椎管狭窄

好发于老年患者，且两者常与 SDAVF 同时伴行，临床很容易混淆，所以对于有临床症状的患者需要仔细鉴别，必要时行 DSA。

七、治疗

治疗目的在于阻断动静脉交通，解除椎管内静脉高压，同时保护正常的脊髓供血和引流。目前，治疗方法主要有外科手术和血管内栓塞两种。

（一）手术切除

1914 年 Elsberg 成功地施行了第一例 SDAVF 手术，随着脊髓血管造影技术的发展以及磁共振血管造影技术的应用，手术方式日臻完善。

SDAVF 的手术方法不外乎以下几种：①广泛切除椎板减压；②切除脊髓背侧的引流静

脉；③切除瘘口，切断或结扎硬膜下引流静脉；④单纯切断引流静脉。第一、第二种手术方式创伤大，可进一步破坏正常脊髓的引流静脉而加重症状，故已被淘汰。近几年对手术方法的探索和争论，主要集中在瘘口和引流静脉的处理两个方面。

Tomas 和 Tacconi 两人在切断、结扎引流静脉的同时是否切除瘘口产生过分歧，Afshar 等人则在随机分组的对比研究中提出以下情况不宜做瘘口切除：①供血动脉有分支同时参与脊髓供血（15%）；②瘘口处有功能重要的神经根穿过，若切除瘘口必须切断神经根；③若在邻近神经根处切除瘘口，为防止术后脑脊液漏发生，需做硬膜移植。

总之，结扎或切断硬膜下引流静脉，保留脊髓表面引流静脉以防止破坏脊髓正常引流，在不致引起神经根损伤或脑脊液漏的情况下，电凝或切除瘘口是目前 SDAVF 比较公认的手术原则。

（二）介入治疗

栓塞治疗最大的优点是避免全身麻醉和手术带来的组织创伤，往往容易被患者接受。

1. 介入治疗的材料

临床上常见的栓塞剂有干燥硬膜、肌肉段、自体血凝块、明胶海绵粉末、硅酮颗粒、微弹簧圈、PVA、IBCA 和 NBCA 等。其中丙烯酸胶 IBCA、NBCA 因其不能被吸收且具有一定的弥散能力可向病灶深部甚至引流静脉扩散而效果较好，但同时带来一种潜在的危险，即栓子弥散到引流静脉远端造成栓塞而破坏脊髓正常引流。IBCA 已被证明有致癌作用，现逐渐在临床应用中淘汰，目前主要采用 NBCA。

2. 介入栓塞的技术要点及禁忌证

介入栓塞最重要的一点就是导管准确到达邻近瘘口的供血动脉内。由于瘘口供血支较细或者迂曲，准确到达常很困难。近来随着微导管产品质量和导管技术的提高，操作的成功率也相应提高。有些患者由于病灶区供血动脉解剖结构上的特点而不能采用栓塞治疗，如供血动脉在供应瘘口的同时，发出根髓动脉参与正常脊髓供血，为避免栓子进入正常脊髓供血动脉，不宜采取栓塞治疗。

复发率高是介入栓塞治疗最大的弱点。所以很多学者提出介入方法与外科手术联合应用可以取得更理想的效果，主张在诊断性造影时部分栓塞瘘口。在最近的一系列讨论中，得到公认。

无论采取手术或血管内栓塞，尽早正确诊断和治疗是取得良好疗效的根本前提。及早治疗可避免 Foix-Alajouanine 综合征的发生，或者保留更多的脊髓功能。

另外，SDAVF 治疗后的抗凝问题也很重要。这是由于在 DAVF 被阻断后，髓周冠状静脉丛内压力平均下降 38.3%，由静脉高压所致的功能障碍很快有所恢复，而此时冠状静脉丛大多血流缓慢或无血流信号，出现"静脉淤滞"，易致静脉内血栓形成。为防止静脉形成血栓，加重脊髓静脉高压，引起术后症状加重，术后应常规抗凝治疗。

（李晓飞）

参考文献

[1] 王拥军. 神经病学新进展[M]. 北京:人民卫生出版社,2018.

[2] 赵继宗,周定标. 神经外科学[M]. 北京:人民卫生出版社,2014.

[3] 冷冰. 神经系统血管性疾病 DSA 诊断学[M]. 北京:人民卫生出版社,2018.

[4] 柯开富,崔世维. 神经重症监护管理与实践[M]. 北京:科学出版社,2016.

[5] 李新钢,王任. 外科学:神经外科分册[M]. 北京:人民卫生出版社,2016.

[6] 李勇杰. 功能神经外科学[M]. 北京:人民卫生出版社,2018.

[7] 张建宁. 神经外科学高级教程[M]. 北京:人民军医出版社,2015.

[8] 张亚卓. 神经内镜手术规范化培训教程[M]. 北京:人民卫生出版社,2018.

[9] 丁新生. 神经系统疾病诊断与治疗[M]. 北京:人民卫生出版社,2018.

[10] 曲鑫,王春亭,周建新. 神经重症医学[M]. 北京:人民卫生出版社,2018.

[11] 周良辅. 现代神经外科学[M]. 上海:复旦大学出版社,2015.

[12] 焦德让,刘暌. 中枢神经系统难治性病变外科治疗与思考[M]. 北京:人民卫生出版社,2015.

[13] 皮特. 神经重症监测技术[M]. 北京:人民卫生出版社,2015.

[14] 雷霆. 神经外科疾病诊疗指南[M]. 北京:科学出版社,2015.

[15] 饶明俐. 脑血管疾病影像诊断[M]. 北京:人民卫生出版社,2018.

[16] 杨树源,张建宁. 神经外科学[M]. 北京:人民卫生出版社,2015.

[17] 孙忠人,尹洪娜. 神经系统疾病辨治思路与方法[M]. 北京:科学出版社,2018.

[18] 杨华. 神经系统疾病血管内介入诊疗学[M]. 北京:科学出版社,2016.

[19] 赵德伟,陈德松. 周围神经外科手术图解[M]. 沈阳:辽宁科学技术出版社,2015.

[20] 黄勇华,石文磊. 脑小血管病[M]. 北京:人民卫生出版社,2018.